临床医疗护理常规（2019 年版）

# 外科与普通外科诊疗常规

王 杉 主 编

北京医师协会 组织编写

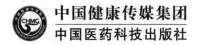

中国健康传媒集团

中国医药科技出版社

# 内 容 提 要

　　本书是外科与普通外科临床工作规范指南，根据原卫生部《医师定期考核管理办法》的要求，由北京医师协会组织全市外科与普通外科专家、学科带头人及中青年业务骨干共同编写而成。本书既是专科医师应知应会的基础知识和技能的指导用书，也是北京市外科与普通外科领域执业医师"定期考核"业务水平的惟一指定用书，适合广大执业医师、在校师生参考学习。

## 图书在版编目（CIP）数据

外科与普通外科诊疗常规 / 王杉主编. —北京：中国医药科技出版社，2020.12
（临床医疗护理常规：2019 年版）
ISBN 978-7-5214-2186-6

Ⅰ．①外…　Ⅱ．①王…　Ⅲ．①外科-疾病-诊疗　Ⅳ．①R6

中国版本图书馆 CIP 数据核字（2020）第 228320 号

美术编辑　陈君杞
版式设计　易维鑫

出版　**中国健康传媒集团** ｜ 中国医药科技出版社
地址　北京市海淀区文慧园北路甲 22 号
邮编　100082
电话　发行：010-62227427　邮购：010-62236938
网址　www.cmstp.com
规格　787×1092mm　¹⁄₁₆
印张　17¼
字数　417 千字
版次　2020 年 12 月第 1 版
印次　2020 年 12 月第 1 次印刷
印刷　三河市万龙印装有限公司
经销　全国各地新华书店
书号　ISBN 978-7-5214-2186-6
定价　**69.00 元**

获取新书信息、投稿、为图书纠错，请扫码联系我们。

# 《临床医疗护理常规（2019年版）》
# 编委会

# 《外科与普通外科诊疗常规（2019 年版）》
# 编委会

张一凡（北京大学人民医院）

张大方（北京大学人民医院）

陈　忠（首都医科大学附属北京安贞医院）

陈　凛（中国人民解放军总医院）

林塬培（北京大学人民医院）

周　静（北京大学人民医院）

姜可伟（北京大学人民医院）

高　杰（北京大学人民医院）

高志冬（北京大学人民医院）

高鹏骥（北京大学人民医院）

郭　鹏（北京大学人民医院）

唐小斌（首都医科大学附属北京安贞医院）

梁　斌（北京大学人民医院）

谢启伟（北京大学人民医院）

靳翠红（首都医科大学附属北京朝阳医院）

**编写秘书**　赵雪松（北京大学人民医院）

为适应现代医疗卫生事业的发展需要，及时更新医学知识，北京医师协会 2018 年 10 月决定对北京市《临床医疗护理常规（2012 年版）》的内容进行补充修订。北京医师协会与北京地区 52 个专科医师分会组织医学专家和业务骨干，以现代医学理论为指导，致力于促进北京地区医疗质量与患者安全的持续改进和提高。经过有关专科医师分会和专家的共同努力，修编后的《临床医疗护理常规（2019 年版）》内容更加丰富，相关知识、技能更加先进，更能满足北京地区临床一线医师的需求。作为北京市各级各类医疗机构医务人员日常医疗护理工作规范，各类专科医师应知应会的基本知识与技能，北京市执业医师定期考核唯一指定用书，《临床医疗护理常规（2019 年版）》必将有效地帮助医疗机构提高工作质量，规范医疗行为，维护医务人员合法权益，推动北京地区临床医疗护理工作的持续改进和提高，为实现健康中国的宏伟目标做出积极的贡献。

在此，也向积极参与《临床医疗护理常规（2019 年版）》修编工作的各位专家和业务骨干表示衷心的感谢。

郭积勇
2019 年 12 月

# 《临床医疗护理常规（2019年版）》
# 修 编 说 明

2012年3月北京医师协会受北京市原卫生局委托，组织北京地区35个专科医师分会的医学专家和业务骨干，以现代医学理论为指导，结合北京地区临床实践经验，对《临床医疗护理常规（2002年版）》进行了认真修编，推出了《临床医疗护理常规（2012年版）》。

《临床医疗护理常规（2012年版）》是按照北京医师协会已经成立的各专科医师分会所涉及的医疗专业类别进行编写的。推出7年来，对提高各级各类医疗机构医疗质量，规范医护人员医疗行为，保障医务人员及患者安全方面发挥了重要作用。

随着我国医疗卫生事业的快速发展，涌现出许多新的医疗技术手段，北京医师协会的专科医师分会也由2012年的35个发展到目前的59个。为了更好地规范医疗服务行为，适应现代医疗卫生工作的需要，借鉴、吸收国内外先进经验，紧跟医学发展步伐，自2018年10月开始，北京医师协会组织专科医师分会对《临床医疗护理常规（2012年版）》有关内容进行补充修编，现共计推出33个专科的《临床医疗护理常规（2019年版）》。《临床医疗护理常规（2019年版）》凝聚着有关专家和业务骨干的心血，是北京地区临床医疗护理工作的一份宝贵财富。

尚需说明：

1. 关于《临床医疗护理常规（2019年版）》的修编，内科医师分会、康复医学科医师分会、泌尿外科医师分会、烧伤科医师分会、耳鼻咽喉科医师分会认为本专科技术变化不大，未进行修编。原《儿科诊疗常规》分为《儿内科诊疗常规》和《儿外科诊疗常规》两册。由于北京医师协会近期成立了重症专科医师分会和疼痛专科医师分会，故本次修订增加了《重症医学科诊疗常规》和《疼痛科诊疗常规》。全科医学医师分会提前对《全科医学科诊疗常规》进行了修订，已于2018年7月出版。老年专科医师分会于2017年成立后即出版了本专科的《老年医学诊疗常规》。

2. 为进一步完善北京市医师定期考核工作，保证医师定期考核工作取得实效，修编后的《临床医疗护理常规（2019年版）》旨在积极配合专科医师制度的建设，各专科分册独立程度高、专业性强，为各专科医师提供了应知应会的基本知识和技能。《临床医疗护理常规（2019年版）》将成为各专科执业临床医师定期考核业务水平测试的重要内容。

3. 《临床医疗护理常规（2019年版）》的修编仍然是一项基础性工作，目的在于为各级医护人员在临床医疗护理工作中提供应参照的基本程序和方法，以利于临床路径工作的开展，促进医学进展的学术探讨和技术改进。

4. 本次修编仍不含中医专业。

北京医师协会
2019年10月

# Preface
# 前　言

　　时光飞逝，距离《临床医疗护理常规（2012 年版）》出版已经过去了 7 年。在过去的 7 年中，外科学各个领域均有了长足进展。在手术治疗领域，手术的精细化、微创化已经成为时代潮流，手术入路越来越强调遵循解剖学和病理学原则，腹腔镜的使用范围也进一步扩大。在肿瘤治疗领域，综合治疗和多学科诊疗的原则已经成为共识。此外，在甲状腺外科、乳腺外科领域，新的治疗方法和技术也不断出现。外科学的发展可谓日新月异。

　　面对新的形势，在北京医师协会外科专科医师分会和普通外科专科医师分会专家们的努力下，《外科与普通外科诊疗常规（2019 年版）》得以付梓。本书立足于北京市外科疾病的临床诊疗实践，力图简明扼要地阐述每一类疾病的临床特点、诊断要点和治疗原则。本书的编者均是长期坚持在临床工作一线的经验丰富的医生和学者，对各自领域疾病的诊疗规范和新进展非常熟悉，对本书的编写工作也投入了极大的热情和精力。

　　本次修订工作涉及基本外科、胃肠外科、肝胆外科、内分泌外科、血管外科、危重症等专业领域，并新增腹腔镜外科一章。本次修订除了完善基本知识、基本理论之外，还参考了大量的国内外权威机构的疾病诊疗指南，对于临床意义较大的新进展也有所收录。在此，十分感谢在本书策划、编写、修订、出版过程中付出艰辛工作的所有同仁和朋友。但因时间仓促和编写水平所限，本书难免存在不足或疏漏之处，敬请广大读者提出宝贵意见，不胜感激！

编　者
2020 年 10 月

# Contents

## 目 录

# 第一章 外 科 感 染

## 第一节 概 述

### 一、定义和分类

(1) 外科感染常发生于创伤和手术之后，与体表皮肤和黏膜完整性的破坏紧密关联。

(2) 通常由一种以上的病原微生物引起，且多为内源性条件致病菌。

(3) 大多不能自愈或单靠抗菌药物治愈，常需进行外科处理，如引流、清创、切除坏死组织等，否则病情会继续发展。

(4) 除了发生于创伤或疾病的原发部位之外，还可以作为并发症发生于原发部位以外的其他组织或器官。

按感染部位分类可分为手术相关部位感染(surgical site infection，SSI)、软组织感染和感染性软组织坏死、器官或系统感染及区域内扩散的感染如腹膜炎、盆腔感染等。SSI 是指患者手术后 30 天(有植入物在 1 年内确认)发生的包括手术切口以及器官或手术操作的其他脏器及空间的感染。切口感染又进一步分为浅部(皮肤及皮下组织)感染和深部(深部组织、肌肉和筋膜)感染。

此外，还可以按感染发生的场所分为社区获得性感染和医院获得性感染；按病原微生物来源分为外源性感染和内源性感染；按病原微生物种类分为细菌、真菌、病毒、原虫和混合性感染等。

### 二、发生机制

外科感染的发生发展主要取决于三个因素：病原微生物、机体防御功能和环境。

1. 细菌污染

细菌污染是感染发生的前提，可来源于外界；就外科感染而言，内源性细菌污染占主要地位。

2. 机体解剖屏障受损

(1) 创伤和手术，尤其是进入消化道、呼吸道或女性生殖道的创伤和手术。

(2) 侵入性诊疗操作，如尿管、气管插管及中心静脉插管等。

(3) 管道系统梗阻，如胆道系统梗阻引起胆管炎。

(4) 休克、缺血-再灌注、长期禁食和肠外营养损伤胃肠黏膜屏障，可导致肠源性感染。

(5) 全身麻醉后或昏迷患者误吸。

(6) 恶性肿瘤侵袭、破裂或溃烂等。此外，由于创伤或化、放疗导致机体免疫功能低下以及局部防御功能减弱，也会引起感染发生。

3. 环境及其他因素

在医院烧伤和监护病房是感染的高发区。另外，医务人员的"带菌手"是接触传播的最重要因素，洗手是切断此类感染及其传播最有效的措施。

### 三、病原学和治疗

(1) 据国内监测数据，外科感染的病原学最常见的是大肠埃希菌，肺炎克雷伯菌次之，金黄色葡萄球菌和鲍曼不动杆菌也较为常见，约占病原菌 50% 以上。其他常见的细菌是铜绿假单胞菌、流感嗜血杆菌、肠球菌及肺炎链球菌等。此外，不同种类的外科感染其病原菌构成也有所不同。

(2) 外科感染的常见病原菌耐药率有明显增加的趋势。例如，耐甲氧西林葡萄球菌(MRSA)和凝固酶阴性葡萄球菌(MRCNS)对几乎所有 β-内酰胺类抗生素耐药，且同时对大环内酯类、氨基糖苷类和喹诺酮类抗生素均有较高耐药率，而对万古霉素敏感，对替加环素、利奈唑胺也有较高敏感率；肠球菌 24%～29% 对青霉素耐药，对头孢霉素基本全部耐药；大肠埃希菌和克雷伯菌属对氨苄西林的耐药率为 80%～95%，对三代头孢菌属耐药率为 11.5%～41.8%。而铜绿假单胞菌对哌拉西林的耐药率为 16.7%～33.2%，对亚胺培南耐药率为 19.1%～43.3%。因而外科医师在选择药物时应参考本地区、本医院的监测结果，同时外科医师应该对抗生素的分类、主要抗菌谱、作用特点、毒副作用及耐药情况有良好的认识。

(3) 急性外科感染的抗生素治疗一般是在尚未获得细菌培养和药物敏感试验结果的情况下开始的，属经验用药。但是经验用药并不是单凭医生的个人经验和习惯用药，而是要在仔细分析病情，判断感染部位、性质和患者特点以及可能的细菌种类的基础上，精心选择用药。重症感染患者的经验治疗要贯彻"重拳出击，全面覆盖"的方针，选用强有力的广谱抗生素作为起始治疗，阻止病情恶化。

(4) 一旦获得细菌培养及药物敏感试验结果，就要重新审视原治疗方案，进行目标(针对性)治疗，同时坚持临床为主的治疗原则，密切观察临床反应，特别要注意效果不好的情况下是否存在必须进行干预的外科情况，必要时进行引流、清创等处理。

# 第二节　全身性感染

外科感染可分为局灶性感染和全身性感染，后者包括菌血症、败血症、脓毒症、脓毒性休克等。

【诊断标准】

(1) 多有原发感染灶，起病多呈亚急性或慢性。

(2) 有寒战、高热，体温呈弛张热型，血白细胞及中性粒细胞明显增多。

(3) 常有体质衰弱、食欲差、恶心、呕吐、消瘦等症状。

(4) 血培养在高热、寒战时可呈阳性，如为阴性可以重复培养。

(5) 败血症是由于致病菌侵入血液循环，迅速繁殖并引起全身症状。

(6) 脓毒症(sepsis)是指由细菌或其他致病微生物引发的全身性炎症，确诊需要有活跃的细菌感染的确实证据(血培养不一定阳性)加上有全身性炎症反应综合征(SIRS)的临床表现。

(7) 全身性炎症反应综合征(SIRS)的诊断

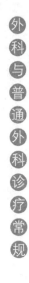

①机体有较重创伤或感染。

②以下四项符合两项：a. 体温＞38℃或＜36℃；b. 心率加速（＞90 次/min）；c. 呼吸加快（＞20 次/min）或有过度通气致 $PaCO_2 \leqslant 4.3kPa(32mmHg)$；d. 血白细胞＞$12.0 \times 10^9/L$（12000/mm³）或＜$4.0 \times 10^9/L$（4000/mm³）。但需注意：应排除可引起上述急性异常改变的其他原因。

③高血糖症及尿糖常为早期表现。

④患者常可表现精神症状，如易激惹、焦虑、精神错乱、昏睡，偶有昏迷。

(8) 近年来不少专家学者主张使用"全身性感染"这一名词，但"外科脓毒症""脓毒症"仍在使用，是指同一临床综合征。

(9) 严重脓毒症或严重全身性感染是指伴有某些器官功能障碍、灌注不足或低血压等，实际上包括了感染性低血压和感染性休克。

【治疗原则】

1. 一般疗法

卧床休息，给予营养丰富和易于消化的食物，如不能经口进食或食量不足，应给予静脉滴注葡萄糖溶液、电解质溶液和氨基酸溶液等，以补充热量、水分和氮，纠正电解质代谢失调和酸中毒。同时还应补给各种维生素，特别是 B 族维生素、维生素 C。必要时应反复输入新鲜血，一般每次 200～400ml，以补充血容量，纠正贫血，增加血浆蛋白含量和免疫力。高热时，用物理方法或药物降温。此外，需加强护理，注意口腔卫生；经常为患者翻身，防止发生压疮；仔细检查有无转移性脓肿，以便及时作切开引流术。

2. 积极处理原发感染灶

例如脓肿作切开引流术；急性腹膜炎、急性梗阻性化脓性胆管炎和绞窄性肠梗阻等做手术治疗，以解除病因；切除伤口内已坏死和濒于坏死的组织，除去异物，敞开死腔和伤口，以利引流，以及拔除留置体内的导管等。

3. 抗菌疗法

一般可先根据原发感染灶的性质来选用抗菌药物，并宜选用抗菌谱较广的抗菌药物，或两种抗菌药物联合应用。之后再根据治疗效果、病情演变和病原菌培养及其敏感度的测定，调整抗菌药物的种类。特别要提醒外科医师高度重视感染的病原学调查，不失时机、反复多次留取有关标本(渗出液、脓液、感染组织、血液等)，尽早从经验性用药过渡到目标性用药。抗菌药物的剂量宜较大，疗程也应较长，一般在体温下降、临床表现好转和局部病灶得到控制后及时停药。对真菌性败血症，如病情许可，应停用原用的广谱抗菌药物或换用有效的窄谱抗生素，并开始全身应用抗真菌药物，如两性霉素 B、氟胞嘧啶、酮康唑等。

4. 纠正凝血异常和控制炎症反应

活化蛋白 C(APC)能减少凝血酶原酶合成，从而抑制凝血酶产生，同时发挥抗凝和抗炎双重作用。

5. 连续肾代替治疗的非肾衰性应用

连续肾代替治疗(CRRT)的非肾衰性应用是指通过超滤和吸附、清除有害的炎症介质，从而减轻全身炎症反应，维持内环境的稳定。

6. 其他疗法

(1) 冬眠疗法　可用于病情严重者，但对伴有心血管疾病、血容量不足或呼吸功能不足者宜慎用或不用。应用冬眠药物降温时，一般以体温维持在 36℃为宜。用药期间应严密观察患者的意识情况、脉搏、血压、呼吸和肺部情况。疗程一般为 1～2 周。

（2）激素疗法　主要是用肾上腺皮质激素。它有改善人体代谢，保护细胞免受缺氧和毒素损害，稳定溶酶体，维持内环境稳定，扩张周围血管和解毒等作用。对于重危患者，早期应用有一定效果，且应短期内用大剂量。由于肾上腺皮质激素还具有免疫抑制作用，使用时需和抗菌药物同时应用，以免感染扩散。

（3）血清和疫苗疗法　常用丙种球蛋白、康复期血清等。

7. 预后

预后较差。一项调查发现，SIRS、脓毒症、脓毒综合征、脓毒性休克的死亡率分别为 7%、16%、20% 和 46%，预后随病情进展趋向恶化。

# 第三节　肠源性感染

## 一、病因与发病机制

严重的创伤和外科疾患对机体而言是一种应激反应。在应激性损害中，胃肠道这一重要器官，除了出现应激性溃疡出血外，肠黏膜屏障功能一旦受损或衰竭，将成为致病性微生物及其产物侵入的另一潜在感染途径，轻者加重病情，重者可成为多器官功能衰竭的"启动器"。国内外一般用"细菌易位"或"肠源性感染"予以命名。目前已经证实，在严重烧伤、肠梗阻、急性胰腺炎、失血性休克、肠移植等情况下，肠源性感染发生率明显增高。其发病机制包括以下几个方面。

1. 肠黏膜屏障机械性损伤

肠黏膜是人体最大的黏膜面，膜表面和肠腔中聚集着无数微生物。肠黏膜本身是一道严密屏障，包括肠上皮细胞间的紧密连接可以阻止有害微生物及其产物的侵入；任何原因造成肠黏膜完整性破坏，都可导致细菌、内毒素等乘虚而入。创伤后肠黏膜的应激损害除神经内分泌因素外，还与其缺血缺氧再灌注的损害关系密切。

2. 肠内菌群失调

肠内菌群包含 400 多菌种，其中 95% 以上为厌氧菌。各菌群之间相互拮抗又相互依存，维持一个微生态平衡。紧贴肠黏膜的称膜菌群，肠腔中游动的称腔菌群（lumen flora）。膜菌群主要是厌氧菌，是肠黏膜重要的生物性屏障，如果厌氧菌数量减少，定植抗力下降，病原菌得以黏附定植于肠黏膜，就有可能向深部易位。微生态失衡可促进肠源性感染的发生发展已经得到证实。

3. 免疫功能受抑

危重的外科患者多伴有免疫功能低下，包括细胞和体液的免疫功能。肠源性感染的病原菌主要是肠道内常驻菌，感染的发生是宿主的易感性增加。现代研究认识到，肠道本身也是人体最大的免疫器官之一，与肠源性感染关系密切的分泌型 IgA 释入肠腔内可以中和内毒素、包裹细菌，以阻止细菌在肠黏膜表面黏附，是肠道抗感染的一道重要免疫屏障。严重创伤后肠黏液中 IgA 含量的降低是促进肠源性感染的一个因素。

总之，肠源性感染的发病机制是复杂的，是由多种因素交互促成的。

## 二、预防与治疗原则

由于肠源性感染来自潜在的感染途径，临床表现又等同于一般感染，临床要明确诊断首先要求医生认识到危重患者经常存在肠源性感染的威胁，预防则要求外科医师在处理基础疾病时需要避免或减少肠源性感染发生发展的相关因素，如休克能否得到及时救治、抗生素是否长时间使用、长期依赖于静脉全胃肠外营养等。

治疗上首先是抗生素的选用问题，目前的经验是对于肠源性感染危重、高危患者应早用、早停有效抗生素，避免一线、二线、三线选择的历程。有效抗生素的早期使用有防治肠源性感染的作用；而在营养支持方面不单纯依赖静脉营养，应结合早期经口进食或以特制肠管喂养，这样可以避免肠道成为一个生理性死腔，并可以改善门静脉、肠黏膜下血流量，增加分泌型 IgA 分泌，使血浆内毒素下降。肠道进食的另一优点是可以补充肠黏膜细胞更新必需的成分如谷氨酰胺等，而肠黏膜上皮细胞是维持肠道屏障功能的重要基础。选择性消化道去污染（SDD）是指选择使用肠道不吸收抗生素抑制肠内潜在感染性细菌治疗肠源性感染。绝大多数研究表明，SDD 尤其是对创伤和外科手术患者能有意义地降低感染率和死亡率，并作为一种短期控制多重耐药爆发的方法有一定价值，可有选择性地应用。

# 第四节 浅表软组织急性化脓性感染

## 一、疖与疖病

疖是金黄色葡萄球菌或表皮葡萄球菌侵入毛囊或汗腺引起的单个毛囊及所属皮脂腺的急性化脓性炎症。全身多处同时或反复发生疖者称为疖病。

【诊断标准】

(1) 最初局部出现以毛囊及皮脂腺为核心的圆形硬结，伴有红肿、发热、疼痛及局部功能受限等症状，此后结节顶端出现黄白色脓点，破溃后有少量脓液。区域淋巴结可肿大。

(2) 常发生于易受摩擦和皮脂腺丰富的部位，如头、面、颈、背、腋下、腹股沟及会阴部等。

(3) 单一疖肿一般无明显全身症状，但位于颜面危险三角区的疖肿在受到挤压后，容易并发海绵窦栓塞，引起颅内感染性败血症等严重后果；疖病则常有发热、食欲不振等全身症状。

【治疗原则】

(1) 疖以局部治疗为主，有时需辅以全身抗菌药物治疗。

(2) 疖病一般需辅以抗菌药物及应用自体或多价疫苗治疗。

(3) 早期未破溃时切忌挤压，局部可用热敷或药物外敷（如 20%鱼石脂软膏等）。

(4) 对已有脓头、尚未破溃者可以行切开引流，但对面部疖应避免切开。

## 二、痈

病原菌主要为金黄色葡萄球菌，其次为链球菌或多种细菌混合感染。为多个相邻毛囊及其所属皮脂腺或汗腺的急性化脓性感染；或由多个疖相互融合而成。

【诊断标准】

(1) 好发于皮肤韧厚的项、背部，有时也见于上唇和腹壁；常见于糖尿病患者与身体衰弱者。

(2) 病变早期呈大片紫红色浸润区，高出体表，坚硬水肿，边界不清，剧痛。此后，中心部位出现多个脓栓，至破溃后呈蜂窝状，继而坏死、溃烂。

(3) 常伴有畏寒、发热、头痛、乏力等全身症状，以及区域淋巴结肿大、疼痛，并可伴有急性淋巴结炎、淋巴管炎、静脉炎及蜂窝组织炎。

(4) 可见血白细胞及中性粒细胞计数增多。

【治疗原则】

(1) 全身治疗　适当休息，加强营养。

(2) 局部湿敷或药物外敷，配合局部理疗。

(3) 应用抗生素治疗　通常首先选择抗革兰阳性球菌的抗生素；此后还可以根据临床效果或细菌学检查进行调整。

(4) 积极治疗合并的糖尿病或营养不良。

(5) 切开清创，通畅引流　切口采取十字、双十字或井字形，长度应超过炎症范围少许，深达筋膜，并彻底清除坏死组织。

(6) 如果切除皮肤较多，待肉芽组织健康后，可考虑植皮。

## 三、丹毒

丹毒为病原菌(常为 β 溶血性链球菌)自皮肤或黏膜微小破损处入侵后，引起的皮肤及皮内网状淋巴管的急性炎症。

【诊断标准】

(1) 好发于面部及下肢，有反复发作的特点。

(2) 局部表现为片状红疹，略高于皮肤，稍肿胀，局部有烧灼样痛，皮疹呈鲜红玫瑰色，与周围正常皮肤界限清楚，压之红色可消退，除去压力，红色很快恢复。病变皮肤可见水疱，一般不化脓，少见组织坏死。

(3) 病变向周围蔓延较迅速，而中心部位的红色逐渐消退，可伴有皮肤脱屑。

(4) 区域淋巴结多肿大、压痛。

(5) 起病时可有头痛、畏寒、发热等症状；血白细胞及中性粒细胞可有增多。

(6) 若丹毒反复发作则可形成局部皮肤象皮肿。

【治疗原则】

(1) 休息，抬高患肢。

(2) 局部应用药物外敷(常用的有 50%硫酸镁、如意金黄散等)。

(3) 配合局部理疗，如紫外线照射。

(4) 全身应用抗生素(常用青霉素 G)，要注意在全身和局部症状消失后，仍应继续使用5～7 天。

(5) 同时治疗足癣，并注意防止接触性传染。

## 四、急性蜂窝组织炎

急性蜂窝组织炎为溶血性链球菌、葡萄球菌或厌氧菌等致病菌侵入皮下、筋膜下、肌间隙或深部疏松结缔组织引起的急性化脓性弥漫性炎症，常向四周迅速扩散。

【诊断标准】

(1) 可有皮肤软组织损伤、药物注射不当或异物存留于软组织的病史。

(2) 浅表的急性蜂窝组织炎 病变区皮肤出现明显的红、肿、热、痛，局部病变呈暗红色，与周围皮肤界限不清。病变区中央常因缺血而发生坏死。深在的急性蜂窝组织炎常只有局部水肿和深在压痛。

(3) 病变向周围蔓延较迅速，可形成脓肿、破溃流脓，常并发淋巴管炎和淋巴结炎。

(4) 可伴有畏寒、发热、头痛、乏力、食欲减退等全身症状，严重者可有脓毒败血症症状。

(5) 可见血白细胞及中性粒细胞计数增多。

【治疗原则】

(1) 患部休息，适当加强营养。

(2) 局部应用药物湿敷或中药外敷，配合局部理疗。

(3) 应用抗生素治疗，通常首先选择抗革兰阳性球菌的抗生素；此后还可以根据临床效果或细菌学检查进行调整。

(4) 必要时给予止痛、退热治疗。

(5) 对于病变范围不能确定者可以先做穿刺，如果抽出脓液即行切开引流。

(6) 对下列情况应行广泛的切开引流。

①经上述治疗不能控制急性蜂窝织炎的扩散者；

②口底及颌下的急性蜂窝织炎经积极抗炎治疗无效或有造成窒息可能者；

③有脓肿形成者；

④急性蜂窝织炎病变处检查发现捻发音者。

## 五、脓肿

脓肿是急性炎症过程中在组织内出现的局限脓液积聚，四周有完整的腔壁。常见的致病菌为金黄色葡萄球菌，可继发于急性化脓性感染，也可以由远处的原发感染灶经血流或淋巴转移而来。

【诊断标准】

(1) 浅表脓肿 略高于皮肤，患部有红、肿、热、痛，可触及波动感；当脓肿小、腔壁厚时波动感可以不明显。浅表脓肿多数能向体表穿破形成窦道或溃疡，也可以向深部发展，压迫或穿入邻近脏器，造成功能障碍或并发症。

(2) 深部脓肿 局部红肿和波动感不明显，表面组织可有水肿和深压痛，全身症状常较明显；超声检查有液平段，局部诊断性穿刺有脓液。

(3) 较大的浅表脓肿或深部脓肿 可有寒战、发热、乏力、头痛等全身症状。

(4) 可有血白细胞及中性粒细胞增多。

(5) 为获得良好的疗效，可行细菌学检查，如做伤口分泌物及脓肿穿刺液涂片检查、细菌培养及药敏试验；必要时做厌氧菌培养；疑有败血症时应做血培养及药敏试验。

【治疗原则】

(1) 脓肿尚未局限时，局部可采用对症治疗：①局部制动及抬高患肢；②局部热敷或辅以理疗；③外敷中药；④封闭疗法；⑤局部已化脓溃烂者，应适当换药。

(2) 全身症状明显时，应根据细菌学检查和药敏试验结果选用有效抗生素，应用至体温、血常规恢复正常3天后停药。

(3) 脓肿形成、已有波动感或经穿刺抽得脓液时，应及时作切开引流术。切开引流时，需注意以下事项。

①术前宜先行穿刺以确定脓肿的部位和深度。

②选择波动最明显处作切口，切开部位宜在病变最低位，以利于引流。

③切口方向宜与皮纹及其深面的大血管、神经干平行；避免作通过关节区的纵行切口。

④术中探明脓肿准确范围后，可按需要适当扩大切口或做对口引流。应避免穿过对侧的脓腔壁而达正常组织，以防感染扩散。

⑤术中应彻底清创、去除坏死组织。

⑥引流物不可填塞过紧，以免妨碍引流，同时妥善固定，并准确记录引流物的数目与放置部位。

⑦切开大型脓肿时，应考虑适当补液或输血，以预防休克。

(4) 适当加强营养，注意维持水、电解质平衡，积极治疗原发感染灶及合并糖尿病或足癣。

## 六、急性淋巴管炎

急性淋巴管炎多由致病菌(乙型溶血性链球菌、金黄色葡萄球菌等)从破损的皮肤、黏膜或经原有感染病灶蔓延至周围淋巴管，引起淋巴管及其周围组织的急性炎症。急性淋巴管炎可以分为急性网状淋巴管炎(即丹毒)和急性管状淋巴管炎两类。

【诊断标准】

(1) 急性管状淋巴管炎常见于下肢，多与足癣感染和皮肤破损有关。

(2) 浅层的管状淋巴管炎在皮肤破损处或感染病灶近侧出现"红线"，红线处肿胀呈条索状，伴有压痛或发硬；蔓延迅速，向近心端延伸，可达区域淋巴结引起肿胀疼痛。

(3) 深层的管状淋巴管炎往往不出现"红线"，但常伴有患肢肿胀和条形压痛区。

(4) 可有发热、头痛、全身不适及食欲不振等全身症状。

(5) 可见血白细胞及中性粒细胞增多。

【治疗原则】

(1) 积极治疗手足癣，预防皮肤破损和感染。

(2) 积极处理原发病灶。

(3) 局部可采用热敷、理疗或中药外敷。

(4) 有全身症状时，可应用抗菌药物，多首先选用对革兰阳性菌敏感的抗生素。

## 七、急性淋巴结炎

急性淋巴结炎是指化脓性病灶沿淋巴管扩散至区域淋巴结或急性淋巴管炎蔓延至局部

淋巴结而引起的急性化脓性炎症。

【诊断标准】

(1) 好发于颈部、颌下、腋窝及腹股沟等部位。

(2) 早期受累淋巴结肿大、疼痛、压痛，尚可推动；后期多个受累淋巴结粘连成硬块，不易推动。可伴有皮肤潮红、水肿，局部皮肤温度高，压痛明显。可形成脓肿。

(3) 重者可有畏寒、发热、食欲差等全身症状。

(4) 可有血白细胞及中性粒细胞增多。

【治疗原则】

(1) 积极处理原发病灶。

(2) 局部可采用热敷、理疗或中药外敷。

(3) 一旦脓肿形成，应行切开引流术。

(4) 有全身症状时，可应用抗菌药物。

### 八、坏死性筋膜炎

坏死性筋膜炎的主要致病菌为厌氧菌和兼性厌氧菌，是常由多种病原体(如链球菌、金黄色葡萄球菌等)引起的筋膜侵袭性感染。

【诊断标准】

(1) 病史特点

①可有头颈、面部、肠道及会阴部外伤、手术感染史。

②接受化疗的恶性肿瘤患者、接受免疫抑制剂治疗的患者及合并糖尿病或动脉硬化的老年人为易患人群。

(2) 局部病变发展迅速，以皮下小动脉栓塞为特征，继发大片组织缺血坏死、皮肤坏疽及厌氧菌感染，但不累及肌肉。

(3) 病变周围常有广泛的潜行皮缘，皮肤苍白，有水疱和血疱形成；混合感染病例皮下可有气体和恶臭脓液。

(4) 脓液及渗出物培养示需氧菌、厌氧菌或多种细菌。

(5) 可有明显的全身毒血症，有时迅速引起脓毒性休克。

【治疗原则】

(1) 一经确诊，应立即手术，早期手术切除坏死的筋膜，充分敞开引流，术中用过氧化氢、高锰酸钾溶液或替硝唑盐水溶液冲洗。常需多次手术清创。

(2) 应用抗生素治疗，并根据临床效果或细菌学检查进行调整。

(3) 全身支持疗法。

(4) 高压氧治疗常有效。

## 第五节  手部急性化脓性感染

### 一、甲沟炎

甲沟炎多起于修甲过短、嵌甲等，常由刺伤或逆剥损伤等原因导致甲沟及其周围组织的炎症。

【诊断标准】

(1) 指甲损伤侧皮肤红肿、疼痛，若未经治疗则可能出现化脓性感染，感染可蔓延至甲根及对侧甲沟，继而形成甲下积脓，甚至使指甲浮起、脱落。

(2) 重者偶有全身性感染症状。

【治疗原则】

(1) 早期处理

①患肢抬高、制动，使之充分休息。

②患肢可用热敷、温热水浸浴或应用其他局部物理疗法。

③给予抗生素治疗，酌情给予镇静药或镇痛药。

(2) 形成甲下脓肿时需手术治疗，可在指根部用 1%～2%普鲁卡因作指神经阻滞麻醉，切除感染侧的部分指甲或全部指甲以充分引流脓液。

## 二、脓性指头炎

脓性指头炎是手指末节掌面的皮下化脓性感染，致病菌多为金黄色葡萄球菌。

【诊断标准】

(1) 病史中多有指头刺伤或挤压伤史。

(2) 手指末节掌面肿胀，外观呈"蛇头状"，伴剧烈跳痛，手下垂时加重；指掌侧红肿、发硬及显著触痛；局部波动感不明显；重者 X 线片可显示末节指骨骨髓炎表现及死骨形成；局部压力很高时指头呈苍白色。

(3) 可伴有发热、全身不适等全身症状。

【治疗原则】

(1) 患手抬高、制动，使之充分休息。局部可用热敷或温热水浸浴等物理疗法。

(2) 给予抗生素治疗，一般用青霉素类或其他常用抗生素。

(3) 给予镇静药或镇痛药。

(4) 应尽早切开引流或切开减压　可在指根部用 1%～2%普鲁卡因作指神经阻滞麻醉，在远端指节的指腹侧方作一纵行切口，切口的近端止于距第一指间屈曲皱折约 0.5cm，以免损伤指屈肌腱鞘；感染严重时，可在两侧作对口引流。

(5) 术后固定于功能位置，以悬带吊起。

(6) 感染控制后，应立即开始进行主动或被动功能锻炼，以防指关节强直。

## 三、急性化脓性腱鞘炎

急性化脓性腱鞘炎是常因手掌面的深刺伤或手其他部位的损伤或感染引起手掌面腱鞘的化脓性炎症。

【诊断标准】

(1) 患指明显肿胀，剧烈疼痛，沿腱鞘压痛明显。

(2) 患指呈半屈曲状，被动伸直时疼痛加剧。

(3) 高热、寒战、头痛、恶心、呕吐等全身症状明显，可见血白细胞及中性粒细胞增多。

【治疗原则】

(1) 患手抬高、制动，使之充分休息。局部可用热敷或温热水浸浴等物理疗法。

(2) 应用抗生素治疗，并酌情给予镇静药或镇痛药。

(3) 应尽早切开引流　可选用臂丛神经阻滞麻醉或加用全身麻醉诱导。在患指的中、近指节侧面作纵形切口，在直视下切开腱鞘，清除脓液。任何情况下均不应在掌面正中作切口。尺侧滑囊炎可沿小鱼际桡侧切开，桡侧滑囊炎沿大鱼际尺侧缘切开，腱鞘和滑囊内不放引流，乳胶片可置于皮下组织层。

(4) 术后固定在功能位置，以悬带吊起。每次换药前用温热无菌液体浸泡。

(5) 感染控制后，应立即开始进行主动或被动功能锻炼，以防指关节强直。早期活动可减少肌腱粘连，理疗也可促进功能恢复。

### 四、手掌筋膜间隙感染

手掌深部间隙位于手掌屈指肌腱和滑液囊深面的疏松组织间隙，外侧与内侧分别为大、小鱼际肌。感染可由腱鞘炎感染蔓延而引起，也可因直接刺伤而引发。致病菌多为金黄色葡萄球菌。

【诊断标准】

(1) 常因手部损伤和手指化脓性腱鞘炎引起。

(2) 掌中间隙感染　手掌肿胀，掌心凹消失，剧烈疼痛，压痛明显；尺侧三指呈屈曲状，被动伸直疼痛加剧；手背皮肤亦明显发红、肿胀。

(3) 鱼际间隙感染　鱼际部肿胀、隆起，压痛明显，拇指呈外展状，对掌及内收受限，示指半屈曲状，被动伸直疼痛加剧。

(4) 全身感染性症状明显，还可以继发肘内或腋窝淋巴结炎，严重者可发生脓毒血症。可见血白细胞及中性粒细胞增多。

【治疗原则】

(1) 将患手抬高、制动，使之充分休息。可用热敷、温热水浸浴或红外线照射等物理疗法。

(2) 应用抗生素治疗，并给予镇静药或镇痛药。

(3) 非手术治疗不能控制感染时，应尽早切开引流。可选用臂丛神经阻滞麻醉或全身麻醉诱导。

(4) 掌中间隙脓肿时，切口应选择在中指和无名指的指蹼掌面，不超过掌横纹，以免损伤掌浅动脉弓；鱼际间隙脓肿的切口应在掌面肿胀有波动处(一般在屈拇肌与掌腱膜之间)，不宜在"虎口"背面，以免损伤近处的小动脉。

(5) 术后固定在功能位置，以悬带吊起。每次换药前用温热无菌液体浸泡。

(6) 感染控制后，应立即开始进行主动或被动功能锻炼，以防指关节强直。

# 第六节　厌氧芽孢杆菌感染

## 一、破伤风

破伤风是一种急性特异性感染。除了可能发生在各种创伤后，还可能发生于不洁条件下分娩的产妇和新生儿。病菌为破伤风梭菌。

【诊断标准】

(1) 多有开放性创伤史(包括分娩或流产史、新生儿产伤、脐带处理不当以及天灾、事故和战争等因素),特别是伤道深而有异物者。潜伏期自 24 小时至 8 周或更长,一般为 1~2 周。潜伏期越短,预后越差。

(2) 全身型　前驱症状表现为乏力、头痛、舌根发硬、咀嚼无力、吞咽不便及头颈转动不自如等;典型症状为张口困难、牙关紧闭、咀嚼肌紧张,继而颜面、颈项、躯干、四肢肌肉痉挛,表现为张口困难、牙关紧闭、吞咽困难,面部呈"苦笑状";全身肌肉阵发性抽搐,可呈角弓反张;喉头痉挛可出现呼吸困难甚至窒息;高热,血白细胞增多等;各种刺激,如光线、声响、震动、注射等可诱发抽搐发作。

(3) 局部型　创伤部位附近或伤肢肌肉强直痉挛,不遍及全身。潜伏期较长,症状较轻。

【治疗原则】

(1) 患者应住单间并隔离,以避免医源性交叉感染,室内必须安静,遮蔽强光,同时避免非必要的刺激性治疗和护理。病情严重者安排专人护理。床旁备专用抢救车、气管切开包、吸引器、氧气等物品。

(2) 中和毒素　破伤风确诊后,应立即以破伤风抗毒素(TAT)5 万单位加入 5%葡萄糖溶液 500~1000ml 静脉滴注,同时肌内注射 2 万~5 万单位,创口周围注射 1 万~2 万单位;以后每日肌内注射 1 万~2 万单位,连续 5~7 天,总剂量可以根据病情轻重和潜伏期长短而定。用药前应作皮肤过敏试验,如为阳性,应予脱敏注射法。如果脱敏注射法仍引起过敏反应,则改用人体破伤风免疫球蛋白(TIG)深部肌内注射 3000~6000 单位。如无抗毒血清或 TIG 而对 TAT 过敏时,可抽取已获破伤风自动免疫且血型相同的人血液 200~400ml 静脉滴注。

(3) 控制和解除痉挛

①病情较轻者可给予地西泮、水合氯醛等药物。

②病情重者可予氯丙嗪、异丙嗪、哌替啶等药物。

③严重抽搐不能控制者可用硫喷妥钠,要警惕喉头痉挛,在已行气管切开患者中使用较安全。

④肌肉松弛剂应在麻醉医师的配合和控制呼吸条件下应用。

⑤用药过程中应警惕血压下降。

(4) 有喉痉挛者,应早行气管切开。注意切开后需保证气道通畅和清洁;气管内每日滴抗生素,雾化吸入,无菌吸痰,定期更换气管导管。合并肺部感染者,需做痰细菌培养和药敏试验以选择有效抗生素治疗。

(5) 抽搐严重不能控制者,可在呼吸机控制呼吸下使用肌松剂。

(6) 积极进行合理的伤口处理,以清除毒素来源。

①创口处理应在使用抗生素及有效镇静药物后,在局麻下进行。

②手术应简单迅速,只需剪除坏死组织,取出异物或作切开引流,不宜作复杂或过于广泛的手术,如果创口已愈合则不应清创。

③创口不应缝合,但可松填浸透 3%过氧化氢或 1:5000 高锰酸钾溶液的敷料,并经常更换。

④手术时如有痉挛发作，应暂停操作，以免加重刺激，同时设法控制痉挛。

（7）营养支持 能经口进食者，应给予高热量、多蛋白、维生素含量高且易消化、吸收的流质膳食；张口困难者可用鼻饲，严重者可给予全胃肠外营养(TPN)，同时纠正、维持水、电解质平衡和治疗其他并发症。

（8）应用抗生素(常用青霉素和甲硝唑)治疗，有利于杀灭破伤风杆菌。

【预防】

破伤风是可以预防的疾患。由于破伤风杆菌绝对厌氧，因此创伤后早期清创，敞开引流是预防破伤风发生的关键。此外，还可以通过主动免疫和被动免疫产生较稳定的免疫力。

（1）主动免疫 注射破伤风类毒素，每次 0.5ml 皮下注射，前两次间隔 4～8 周，1 年后强化。

（2）被动免疫 对于伤前未接收主动免疫者，可皮下注射破伤风抗毒素(TAT)1500～3000 单位，作用期为 10 日左右。因破伤风的发病有潜伏期，对于严重创伤存在潜在厌氧菌感染威胁者，可在首次注射 1 周后追加注射 1 次。

## 二、气性坏疽

气性坏疽是由梭状芽孢杆菌引起的特异性感染，致病菌产生的外毒素可引起严重毒血症及肌肉组织广泛坏死。

【诊断标准】

（1）常有开放性创伤(特别是大血管伤、大块肌肉坏死、开放性骨折、深部穿入伤及有异物存留的盲管伤等)史，潜伏期 1～4 天。

（2）发病急，病情恶化快。初期伤部突然胀裂样疼痛，明显肿胀；伤口有血性浑浊液体，带有气泡并具恶臭味；局部皮肤颜色因水肿由苍白继而变为暗红，最后呈紫黑色，皮下有捻发音；局部肌肉组织广泛坏死。

（3）全身中毒症状明显，高热可达 40℃，呼吸脉搏持续加快，烦躁不安，严重贫血，甚至出现黄疸和意识障碍。

（4）局部 X 线检查 可见肌群之间有积气。

（5）伤口分泌物涂片检查 可发现大量革兰阳性粗大杆菌。分泌物培养和厌氧培养有助于诊断。

【治疗原则】

（1）立即给予抗生素(如大剂量青霉素、甲硝唑、第三代头孢菌素等)治疗。

（2）急诊清创 尽早彻底清除一切坏死组织，充分引流，解除梗阻，组织减张，改善循环，开放创面；术中术后用 3%过氧化氢或 1:1000 的高锰酸钾溶液冲洗，或用盐水替硝唑溶液冲洗及湿敷。手术过程中不可用止血带。

（3）高压氧疗法。

（4）全身支持疗法 包括肠内外营养、原发病和合并症的治疗等。给予高蛋白、高热量饮食，必要时多次少量输新鲜血，纠正水与电解质紊乱。

（5）治疗过程中应根据细菌学检查及药物敏感试验结果、治疗效果调整抗生素的应用。

（6）血浆置换疗法 对严重感染者可以此疗法可清除体内细菌与毒素。

（7）应采取严格的隔离措施，一切敷料必须销毁，器械和用具均应分别处理。

(8) 发生肌肉广泛坏死伴有严重毒血症威胁生命时，应考虑早期截肢术。截肢后为防止创口周围皮肤收缩，应行皮肤牵引术，截肢平面较高，残端全层敞开，不缝合，创口处理同上，待肉芽组织长好后，再行残端修整缝合。

# 第七节　外科病毒性感染

## 一、病因与发病机制

在外科某些领域，特别是危重患者、免疫功能抑制者，病毒感染已日渐受到重视。正常人体潜伏多种病毒，但无明显表现，只在某些条件下开始增殖，其由潜伏至活跃、由隐形而发病的最重要因素是免疫功能特别是细胞免疫功能抑制。外科病毒感染多属后期感染或继发于细菌感染之后，多数无特异临床表现，容易被细菌感染的表现所掩盖。目前较多见于：①器官或组织移植后患者，由于术后常用免疫抑制剂，本来潜伏于体内和(或)来自移植的供体的病毒得以激活、增殖与播散。如肾移植后的巨细胞病毒感染并发的巨细胞病毒肺炎可成为肾移植后重要的死亡原因。②危重与免疫功能抑制患者，以及大面积烧伤、白血病、淋巴瘤等病例在治疗过程中或经过放射治疗、化学治疗后，易患单纯疱疹病毒与巨细胞病毒感染。③输血感染。

病毒感染诊断的难度较大，少数可根据病史和流行病学情况作出诊断，多数要取决于有无实验室条件与技术，包括病毒的分离、鉴定。

## 二、预防与治疗原则

多数病毒已潜伏于机体内，预防的目的在于避免其从隐性感染发展为显性感染，而关键措施就是提高机体的免疫功能，如限制免疫抑制剂的使用。

目前在抗病毒治疗方面，有效的抗病毒药物很少，原因是病毒只在细胞内增殖。常用的抗病毒药物包括：具有阻止病毒吸附、进入细胞等作用的药物，如金刚烷胺及其乙基衍生物；抑制病毒复制核酸的核苷类药，如无环鸟苷类药或衍生物喷昔洛韦、伐昔洛韦等；此外还有干扰病毒抑制蛋白质作用的干扰素。对病毒有直接或间接抑制作用的中草药均在研究之中。

## 三、狂犬病

狂犬病，又称恐水病，是一种病毒引起的中枢神经系统急性传染病。病原是一种嗜神经病毒，存在于患有狂犬病的动物唾液中，侵入人体后沿周围神经上行至脊髓和脑并在局部繁殖。

【诊断标准】

(1) 多因病兽咬伤(狗猫多见)或新鲜伤口接触受染的动物唾液而致病。潜伏期为 10 日~1 年，一般为 30~50 日。

(2) 前驱症状表现为发热、头痛、恶心、呕吐、吞咽困难、声音嘶哑、烦躁不安等，继而发展为难以控制的躁动，大量流涎，喉部痉挛，声、光、风的刺激均可诱发痉挛。典型症状为见水或闻水声时，可出现痉挛，恐水病因而得名。如缺乏及时治疗与有力的全身支

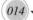

持，几日内可因窒息、衰竭、全身瘫痪而死亡。

（3）被动物咬伤后应着重检查动物，以便采取措施。对咬人动物进行关闭、观察，必要时可处死动物取其脑组织切片检查。

【治疗原则】

（1）捕捉野犬、管好家犬(定期注射狂犬病疫苗)是预防狂犬病的重要措施。

（2）伤口处理是关键　立即用 20%的医用软皂彻底冲洗伤口，深部伤口可插入导管冲洗；最好用高效价的抗狂犬病血清在创口内与创口周围做局部浸润注射；伤口应敞开。

（3）接种疫苗　此病潜伏期长，及早接种疫苗可防止发病。

（4）被动免疫　注射人狂犬病免疫球蛋白或抗狂犬病马血清，最好在伤后 24 小时内注射，72 小时后无效。

（5）治疗原则　一旦发病，治疗只能对症。包括镇静药的使用(可参考破伤风治疗)；痉挛严重不能控制者，可行气管切开，呼吸机控制呼吸；同时输血、补液、营养等有力支持治疗。

# 第八节　外科患者的真菌感染

抗生素的广泛使用和临床支持疗法的进步，使危重患者的生命得以延长，但同时真菌感染在外科感染中日渐增多。临床误诊、漏诊者多，尤其是深部真菌感染，值得外科医师重视。

## 一、病因与发病机制

真菌广泛分布于自然界，种类多，但能引起人类致病者只有十几种，外科感染中念珠菌、曲霉菌、毛霉菌、新型隐球菌应特别注意。正常人的口腔、呼吸道、肠道和阴道通常存在真菌，是典型的条件致病菌。引起真菌感染的情况见于：①抗生素大量持续使用导致微生态失衡；②基础疾病重，加之免疫抑制剂、激素的应用；③长期留置静脉导管。具备以上条件者应高度警惕真菌感染的发生。真菌的致病主要不在于其毒力，往往由于其菌量。真菌感染经常以二重感染的形式出现，多发生于病程较长的患者。外科疾患不能过分依赖抗生素控制感染，抗生素只能短期应用，应尽快进行外科手术清除坏死组织、引流与解除梗阻。

## 二、临床表现与诊断

深部真菌感染多继发于细菌感染之后，或与细菌感染混合存在，临床表现不易区别，是误诊、漏诊的重要原因。其特点是病情发展不如细菌感染急剧，病程迁延，对抗生素反应不佳，口腔、咽部、阴道出现"鹅口疮"、阴道炎或溃疡，体温偏高，心率、呼吸增快等。诊断较困难，血培养很难捕捉到。可以注意尿液的镜检，出现较多的酵母样菌时应引起警惕，培养应采取特殊的方法。

## 三、预防与治疗原则

基础疾病重、免疫功能低下者，应特别重视抗生素的合理应用。超过 1 周者应主动给予预防性抗真菌药或口服生态制剂。治疗要根据病因，如果是抗生素应用引起的菌群失调首先要停用或调整抗生素，如果与静脉导管相关应先拔出导管。对深部真菌有效的是两性霉素 B，但要注意其肾、肝毒性，需小剂量试用，逐渐增加剂量至治疗量。氟康唑为临床常用的三唑类抗真菌药，对深部念珠菌、隐球菌有效，毒性较两性霉素 B 轻。

（杨晓东）

# 第二章  水、电解质代谢紊乱和酸碱平衡失调

与经典的所谓"病"的概念不同，本章所述及的"水、电解质代谢紊乱和酸碱平衡失调"属于"症"的范畴，即由于多种致病因素导致的一组近似的病理生理现象。

由于"症"为"多因而近果"，即"症"是一组近似的病理生理表现，其潜在的病因各异；故近似的临床表现有助于显示和诊断某一类"综合征"，但不能区别反映特异的病因，因此本节论述中将把临床表现与诊断要点合并描述为"临床表现与诊断"，并在其项下简述可能的病因。同时需要强调，对症治疗的同时，还应重视对"致症"的原发疾病的诊断与治疗。

细胞外液包含着循环血容量，由于电解质及分子量小于 20000 道尔顿的小分子物质可以在细胞外液与循环血液之间自由交换，因此血浆中的电解质和酸碱水平可以反映细胞外液的电解质状态，可用于诊断体液水、电解质及酸碱平衡的异常并动态观察治疗效果。

## 第一节  体液代谢失衡

体液代谢失衡是指由于生理性摄入/丢失的突然变化，以及疾病和/或创伤的影响，导致人体细胞外液容量与成分的异常变化所产生的一组病理生理现象。

由于水分可以自由通过细胞膜在"循环血液–细胞外液–细胞内液"之间彼此交换，而细胞膜的半透膜特性使得各种电解质、蛋白质等溶质分子不能随水分自由移动；因此，水分的丢失或增加一方面将改变有效循环容量及细胞内外的容量环境，另一方面也使得各个容量间隙的溶质浓度及其所构成的渗透压乃至 pH 值发生变化，从而改变细胞代谢内环境，造成细胞损伤，甚至器官功能障碍。

由于钠离子是细胞外液中含量最多的离子，因此细胞外液水分移动后钠离子浓度的变化即成为血浆(细胞外液)渗透压变化的主要影响因素。因此，本节所论述的"低渗性缺水"与"高渗性缺水"，近年更倾向称之为"高钠血症"与"低钠血症"。

### 一、等渗性缺水(急性或混合性缺水)

等渗性缺水即细胞外液水分的急剧丢失而不伴有钠离子浓度的变化，包括细胞外液丢失于体外(经过体表与体腔)以及细胞外液丢失于体腔之中而不再参与循环。

由于血液和细胞外液往往是同步迅速丢失，故不出现细胞外液中钠离子浓度和渗透压的变化，多合并循环低血容量甚至休克的表现。

【诊断标准】

1. 病因

(1)胃肠道消化液的急性丢失，如大量呕吐、腹泻、肠瘘等。

(2)体腔或软组织内大量液体渗出。常见于肠梗阻、急性腹膜或胸膜炎症、大面积烧伤、严重软组织感染(蜂窝组织炎)等。

2. 临床特点

(1) 细胞外液水和钠同时成比例丢失，血清钠及细胞外液的渗透压水平正常。

(2) 尿少，皮肤干燥、松弛，体表静脉萎缩，眼球下陷。

(3) 中心静脉压下降，体位性低血压，脉搏细速，呈低血容量休克表现。

3. 实验室检查

(1) 血液浓缩　红细胞计数、血红蛋白、红细胞压积均增高。

(2) 血清钠水平正常(135～145mmol/L)。

(3) 血浆晶体渗透压正常。

(4) 尿少，尿比重正常或增加。

【治疗原则】

(1) 尽可能去除或控制病因，减少丢失。

(2) 补充等渗液体、平衡盐溶液或生理盐水。

(3) 补液量＝细胞外液缺失量＋每日生理需要量(约 2000ml)。细胞外液缺失量的参考计算公式：细胞外液缺失量(L)＝ 红细胞压积上升值/红细胞压积正常值×体重(kg)×0.25。

(4) 肾功能障碍或大量快速补液患者应警惕"高氯性酸中毒"。

(5) 尿量恢复正常(≥40ml/h)后应适时补钾。

## 二、低渗性缺水(慢性或继发性缺水、低钠血症)

低渗性缺水即细胞外液丢失钠离子的比例高于水分的丢失，现在多称为"低钠血症"。细胞外液由于钠离子浓度的降低(血清钠离子浓度<135mmol/L)而导致渗透压下降(血浆渗透压<280mOsm/L)，故而患者即使脱水也往往没有明显的渴感，但由于细胞外液低渗，水分向细胞内转移，易造成细胞水肿特别是脑细胞水肿，甚至致命。

【诊断标准】

1. 病因

(1) 体液丢失后只补充水分，未补充电解质或补充不足。例如，消化道液体长期慢性丢失，大量出汗，大创面慢性渗出。

(2) 应用排钠利尿剂如噻嗪类及利尿酸等髓袢利尿剂。

(3) 长期慢性营养不良；重度低蛋白血症；液体在第三间隙集聚，如腹膜炎、胰腺炎形成大量腹水、肠梗阻导致大量肠液在肠腔内集聚、胸膜炎形成大量胸水等。

(4) 颅脑外伤或肿瘤引起的抗利尿激素分泌异常综合征(SIADH)。

2. 临床特点

(1) 失钠多于失水，细胞外液低渗，细胞水肿，以及中枢神经系统症状，如头晕、呕吐、淡漠、嗜睡、妄想、抽搐、昏迷等。

(2) 细胞外液量减少较显著，有效循环血量下降，脉搏细速，体位性低血压。

(3) 尿 $Na^+$、$Cl^-$ 明显减少，尿比重低，重度时尿量减少。

(4) 无口渴症状。

3. 实验室检查

(1) 血清钠<135mmol/L。

(2) 尿 $Na^+$、$Cl^-$ 显著降低，尿比重<1.010。

（3）血液浓缩，红细胞计数、血红蛋白、血球压积及血尿素氮(BUN)均升高。

（4）血浆晶体渗透压降低，多低于280mOsm/L。

4. 临床分度

（1）轻度　血清 $Na^+$ 为 130～135mmol/L 或缺 $Na^+$ 0.5g/kg。

（2）中度　血清 $Na^+$ 为 120～130mmol/L 或缺 $Na^+$ 0.5～0.75g/kg。

（3）重度　血清 $Na^+$ <120mmol/L 或缺 $Na^+$ 0.75～1.25g/kg。

【治疗原则】

（1）去除或控制原发疾病。

（2）轻或中度低钠血症首选等渗盐水纠正，按临床分度经验性补充累积缺失钠量及液体量，并补充每日生理需要量。

（3）重度低钠血症可选用高渗盐水(3%～5%)并结合胶体溶液，迅速恢复机体有效循环血量。

（4）补钠量计算

①经验法：补钠量(g)＝估计丢失钠程度(g/kg)×体重(kg)。

②公式法：补钠量(g)＝[142 mmol/L－实测血清钠(mmol/L)]×体重(kg)×0.6(女性×0.5)。

③一般首日补钠量控制在累计损失量的1/3～1/2，并加上当日生理需要量。

（5）长期严重营养不良和低蛋白血症患者宜同时补充血浆蛋白。

（6）补钠初期目标水平宜使血清钠维持于 130～135mmol/L，速度不宜过快，血钠上升速度不超过 12～15mmol/(L·d)［即平均血清钠上升速度为 0.5～1mmol/(L·h)］，切忌高钠血症致细胞缺水。

## 三、高渗性缺水（原发性缺水、高钠血症）

高渗性缺水即细胞外液水分的丢失比例高于钠离子的丢失，现在多称为高钠血症。细胞外液由于钠离子浓度的升高而导致渗透压升高，故而患者往往表现出明显的渴感。但由于细胞外液高渗，细胞内水分向细胞外转移，易造成细胞膜及细胞器皱缩损伤及功能障碍。

【诊断标准】

1. 病因

（1）水分摄入不足　例如口、咽、食管疾病或昏迷危重患者不能饮水，补充不足。

（2）水分丢失过多　如高热大汗、呕吐腹泻、甲状腺功能亢进、渗透性利尿(甘露醇，高糖)、糖尿病昏迷，以及任何原因引起的过度通气等。

（3）摄入过量高渗液体　例如输注高渗盐水，管饲高浓度要素饮食或氨基酸型营养液。

2. 临床特点

（1）失水＞失钠，细胞外液渗透压增高，继发细胞内缺水。

（2）口渴明显，皮肤黏膜干燥，脑细胞缺水致烦躁、谵妄、幻觉、昏迷。

（3）尿少，尿比重升高，体重减轻。

（4）循环系统失衡出现较晚。

3. 实验室检查

（1）尿比重升高(＞1.030)。

(2) 血清钠＞150mmol/L，血浆晶体渗透压＞320mOsm/L。

(3) 外周血红细胞计数、血红蛋白含量及血球压积轻度升高。

4. 临床分度

(1) 轻度　口渴为主，缺水量为体重的 2%～4%。

(2) 中度　极度口渴，尿比重增高，尿少，烦躁，缺水量为体重的 4%～6%。

(3) 重度　出现中枢神经系统症状，缺水量超过体重的 6%。

【治疗原则】

(1) 补充水分　以等渗或低渗溶液(5%葡萄糖或 0.45%盐水)。

(2) 累积失液量计算

①经验法：补液量(L)＝ 体重(kg)× 缺水量占体重的百分数。

②公式法：补液量(ml)＝(实测血清钠－142)× 体重(kg)×4(女性×3)。

(3) 补液同时应注意监测血钠水平，并在血清钠恢复正常水平后适当补钠，尿量≥40ml/h 后应同时补钾。

(4) 纠正高钠不宜过快，血钠水平应在 48～72 小时内逐渐恢复正常，以避免细胞外液渗透压急剧降低导致急性脑水肿。

## 四、低钾血症

低钾血症是指血清钾低于 3.5mmol/L。

由于细胞外液中钾离子含量很低，故血清钾的变化不会导致细胞外液渗透压改变和容量转移，但钾离子是保证神经肌肉细胞动作电位正常发生的重要离子，特别是心肌细胞的兴奋－收缩耦联，因此其血清浓度的变化系生命攸关，需予以重视。

血清钾的水平与细胞外液的 pH 值密切相关，并与一系列内分泌激素(如甲状腺素、胰岛素等)和代谢活动有关。故判断血清钾水平时，必须同时关注血液 pH 值与代谢、内分泌状态。

长期低钾时，细胞内大量的钾离子会向细胞外液移出，因为钾离子不能自由通过细胞膜，所以对长期低钾血症患者在补充钾离子治疗时，应注意血钾自细胞外液向细胞内液转移后的"先上升复回降"现象，保持均匀、连续地补钾。

【诊断标准】

1. 病因

(1) 钾摄入不足　长期禁食、饥饿，静脉输液补钾不够。

(2) 钾排出过多　应用排钾利尿剂；持续胃肠减压；呕吐、肠瘘、腹泻。

(3) 钾分布异常　高糖和胰岛素以及血 pH 值升高，使钾离子移向细胞内，血钾下降。

2. 临床特点

(1) 肌无力，首先见于四肢，伴腱反射减弱或消失，发展可累及躯干，影响呼吸及吞咽。

(2) 胃肠道受累，如腹胀、肠麻痹、口苦、恶心。

(3) 心肌兴奋性增强，传导异常，如心悸、(室性)心律失常、室颤。

(4) 代谢性碱中毒，反常性酸性尿。

3. 实验室检查

(1) 血清钾＜3.5mmol/L

(2) 心电图 T 波降低、变宽、双相或倒置，ST 段降低，QT 间期延长，出现 U 波。

（3）血气 pH 值升高，碱剩余增加，二氧化碳结合力（$CO_2CP$）升高，尿 pH 值呈酸性。

【治疗原则】

（1）补钾　一般尽量口服，或经胃肠管饲补充。胃肠不能利用或急危重者可静脉输液补钾。

（2）静脉补钾　外周静脉输液钾浓度宜≤0.3%，中心静脉输液钾浓度可酌情增加。但即使是严重低钾血症，补充氯化钾溶液的速度亦应≤1.5g/h（20mmol/h）。

（3）长期严重低钾血症补钾　输液早期宜选用林格液或生理盐水，尽量避免输注葡萄糖及碱性液体，一般血清钾每上升 1mmol/L 需补钾 200mmol。

（4）必须坚持"见尿补钾"原则，注意保持尿量≥30ml/h。

## 五、高钾血症

高钾血症是指血清钾水平超过 5.5mmol/L。

同前所述，虽然血清钾的变化不会导致细胞外液渗透压改变和容量转移，但钾离子是保证神经肌肉细胞动作电位正常发生的重要离子，特别是心肌细胞的兴奋–收缩耦联，因此其血清浓度的变化系生命攸关，需予以重视。

血清钾的排泄与肾功能关系密切，除非如横纹肌溶解在短时间内大量细胞崩解释出钾离子入血，否则血清钾的升高水平主要与肾脏的排泄有关。一旦肾小球损伤不能维持基本的肾小球滤过率，血清钾的排泄受阻，即会出现高钾血症。此外，血钾水平与细胞外液的 pH 值密切相关，pH 值下降会导致血清钾反向升高。

【诊断标准】

1. 病因

（1）钾摄入过多　少见，多为医源性，如输入库存血过多。

（2）钾排泄障碍　见于急、慢性肾功能衰竭，应用保钾利尿剂，盐皮质激素不足。

（3）钾分布异常　大面积软组织挫伤、横纹肌溶解、酸中毒等使细胞内钾释出。

2. 临床特点

（1）多无特异症状。

（2）严重高钾血症心肌兴奋性下降，心率慢，心律不齐，低血压甚至心搏骤停于舒张期。

（3）微循环障碍　表现为皮肤苍白、发冷、青紫，有时有轻度神志淡漠，感觉异常及四肢软弱。

3. 实验室检查

（1）血清钾＞5.5mmol/L。

（2）心电图示 T 波高尖，QT 间期延长，甚至 QRS 增宽，PR 间期延长。

【治疗原则】

（1）积极治疗原发病。

（2）停止一切钾摄入。

（3）降低血钾。

①促进钾进入细胞内：高渗（25%）葡萄糖溶液＋胰岛素（3～4g 葡萄糖:1U 胰岛素）；升高血 pH 值：5% $NaHCO_3$ 溶液 150～250ml 静脉输注。

②清除细胞外液中钾离子：阳离子交换树脂，口服或保留灌肠，每次 40g，3～4 次/日，配合 20%甘露醇或山梨醇导泻；血液透析或腹膜透析。

(4) 紧急对抗心律失常

①10%氯化钙 20～30ml 加入 5%葡萄糖溶液中静脉滴注。

②10%葡萄糖酸钙 20ml 静脉缓推，必要时重复。

③紧急状态下，氯化钙效果优于葡萄糖酸钙，但应注意需静脉滴注给药，切忌直接静脉推注。

# 第二节　酸碱平衡失调

酸碱平衡是细胞外液的另一个重要特征。细胞外液依靠不同的缓冲系维持体液的 pH 值于 7.35～7.45。其中最主要的缓冲系是碳酸/碳酸氢根（$H_2CO_3$/$HCO_3^-$），其他还包括了磷酸（氢）盐及有机（蛋白）酸根等缓冲系。

酸碱平衡保证了细胞代谢所需的各种酶类能够在最合适的 pH 值范围内发挥作用，并发挥最大活性，也使得各种离子在不同体液间隙的转移保持稳定，因此对细胞的正常物质代谢功能至关重要。

人体正常的物质代谢在产生能源物质三磷酸腺苷（ATP）的同时，需要消耗氧而生成二氧化碳，同时产生一些（有机）酸根离子和氢离子。机体对于体液酸碱平衡的调节主要依赖于呼吸通气对于二氧化碳（$CO_2$）的排出，以及肾小管上皮细胞对于 $H^+$ 和其他离子重吸收与排泌的调节。因此，物质代谢、肺（通气）功能，以及肾（小管）功能是影响机体体液酸碱平衡的主要因素。

动脉血液气体分析（ABG）是诊断和判别酸碱平衡状态的主要工具，其重要的参数包括 pH 值、二氧化碳分压（$PaCO_2$）、碱剩余（BE）、碳酸氢根浓度（$HCO_3^-$）、氯离子（$Cl^-$）浓度、乳酸根浓度以及阴离子间隙（AG）等。

根据上述因素对于机体酸碱平衡作用的强弱，可以将体液酸碱平衡失调区分为呼吸性酸（碱）中毒与代谢性酸（碱）中毒。由于机体具有一定的代偿功能，因此在发生酸碱平衡失调时，血液 pH 值可以因代偿而仍处于正常范围，即所谓"代偿性酸（碱）中毒"；或因失代偿而超出正常范围，即所谓"失代偿性酸（碱）中毒"。临床上可以再根据器官代偿状态及体液离子强度而诊断和鉴别混合型的酸碱平衡失调。

作为一种病理生理征象，体液酸碱平衡失调的治疗也在于积极治疗原发疾病的同时改善物质代谢，通过调节通气和改善肾功能，甚至补充一些外源性酸（碱）溶液而帮助机体。

## 一、代谢性酸中毒

机体摄入、产生过多或排出减少会导致细胞外液中酸根离子积聚。这种酸性产物的积聚是机体不能有效代谢清除的结果，故称为代谢性酸中毒。

代谢性酸中毒时，血液 pH 值可以仍处于正常范围（代偿性）或超出正常范围（失代偿性）。代谢性酸中毒的判别，必须了解血气分析中"阴离子间隙"是否处于正常范围。

【诊断标准】

1. 病因

(1) "阴离子间隙"正常型

①$HCO_3^-$ 丢失过多：见于腹泻、肠瘘、胆瘘、胰瘘，以及应用乙酰唑胺或氯化铵、输

尿管乙状结肠吻合术后、回肠代膀胱术后。

②肾小管泌 $H^+$ 障碍：见于肾小管性酸中毒及某些间质性肾病。

③医源性 $Cl^-$ 摄入过多：大量输注生理盐水或以生理盐水为基础的溶液。

（2）"阴离子间隙"增大型

①肾功能衰竭：内生性 $H^+$ 积聚，不能排出。

②体内有机酸生成过多：任何缺血、缺氧、组织低灌注、无氧酵解增加均可使乳酸生成增加，$H^+$ 产生增加。

③糖尿病酮症酸中毒：糖尿病患者碳水化合物摄入不足，体内大量脂肪分解，酮体积聚。

2. 临床特点

（1）细胞外液 $HCO_3^-$ 浓度下降，继而血液 pH 值和 $HCO_3^-$ 浓度下降。

（2）轻度者多无症状。

（3）重度者常表现有呼吸深大、面部潮红、心率加快，呼出气可有酮味（酮症）。

（4）重度者可出现循环衰竭、休克，并可伴有高钾血症。

3. 实验室检查

（1）$HCO_3^-$ 浓度<21mmol/L，BE 负值加大。

（2）血 pH<7.35（失代偿），或血 pH>7.35（代偿性）。

（3）高氯性酸中毒可出现血氯水平升高。

（4）尿 pH<5.5，呈酸性。

（5）可伴有血钾升高。

【治疗原则】

（1）积极治疗控制原发疾病，纠正休克，保证有效循环。

（2）纠正缺水和电解质紊乱，避免输注大量含氯溶液。

（3）改善组织有效灌注及氧合，使平均动脉压（MAP）>70mmHg，尿量≥0.5ml/(kg·h)，动脉血氧饱和度（$SaO_2$）≥94%。

（4）保护肾功能，改善肾小球滤过，减轻肾脏代谢负担。

（5）糖尿病患者应积极控制血糖水平，预防并及时纠正酮症的发生。

（6）若血 pH>7.25，$HCO_3^-$ 浓度≥16～18mmol/L，可行上述治疗，一般不予碱性药物。

（7）若血浆 $HCO_3^-$ 浓度<10mmol/L 或血 pH<7.20，宜酌情予以碱性药物，常用药物有碳酸氢钠、乳酸钠及三羟甲基氨基甲烷（THAM）。剂量计算方法如下。

①经验法：5%碳酸氢钠 0.5ml/kg；11.2%乳酸钠 0.3ml/kg；3.6% THAM 1ml/kg；分别可提高二氧化碳结合力（$CO_2CP$）一个容积。

②公式法：所需 $HCO_3^-$（mmol/L）=（$HCO_3^-$ 正常值 – $HCO_3^-$ 实测值）×体重（kg）×0.4；所需 11.2% 乳酸钠（ml）=（$CO_2CP$ 正常值 – $CO_2CP$ 实测值）×体重（kg）×0.2；所需 3.6% THAM（ml）=（$CO_2CP$ 正常值 – $CO_2CP$ 实测值）×体重（kg）×2。

（8）乳酸酸中毒不宜应用乳酸钠。

（9）同时注意防治低钾血症、低钙血症。

## 二、代谢性碱中毒

机体摄入碱性物质过多或肾小管排泌氢离子增加会导致细胞外液中碳酸氢根离子积

聚。这种碳酸氢根离子的积聚是机体代谢不能有效清除的结果，故称为代谢性酸中毒。

与代谢性酸中毒相比，代谢性碱中毒对机体的影响相对较小，但原因却更加复杂。因为机体的碱性代谢产物主要为碳酸氢根，而正常时碳酸氢根可以与氢离子结合再分解为水和二氧化碳。只有当氢离子丢失过多，机体没有足够的氢离子与碳酸氢根结合时，才会出现细胞外液中碳酸氢根积聚而发生代谢性碱中毒。

代谢性碱中毒时，血液 pH 值可以仍处于正常范围（代偿性），亦或超出正常范围（失代偿性）。

【诊断标准】

1. 病因

（1）酸性胃液丢失过多　见于严重呕吐、幽门梗阻和长期胃肠减压。

（2）碱性物质摄入过多　少见，常为医源性所致。

（3）低钾血症　为了保钾，肾小管上皮细胞可能排泌过多的 $H^+$，使得 $HCO_3^-$ 浓度相对增加。

（4）某些利尿药物　长期应用髓袢利尿剂亦可导致 $H^+$ 的重吸收障碍，出现代谢性碱中毒。

2. 临床特点

（1）一般无明显症状，血清液碳酸氢盐水平增高，pH 值升高（或正常）。

（2）有时表现为呼吸浅慢。

（3）严重时神经兴奋性增强，出现谵妄、神经错乱、嗜睡，甚至昏迷及低钾表现。

3. 实验室检查

（1）血液 pH 值升高>7.45（失代偿），$PaCO_2$ 升高>45mmHg。

（2）血浆 $HCO_3^-$ 及 $CO_2CP$ 增加，BE 正值加大。

（3）低钾血症，低氯血症。

（4）尿呈碱性，但若为严重低钾血症则可能出现"反常酸性尿"。

【治疗原则】

（1）积极治疗原发疾病。

（2）尽快纠正水、电解质紊乱。

（3）低钾低氯性碱中毒宜补充氯化钾，首先纠正低钾。

（4）轻度或中度代谢性碱中毒一般不需特殊干预，仅予补充生理盐水；重度则可补充稀盐酸（0.1mmol/L）及盐酸精氨酸或氯化铵。

补氯量(ml)＝［血氯正常值(mmol/L)－血氯实测值(mmol/L)］×体重(kg)×2。

## 三、呼吸性酸中毒

任何原因导致的通气不足，血液二氧化碳蓄积，$PaCO_2$ 上升的病理生理现象，均可称为呼吸性酸中毒。

呼吸性酸中毒可以表现为代偿性（血液 pH 值维持于正常范围）和失代偿性（血液 pH<7.35）。

【诊断标准】

1. 病因

（1）中枢因素　药物（镇静、镇痛），麻醉，神经疾病，颅脑损伤抑制呼吸中枢。

（2）胸廓及呼吸肌异常　胸部及上腹部外伤疼痛，肋骨骨折，重症肌无力，气胸，胸水，膈肌麻痹，脊髓灰质炎。

(3) 肺和气道病变　慢性阻塞性肺病(COPD)，重症肺炎，肺水肿，哮喘，喉或气道异物。

2. 临床特点

(1) $PaCO_2$ 原发性增高(>45mmHg)，血液 pH 值下降(失代偿)，$HCO_3^-$浓度增加。

(2) 呼吸困难、乏力、气促、发绀、头痛、胸闷，甚至低血压、谵妄、昏迷。

3. 实验室检查

(1) 血液 pH 值下降(<7.35)，$PaCO_2$>45mmHg。

(2) 血浆 $HCO_3^-$ 浓度在急性呼吸性酸中毒时无明显变化，慢性呼吸性酸中毒时增加。

【治疗原则】

(1) 积极去除各种诱因，或控制原发疾病。

(2) 通畅气道，增加潮气量，改善通气，必要时应用呼吸机。

(3) 不宜单纯给高浓度氧。

## 四、呼吸性碱中毒

任何原因导致的通气过度，血液二氧化碳减少，$PaCO_2$ 下降的病理生理现象，均可称为呼吸性碱中毒。

呼吸性碱中毒可以表现为代偿性(血液 pH 值维持于正常范围)和失代偿性(血液 pH>7.35)。

【诊断标准】

1. 病因

一切引起呼吸频率加快和(或)肺泡过度通气，分钟通气量明显增加，$CO_2$ 排出过多，导致血 $PaCO_2$ 降低，甚至引起 pH 值上升的因素，如发热、疼痛、创伤、低氧血症、呼吸机辅助通气过度等。

2. 临床特点

(1) 呼吸急促，眩晕，手足及口周麻木，出现肌震颤和手足抽搐。

(2) 常伴有心率加快。

(3) $PaCO_2$ 降低，血液 pH 值升高(失代偿)，$HCO_3^-$减少。

3. 实验室检查

(1) $PaCO_2$<35mmHg。

(2) 血液 pH 值升高(pH>7.45，失代偿性)或血液 pH 值仍在正常范围(代偿性)。

(3) 血浆 $HCO_3^-$ 浓度降低。

【治疗原则】

(1) 积极祛除各种引起过度通气的诱因，控制原发病。

(2) 降低分钟通气量，增加呼吸道死腔以提高 $PaCO_2$。

(3) 积极治疗可能伴发的严重感染。

(4) 如为呼吸机辅助通气不当造成的呼吸性碱中毒，应调整通气参数，如频率、压力和容量，以减少通气。

(朱凤雪)

# 第三章　营养支持治疗并发症

## 第一节　肠外营养支持治疗并发症

肠外营养支持治疗并发症主要分为三类：导管相关并发症、代谢性并发症，以及长期肠外营养支持治疗导致的脏器损害。

### 一、导管相关并发症

#### (一) 导管相关性感染

随着经周围静脉营养支持的开展，以及腔静脉置管技术的日益规范化，置管相关并发症已较少发生，中心静脉导管相关感染(CRI)是肠外营养最常见、最严重的并发症，常常导致营养治疗中断，严重者可危及生命，包括全身导管相关感染及局部感染。全身感染是指导管所致的菌血症或败血症，局部感染是指发生在置管部位或其周围的软组织感染、腔隙感染或隧道感染。主要病因包括静脉导管置管时污染，穿刺点皮肤污染，输液操作导致导管污染，以及其他部位感染产生菌血症时细菌在导管部位定植等。

【诊断标准】

1. 临床表现

(1) 全身导管相关性感染表现　①持续性间歇发作的寒战、高热、呼吸急促、低血压等全身感染症状，严重者可出现意识模糊；②多数患者拔除导管后体温在 8~12 小时逐渐恢复正常；③导管尖端细菌培养结果与周围静脉血的培养结果一致。

(2) 局部导管相关性感染表现　导管穿刺部位或周围软组织红肿、疼痛，置管腔隙或隧道红肿、疼痛或伴有分泌物渗出。

(3) 致病菌多为革兰阳性($G^+$)球菌，少部分为革兰阴性($G^-$)杆菌或真菌。

2. 诊断要点

(1) 临床表现为菌血症或败血症等全身感染症状但无明显感染病灶时，应怀疑导管相关性感染的存在。

(2) 导管穿刺部位或周围软组织红肿、疼痛，置管腔隙或隧道红肿、疼痛或伴有分泌物渗出。

(3) 实验室检查见血白细胞及中性粒细胞增高。

(4) 拔除导管后体温在 8~12 小时逐渐恢复正常。

(5) 拔除导管时剪取导管尖端及皮下段进行细菌培养呈阳性，且与同期抽取外周静脉血培养结果一致。

【治疗原则】

(1) 尽量选择单腔导管，维持一定输液速度并尽可能专管专用。

(2) 在穿刺置管、药液准备、输注和导管护理时应严格无菌操作，输注完毕用足量肝素盐水封管。

（3）局部穿刺点定期以络合碘消毒，每 48～72 小时换药一次。

（4）不推荐预防性使用抗生素；一旦怀疑发生导管相关性感染，应予以拔除导管并进行外周血液和导管的规范培养。

（5）多数情况下拔管后体温很快恢复正常；抗菌药物的选择应针对可能的致病菌及当地病原菌的耐药情况经验性用药，随后根据细菌培养和药敏结果调整。

### (二) 置管并发症

置管并发症是指发生于中心静脉穿刺置管或者经外周静脉穿刺中心静脉置管(PICC)过程中的穿刺副损伤，不同穿刺部位并发症种类和发生率不尽相同。锁骨下静脉和颈内静脉穿刺的并发症发生率为 1%～4%，PICC 穿刺置管并发症发生率较低，但出现浅表静脉炎和导管异位的发生率较高。

【诊断标准】

1. 临床表现

（1）损伤胸膜肺尖致气胸或血胸，表现为剧烈胸痛或咳嗽，甚至呼吸困难，听诊呼吸音减低。

（2）损伤邻近动脉致局部血肿，有时引起纵隔血肿，产生纵隔压迫症状。

（3）穿透静脉误入胸腔可致营养液输入胸腔导致胸腔积液。

（4）置管位置不恰当可能出现心律失常，损伤心脏可致心包积液(积血)甚至心包填塞。

（5）损伤邻近神经可出现臂丛神经、膈神经、迷走神经或喉返神经损伤的相应症状。

（6）左颈入路穿刺偶有发生胸导管穿破引起乳糜胸的风险。

（7）PICC 置管近端条索状皮肤发红，伴有触痛。

2. 诊断要点

（1）近期有中心静脉置管或经外周静脉中心静脉置管操作史。

（2）浅表静脉炎表现为 PICC 置管近端条索状皮肤发红，并伴有触痛。

（3）中心静脉置管穿刺损伤胸膜、动脉、神经，误入胸腔，损伤心脏等相应的临床症状。

（4）影像学检查显示肺压缩、气胸、肋膈角消失、纵隔增宽等表现。

【治疗原则】

（1）穿刺前纠正凝血功能障碍。

（2）选择合适的体位，穿刺时先用细针头定位，插管时采用"J"形头导丝引导技术。

（3）误穿入动脉，应拔出导管并加压压迫 5～10 分钟。

（4）经导管回抽血液，确认在静脉内并排空气体后连接输液通路并妥善固定导管。

（5）穿刺置管后，应常规行 X 线胸片检查，了解导管位置，并排除血胸、气胸等并发症后，再开始肠外营养治疗。

（6）少量气胸(肺压缩<20%)可在数日内吸收，无需处理；严重气胸、血胸、胸腔积液应行胸腔闭式引流。

（7）纵隔血肿、心包填塞应立即评估血流动力学情况，必要时开胸止血或行心包切开引流。

### (三) 血栓或栓塞并发症

在接受长期静脉营养治疗的患者中，与导管相关的静脉血栓形成是一种常见的并发症，文献报道的发生率为 3.9%～38%。血栓形成后可逐渐增大并脱落，造成血栓栓塞，严重栓塞可导致患者死亡；血栓形成或药物、无机盐沉淀可致导管堵塞；在低血容量状态下，患者头高位深呼吸可造成明显的胸腔负压状态，此时进行穿刺置管、拔除中心静脉导管或更换管路接头等操作，如管路或置管隧道闭合不严，空气进入血管可致空气栓塞。

【诊断标准】

1. 临床表现

(1) 导管堵塞可致输液不畅。

(2) 少量空气进入常无症状；大量空气进入中心静脉，患者表现为突发胸闷、喘憋、血压下降、心动过速，严重空气栓塞可致患者死亡。

(3) 血栓栓塞常见为急性肺动脉栓塞表现，突发胸闷、胸痛、喘憋、血压下降、心律失常，严重肺动脉栓塞可致患者死亡。

2. 诊断要点

(1) 长期接受静脉营养治疗史或短时间内曾进行更换输液、导管护理、拔除导管等操作。

(2) 患者突然出现胸闷、胸痛、喘憋、发绀、血压下降、心动过速、意识障碍等表现。

(3) 急性空气栓塞患者的脉搏细弱、血压下降、瞳孔散大、心律失常，于心前区可以听到从滴嗒声至典型的收缩期粗糙磨轮样杂音，有时在颈静脉上可感到血管内气泡在手指下移动。

(4) 急性肺栓塞患者可有呼吸频率加快、呼吸困难、发绀；听诊胸部有干、湿啰音，胸膜摩擦音，胸腔积液征等体征。

(5) 急性肺栓塞心电图表现为心律失常，如房颤、右束支传导阻滞等，可见电轴右偏，明显顺钟向转位，$S_IQ_{III}T_{III}$型，T波改变，肺性P波。

(6) X线胸片可见多发性浸润、胸腔积液、横膈升高。

(7) CT肺动脉造影或肺动脉造影常可确诊。

【治疗原则】

(1) 抗凝治疗可减少导管相关静脉血栓形成和血栓栓塞的风险。

(2) 发现堵管后不宜用力推注冲洗，可试用溶栓药物冲洗，必要时更换导管。

(3) 插、拔管时置患者于头低位，嘱患者平静呼吸，拔管后充分压迫穿刺部位，并以密闭敷料覆盖防止空气栓塞。

(4) 防止输液走空，及时封管；导管护理时要有防止接头脱开的保险措施。

(5) 一旦导管内进入空气宜使患者取头低足高左侧卧位，及时经中心静脉抽吸，给予吸氧，严密观察循环变化，有条件可进行高压氧治疗。

(6) 急性肺栓塞患者给予吸氧，低分子肝素或华法林抗凝；对于血流动力学不稳定的大面积急性肺栓塞患者可进行溶栓治疗或导管溶栓治疗。

## 二、代谢性并发症

### (一) 高血糖，非酮性高渗昏迷，低血糖

糖代谢紊乱是肠外营养支持治疗中最常见的代谢性并发症。肠外营养患者由于原发疾病如肝病等导致糖的利用受限、合并糖尿病或糖耐量异常、应激状态下升糖激素分泌增多而产生一定程度的胰岛素抵抗、应用糖皮质激素等升糖激素。如果单位时间内输入葡萄糖过多，超过患者利用能力，就会出现高血糖。血糖持续升高会给患者带来一系列不良反应，

如脱水、渗透性利尿、高渗性昏迷等。长期全胃肠外营养(TPN)突然停止，内源性胰岛素持续分泌，或者患者应激好转后未及时调整胰岛素用量可出现低血糖。

【诊断标准】

1. 临床表现

(1) 高血糖患者表现为多尿，尿比重低，晚期可少尿，血糖高于 11.2mmol/L。

(2) 非酮性高渗昏迷患者表现为身体软弱、倦怠，严重时出现烦躁、谵妄、嗜睡甚至昏迷，类似脑梗死表现；血糖明显升高达 33.36mmol/L 或以上；颅脑 CT 可显示弥漫性白质损害。

(3) 低血糖患者表现为心悸、出汗、抽搐甚至昏迷，并伴有血糖降低至 2.8mmol/L 以下。

2．诊断要点

(1) 有高浓度快速葡萄糖输注史或长期 TPN 史。

(2) 多有感染、手术、创伤应激等诱因，部分患者有糖尿病史或糖耐量异常。

(3) 血糖常高于 16.67mmol/L（或 300mg/dl），尿糖+++～++++。

(4) 出现高渗昏迷时，血糖很少低于 22.22 mmol/L（或 400mg/dl），大多高于 33.36～38.92mmol/L（或 600～700mg/dl）。

(5) 可伴随血电解质紊乱。

(6) 血浆渗透压增高，高渗昏迷时高于 310mOsm/L。

(7) 低血糖时，血糖多低于 2.8mmol/L（或 50mg/dl）。

【治疗原则】

(1) 调整肠外营养处方中葡萄糖总量，以脂肪乳剂提供 30%～50%的非蛋白热量。

(2) 调整肠外营养液输注速度，每日输注时间不应低于 10 小时，肠外营养治疗期间或终止时均应密切监测血糖水平，重症患者血糖控制目标为一般或宽松，随机血糖控制在 6.1～10.0mmol/L 为宜。

(3) 发生高血糖时应停止或减慢输注含葡萄糖溶液，应用外源性胰岛素，先以 0.2～0.5U/kg 冲击量，继以中和量维持，根据血糖水平调整胰岛素输注速度，使血糖控制于 11.12mmol/L（或 200mg/dl）以下。

(4) 出现高渗昏迷应立即停输高糖溶液，给予等渗或低渗盐水或葡萄糖，同时胰岛素以 10～20U/h 速度经静脉输注以降低血糖水平。同时，评估液体丢失量，以及水、电解质的出入平衡状态。

(5) 使用胰岛素治疗时应根据患者应激状态和血糖水平适时调整。

(6) 长期 TPN 患者应逐渐减少葡萄糖输入，过渡至肠内营养，一旦出现低血糖则及时补充葡萄糖。

**(二) 水、电解质紊乱，高氯性代谢性酸中毒，高血氨症**

创伤应激带来的代谢反应常伴随体内水和钠的潴留以及机体排泄过量水和钠的能力下降，长期慢性营养不良或使用利尿剂可导致机体内钠的不足。在蛋白质分解代谢期，钾从细胞内向细胞外移动；在蛋白质合成代谢期或患者恢复期，细胞摄取钾增加，钾从细胞外向细胞内迁移，需要补充外源性钾避免低钾血症。镁是体内很多酶的组成成分，是维持细胞膜稳定性所必需的，胃肠道疾病(如短肠综合征，远端小肠造口或瘘，腹泻等)伴随大量体液丢失时容易导致缺乏。磷能和体内很多辅酶以及代谢中必需的化合物结合，在分解代谢期磷从细胞丢失，经肾脏排出；在合成代谢期或给予葡萄糖和营养素后，磷被细胞大量摄入，未及时补充可能导致严重的低磷血症，甚至危及生命。

在氨基酸溶液的早期产品中，含有较多的盐酸盐，大量输入可致高氯性酸中毒的发生。如果氨基酸溶液中游离氨含量过高，氨基酸配比不合适，或氨基酸输注量过高超过患者利用能力，患者可出现高氨血症。

【诊断标准】

1. 临床表现

(1) 低钠血症　患者有长期慢性营养不良、重度低蛋白血症，或长期使用利尿剂治疗病史，血清钠<135mmol/L，尿 $Na^+$、$Cl^-$ 显著降低，尿比重<1.010。

(2) 低钾血症　有长期禁食、持续胃肠减压、呕吐、肠瘘、腹泻史，静脉输液补钾不够或使用排钾利尿剂，高糖和胰岛素以及血 pH 值升高，使钾离子移向细胞内，均可造成血钾浓度下降。患者可出现软弱、肌无力，伴腱反射减弱或消失，发展可累及躯干，影响呼吸及吞咽，有腹胀、肠麻痹，严重者可导致心肌兴奋性增强，出现心悸、(室性)心律失常、室颤；血清钾低于 3.5mmol/L，心电图 T 波降低、变宽、双相或倒置，ST 段降低，QT 间期延长，出现 U 波。

(3) 低镁血症　轻度低镁常无特殊临床症状；长期慢性镁缺乏，患者往往能耐受较低的血清镁浓度；严重低镁血症往往导致神经、肌肉兴奋性升高，甚至引起惊厥。

(4) 低磷血症　轻度低磷血症一般无特殊症状，严重低磷血症可能会引起肌肉无力、心肺功能衰竭、意识不清和死亡。

(5) 高氯血症　一般无特殊症状，重度时呈代谢性酸中毒表现。

(6) 高氨血症　一般无特殊症状，严重时有肝性脑病的症状和体征，表现为睡眠倒错、性格改变、行为异常、嗜睡或昏迷。

2. 诊断要点

(1) 存在长期电解质摄入不足或丢失过多的疾病状态，或有长期接受静脉营养治疗史。

(2) 电解质缺乏相应的临床症状，如软弱、肌无力、食欲不振、腹胀、肠麻痹，或神经肌肉兴奋性增加，出现肌肉痉挛；或心肌兴奋性增强，心悸、(室性)心律失常、室颤等。

(3) 实验室检查提示低钠、低钾、低镁或低磷血症。

(4) 有代谢性酸中毒或高氨血症表现，血 $Cl^-$ 或血氨高于正常。

【治疗原则】

(1) 重症患者营养治疗时应密切监测血电解质情况，长期肠外营养治疗时应定期监测血清电解质水平，及时调整。

(2) 对轻度或中度低钠血症，可按临床分度经验性补充累积缺失钠量，补充每日生理需要量，可加入肠外营养液中输注；重度低钠血症可选用高渗盐水(3%～5%)并结合胶体溶液，以迅速恢复机体有效循环血量。

(3) 补充钾　一般尽量口服，或经胃肠管饲补充；若胃肠不能利用，可静脉输液补钾，外周静脉输液钾浓度宜≤0.3%，中心静脉输液钾浓度可酌情增加，但即使是严重低钾血症，补充氯化钾溶液的速度亦应≤1.5g/h(20mmol/h)；长期严重低钾血症的补钾，输液早期宜选用林格液或生理盐水，尽量避免输注葡萄糖及碱性液体；必须坚持"见尿补钾"。

(4) 长期肠外营养治疗者，每天应补充 8～12mmol 硫酸镁。

（5）特别要注意的是，长期营养不良患者在进行肠外营养支持治疗时应注意逐步缓慢增加营养素的摄入，补充足量的磷和维生素 B 族，避免因磷快速迁移进入细胞而出现急剧的血磷下降，导致严重的再喂养综合征而危及生命。

（6）用氨基酸的乙酸盐或磷酸盐代替盐酸盐　根据病情需要，调整氨基酸模式和配方，提供适宜的氨基酸和牛磺酸，避免高氯性代谢性酸中毒或高氨血症。

### （三）维生素缺乏

维生素是维持人体正常生理功能所必需的一类低分子有机化合物，在体内不能合成或合成量少，必须经由食物供给。长期肠外营养治疗的患者如果摄入不足或疾病状态导致机体需求增加或排出增多，容易导致维生素缺乏。

【诊断标准】

1. 临床表现

不同的维生素缺乏会出现相应的临床表现。但是，在出现典型的维生素缺乏症所引起的临床表现之前，维生素摄入不足、吸收障碍或消耗增加可能已经造成机体一系列不同程度的细胞代谢障碍及功能受损。

2. 诊断要点

（1）有长期肠外营养支持治疗史，以及存在维生素摄入不足或消耗增加的疾病状况。

（2）出现相应的维生素缺乏的症状或体征。

【治疗原则】

在肠外营养支持方案中，应常规添加静脉用多种维生素制剂。

## 三、脏器损害

### （一）肝损害、胆汁淤积和胆石症

在进行 TPN 治疗时，营养物质进入肝脏的形式和比例、向肝血流的比例，消化道激素如胰岛素、胆囊收缩素等的分泌均不能达到正常状态，因此可能出现肝损害和胆汁淤积。长期胆汁淤积可发展为胆囊结石，甚至出现胆囊炎。TPN 超过一周，患者即可能出现肝损害。肝脏脂肪变性是最常见的脏器并发症，表现为肝酶升高，胆红素轻度升高和肝脏增大。肝脏脂肪变性的发生可能主要是由于过度喂养，特别是葡萄糖摄入过多引起的，早期这种损害是可逆的。长期 TPN 可导致肝内毛细胆管胆汁淤积、门静脉炎，进展可形成门脉系统纤维化，导致肝功能不全。

【诊断标准】

1. 临床表现

肝损害主要表现为胆汁淤积、肝脏增大及肝酶升高、胆红素轻度升高。

2. 诊断要点

（1）血清转氨酶、γ－谷氨酰转肽酶和碱性磷酸酶升高，血胆红素升高（直接胆红素、间接胆红素均升高）。

（2）超声检查可发现肝脏增大，回声细密、增强，胆囊增大，胆汁淤积，甚或胆囊壁增厚，胆囊结石。

【治疗原则】

(1) 有效控制感染，特别是控制腹腔感染。

(2) 监测肝酶和胆红素指标；对于需要长期 TPN 伴有肝酶升高的患者，降低肠外营养配方中总的非蛋白热卡的摄入，采用周期性输注的方法。

(3) 减少糖的供给量；应用合适的脂肪乳(如中长链脂肪乳剂、鱼油脂肪乳)；提供必需氨基酸，但应避免剂量过大。

(4) 尽可能恢复肠道营养。

(5) 补充胆囊收缩素、熊去氧胆酸等，促进胆囊收缩，维护肠肝循环。

## (二) 代谢性骨病

代谢性骨病的发病机制并未完全阐明，多见于低体重早产儿和因为短肠综合征而长期接受家庭肠外营养的患者。铁和钙主要在空肠上段吸收，脂肪和脂溶性维生素主要在回肠吸收，与长期肠外营养支持治疗相关的骨病的病因，包括钙、磷、镁、维生素 D 等摄入不足，以及骨骼长期固定导致骨的脱矿化作用等。

【诊断标准】

1. 临床表现

(1) 疲乏、无力，肌肉或关节疼痛，骨痛，甚至出现病理性骨折。

(2) 尿钙排出增多，可能合并泌尿系结石表现。

2. 诊断要点

(1) 有长期肠外营养治疗史。

(2) 高钙血症；24 小时尿钙排出增加；血清碱性磷酸酶升高。

(3) X 线检查可见骨质疏松、骨软化、病理性骨折。

【治疗原则】

长期肠外营养治疗的患者应充分利用剩余肠道的功能；肠外营养配方应平衡全面；定期进行相关指标的监测；预防代谢性骨病的发生。

(1) 增加磷和镁的摄入。

(2) 交替摄取维生素 D 和足量的钙。

(3) 增加运动。

# 第二节　肠内营养支持治疗并发症

与肠内营养支持治疗相关的并发症主要分为三类：机械性并发症、胃肠道性并发症和代谢性并发症。胃肠道性并发症最为常见，机械性和代谢性并发症较少发生。代谢性并发症与肠外营养相关的并发症类似，在此不做赘述。定期监测，并对临床情况的变化做出相应的处理是防治肠内营养并发症的重要手段。

## 一、机械性并发症

机械性并发症包括置管所致的脏器损伤，喂养管压迫所致的鼻炎、咽炎、耳炎、腮腺炎、食管炎、食管糜烂等，导管移位、导管阻塞，吸入性肺炎等。

## (一) 导管阻塞

导管阻塞是肠内营养治疗过程中最常见的并发症之一。大多数阻塞是由于喂养物过于黏稠或喂饲后冲洗不及时所致，其他原因包括：导管扭曲，通过导管喂药，食物或药物间相容性差所致的沉淀，长期留置导管形成的附壁物质增多。

【诊断标准】

1. 临床表现

管路阻塞不能输入营养液；冲洗管路时阻力增大或使用输注泵输注时发生堵管报警。

2. 诊断要点

(1) 检查管路体外部分，排除由于管路体外部分扭曲、打折或者管路中混有气泡引起的阻塞或报警。

(2) 注射器推注温水以确认导管是否通畅。

【治疗原则】

(1) 避免使用小口径导管输注稠厚匀浆或管饲药物。

(2) 输注间期定时用温水冲洗管路。建议使用注射器抽取温水以适度的压力，用冲洗和吸引交替的方法冲洗管路。

(3) 定期使用枸橼酸盐或柠檬水冲洗管路，有助于溶解酪蛋白凝块。

(4) 已经发生阻塞，X 线检查确认管路走形和位置，调整管路位置，使折曲的管路恢复通畅。

(5) 可使用原型号管路导丝疏通管路。

## (二) 误吸

正常人由于喉部保护性反射和吞咽的协同，一般情况下食物和异物不易进入下呼吸道。但对于脑卒中伴吞咽障碍、神经肌肉疾病、痴呆晚期伴吞咽功能障碍的患者，以及虚弱、昏迷的鼻饲患者，由于吞咽和咳嗽反射差，如果胃排空异常，胃内残留量大，容易出现反流和误吸。

【诊断标准】

1. 临床表现

管饲患者突发痉挛性咳嗽伴气急、喘鸣、发绀。意识障碍或极度虚弱的患者，误吸初期常无明显症状，但于 1～2 小时后可突发呼吸困难，出现发绀、咳嗽或喘鸣，常咳出浆液性泡沫状痰，可带血。随后，体温升高，两肺可闻及湿啰音和哮鸣音，出现严重低氧血症，可产生急性呼吸窘迫综合征(ARDS)，并可伴二氧化碳潴留和代谢性酸中毒。

2. 诊断要点

(1) 有误吸高危因素的患者突然出现刺激性咳嗽，哮喘，呼吸困难或呼吸衰竭，伴体温升高，体检两肺可闻及湿啰音和哮鸣音。

(2) 血常规检查白细胞数可正常或偏高；血气分析可出现严重低氧血症，并可伴二氧化碳潴留和代谢性酸中毒。

(3) 胸部 X 线检查显示　于误吸后 1～2 小时，即能见到两肺散在不规则片状、边缘模糊阴影；肺内病变分布与吸收时体位有关，常见于中下肺叶，右肺多见；也可表现为两肺片状、云絮状阴影融合成大片状，从两肺门向外扩散，以两肺中内带为明显。

【治疗原则】

(1) 管饲喂养时应注意喂养管的位置和灌注速度，床头抬高 30°，定期检查胃内残留量等，有助于防止误吸发生。

(2) 发生误吸后，应抬高床头，拍背，鼓励患者咳嗽，并应立即给予高浓度氧吸入，严重低氧或意识障碍患者应予气管插管，给予充分吸引。条件允许可应用纤支镜检查。

(3) 根据感染和肺损伤的情况，给予抗生素和糖皮质激素治疗。

## 二、胃肠道性并发症

肠内营养相关的胃肠道性并发症与患者的基础疾病、营养状况、喂养部位、喂养方式、输注营养液的量和速率、制剂类型，以及是否合并消化道解剖或功能异常，是否并存腹腔感染等密切相关；可出现腹痛、腹胀、腹泻、恶心、呕吐、反流等症状，或者表现为吸收不良、胃肠道出血、肠梗阻等。上述并发症的发生往往提示肠内营养不耐受，影响肠内营养的实施，需要及时作出调整。

治疗肠内营养相关的胃肠道性并发症的步骤如下所述。

(1) 对患者进行全面评估，避免遗留潜在的胃肠道疾患，排除与喂养无关的消化道症状（如消化道解剖异常，抗生素相关性腹泻，未有效控制的腹腔感染等）。

(2) 是否存在未纠正的低蛋白血症。血清白蛋白水平降低可使肠绒毛吸收能力下降，引起吸收障碍和腹泻。

(3) 检查配置流程，防止营养液被细菌或真菌污染。

(4) 调整营养液输注浓度和输注速度。

(5) 如怀疑患者消化和吸收功能受损，可以使用要素或短肽配方。

(6) 使用抗痉挛或收敛药物可能有助于控制腹泻。

(7) 如经调整后仍存在肠内营养不耐受的情况，可采用维持患者可耐受的最低限度的肠内营养，而喂养不足部分以肠外营养补充。

（梁斌）

# 第四章 输 血

## 第一节 非溶血性发热反应

非溶血性发热反应是指与输血有关，但不能用任何其他原因解释的1℃或1℃以上的体温升高，为最常见的输血反应。体内产生抗白细胞或血小板抗体引起的免疫反应为其主要原因，一些细胞因子包括 IL－1、IL－6、IL－8、TNF－α等起增强或协同作用。

【诊断标准】

(1) 较常见，多在输血后 1～2 小时内发生，出现发冷、寒战、发热、头痛、皮肤潮红及皮疹等症状。

(2) 症状持续 1～2 小时后缓解，体温下降。

【治疗原则】

(1) 减慢输血速度或停止输血，生理盐水保持静脉通路。

(2) 给予解热镇痛药物或物理降温。

(3) 予以抗组胺药物(异丙嗪 25mg，肌内注射)。

## 第二节 过 敏 反 应

过敏反应并不常见；其特点是输入少量全血或血浆时即出现症状，可危及生命；其原因是患者体内完全或部分缺乏 IgA，一旦输入含 IgA 的血液制品，可刺激患者体内产生抗 IgA 抗体，再次输入含有 IgA 的血液时，可诱发输血反应。对于有过敏性输血反应史者，要估计到抗 IgA 抗体的存在。

【诊断标准】

(1) 早期发生 输入全血或血制品仅数毫升即可出现。

(2) 表现为皮肤局限性或全身性瘙痒或荨麻疹。

(3) 症状严重者可发生喉头水肿、哮喘、呼吸困难、神志不清，甚至休克。

(4) 免疫电泳证明患者缺乏 IgA 并有抗 IgA 抗体。

【治疗原则】

(1) 立即停止输血，生理盐水保持静脉通路。

(2) 应用抗组织胺药物 苯海拉明 25mg，口服，或异丙嗪 25mg，肌内注射。

(3) 应用糖皮质激素 氢化可的松 100～200mg，静脉滴注。

(4) 保持呼吸道通畅，必要时气管插管或切开。

(5) 若有休克征象，立即应用肾上腺素深静脉注射或1:1000稀释后周围静脉及皮下注射。

## 第三节 急性溶血反应

急性溶血反应是输血最严重的并发症，可引起休克、急性肾衰竭，甚至死亡。常见原因为误输 ABO 血型不匹配的红细胞所致，少数可能由于血液在输入前保存处理不当，如血液保存时间过长，温度过高或过低，血液受剧烈震动或误加入低渗液体致大量红细胞被破坏所致。

【诊断标准】

(1) 典型症状于输血 10～50ml 即可出现。

(2) 腰背部疼痛，头痛，心前区压迫感，血红蛋白尿。

(3) 严重者发生呼吸困难，寒战、高热，休克，急性肾功能衰竭，弥散性血管内凝血（DIC）。

(4) 手术中患者表现为伤口渗血与低血压。

(5) 再次核对并复查受血者与所输血液的血型。

(6) 重新交叉配血试验。

(7) 抽取静脉血，观察血浆色泽变化，若变为粉红色提示溶血。

(8) 观察出现症状后的第 1 次尿颜色，如果出现茶色尿和酱油色尿，再测定血浆游离血红蛋白。

【治疗原则】

(1) 立即停止输血，生理盐水维持静脉通路，保留血液标本。

(2) 抗休克治疗　糖皮质激素，代血浆制剂扩容，血管活性药物，维持血压。

(3) 保护肾功能　碱化尿液，促使血红蛋白结晶溶解，酌予 5% $NaHCO_3$；血压稳定前提下，予速尿冲击利尿，也可用 20% 甘露醇；严重肾衰竭时可行腹膜或血液透析治疗。

(4) 防治 DIC　酌情应用肝素、AT-Ⅲ 及抑肽酶等制剂。

(5) 严重溶血反应，应尽早换血治疗。

# 第四节　迟发性溶血反应

迟发性溶血反应多发生在输血后 7～14 天，主要由输入未被发现的抗体致继发性免疫反应造成，可引起全身炎症反应综合征。

【诊断标准】

(1) 不明原因的发热，贫血。

(2) 可伴有黄疸，血红蛋白尿，血红蛋白降低。

(3) 反应严重者可出现体温升高或下降，心律失常，白细胞溶解及减少，血压升高或外周阻力下降，甚至休克、呼吸衰竭、ARDS 致多脏器功能衰竭等。

(4) 血红蛋白轻度降低，胆红素轻度升高。

(5) 间接抗人球蛋白试验阳性。

【治疗原则】

(1) 输血前严格交叉配血。

(2) 受血者采取血样标本时间应在输血前 48 小时内。

(3) 反应严重者参考急性溶血治疗处理。

# 第五节　细菌污染反应

细菌污染反应较少见，但后果严重。常见的致病菌为革兰阴性（$G^-$）杆菌，可在 4～6℃

的血液冷藏期内迅速繁殖；有时也可为革兰阳性($G^+$)球菌或所谓的"非致病菌"，由于毒性小，可能只引起一些类似发热的反应。发生的原因：采血或输血时无菌技术不严、操作不规范；保存液、输血用具等消毒不严格或消毒后放置时间太长；献血者有化脓性病灶；血液在室温中放置时间太长或输血时间太长等。

【诊断标准】

(1) 致病菌多为革兰阴性菌，其内毒素使患者在输血后迅速出现感染性休克和(或)DIC。

(2) 剧烈寒战，高热，呼吸困难，烦躁不安，发绀，腹痛。

(3) 可出现血红蛋白尿，甚至急性肾衰竭。

(4) 剩余血行细菌培养或涂片可见细菌。

【治疗原则】

(1) 立即停输污染血液，生理盐水维持静脉通路，保留血液标本。

(2) 抗感染、抗休克治疗，抑制炎性反应。

(3) 防治急性肾衰竭与 DIC。

# 第六节　循环负荷过大

循环负荷过大常见于心功能低下、老年、幼儿及低蛋白血症患者；由于输血速度过快、过量而引起急性心力衰竭和肺水肿。

【诊断标准】

(1) 剧烈头痛，呼吸困难，发绀，咳嗽，血性泡沫样痰，心率快，不能平卧。

(2) 颈静脉怒张，中心静脉压高而血压正常，双肺底湿性啰音。

(3) X 线胸片示双肺门增宽、肺水肿表现。

【治疗原则】

(1) 立即停止输血，停止或减慢液体摄入。

(2) 患者半坐位，双下肢下垂，四肢轮扎止血带，暂时减少回心血量。

(3) 吸氧，酌予吗啡镇静止痛。

(4) 强心(西地兰 0.4mg，静脉注射)，利尿(速尿 20～40mg，静脉注射)，酌予血管扩张剂。

(5) 必要时行血液超滤。

# 第七节　酸碱平衡失调

大量快速输血时，不同的病情可产生不同的电解质、酸碱平衡紊乱，正确的判断则有赖于及时的血气分析和电解质检测。由于抗凝剂枸橼酸钠转化成碳酸氢钠，大量输血可引起碱中毒。由于库存血中钾离子浓度升高，理论上大量快速输血可引起高钾血症，从而造成代谢性酸中毒。

【诊断标准】

(1) 血 pH 值降低，酸中毒，血钾升高。

(2) 代谢性碱中毒，血钾降低。

【治疗原则】

(1) 根据血气结果给予相应对症治疗。

(2) 酸中毒可酌予 $NaHCO_3$ 溶液，碱中毒则适量补充生理盐水或稀盐酸。

# 第八节 出 血 倾 向

因大量失血而输入大量库存血液时，可导致血小板和部分凝血因子减少，而且其活性降低，从而导致凝血障碍。主要病因：大量失血丢失血小板、凝血因子；输入的库存血在保存期血小板及凝血因子已丧失功能及活性；因失血引起低灌注或低容量休克，从而加重凝血功能的异常变化、纤维蛋白降解产物增加，甚至引起 DIC。

【诊断标准】

(1) 皮肤黏膜出血点，血尿，消化道潜血阳性或出血。

(2) 血小板减少。

(3) APTT（部分凝血活酶时间）延长。

(4) 纤维蛋白尿及其他凝血因子减少。

【治疗原则】

(1) 大量输血时（>800ml）宜补充钙（10%葡萄糖酸钙 10～20ml），预防枸橼酸盐中毒。

(2) 及时补充凝血底物，一般每输全血 3～5 单位(U)，应补充新鲜冰冻血浆(FFP)1U或纤维蛋白原及凝血酶原复合物制剂。

(3) 输血>400～1500ml，应酌情补充血小板悬液。

(4) 给予维生素 K，增加内源性凝血因子生成。

(5) 抑制纤维蛋白溶解（纤溶）。

(郭鹏　王杉)

# 第五章 外科休克

休克是由多种病因造成的有效循环血量减少，进而引起组织低灌流和缺氧、细胞代谢紊乱和受损的综合征。外科休克常见类型为低血容量性休克(失血失液性休克和创伤性休克可划入低血容量性休克)、感染性休克，心源性休克、神经性休克和过敏性休克。在外科领域，最常见的是低血容量性休克和感染性休克。

## 第一节　失血失液性休克

失血失液性休克是指由于血液、血浆或体液急性和大量丢失，造成血容量减少而导致的休克。常见的引起急性大出血的原因有大血管破裂、腹腔内实质脏器破裂、胃十二指肠溃疡出血、门静脉高压症致食管静脉曲张破裂、宫外孕破裂出血等；造成血浆或体液大量丢失的常见原因有大面积烧伤、弥漫性腹膜炎、肠梗阻等。

【诊断标准】

1. 临床表现

(1) 休克代偿期　精神紧张或烦躁不安，皮肤和口唇苍白，手足湿冷，心率加快，脉压减小，呼吸浅快，尿量正常或减少。

(2) 休克抑制期　神志淡漠，皮肤苍白，口唇及肢端发绀，四肢厥冷，脉搏加快，血压进行性下降，皮下浅表静脉萎陷，毛细血管充盈时间延长，尿量减少。

(3) 休克末期　意识模糊或昏迷，皮肤、结膜明显苍白发绀，四肢厥冷，脉搏细速或触不清，血压测不到，浅表静脉严重萎陷，毛细血管充盈非常迟缓，少尿或无尿，常伴有反复出现的心律失常和重度代谢性酸中毒。

2. 实验室检查

(1) 血压变化　早期收缩压可以正常或有所升高，但脉压减小；进入休克抑制期后血压进行性下降，收缩压多<90mmHg，脉压差缩小。

(2) 中心静脉压下降($<5cmH_2O$)。

(3) 尿量减少($<30ml/h$)。

(4) 动脉血氧饱和度($SaO_2$)降低。

(5) 容量复苏后血红蛋白降低，红细胞比积<30%；而失液性休克补液后血红蛋白和红细胞比积无此变化。

【治疗原则】

(1) 一般处理

①采用平卧位或头和躯干抬高20°～30°，下肢抬高15°～20°的体位。

②保持呼吸道通畅，吸氧。

③保持患者安静，保暖。

(2) 积极治疗原发病，迅速、有效地控制出血。

(3) 迅速建立静脉通道，积极扩充血容量

①根据临床表现和监测结果估计不同程度休克时有效循环血量的丧失量，参考表5-1。

②休克的扩容总量应大于所估计的有效循环血量的丧失量。

③扩容开始时输入速度应该较快，最初半小时内对轻中度休克者应给予1000~1500ml，重度休克者给予2000~2500ml，以后根据患者情况和血压、中心静脉压(CVP)及尿量等监测结果判断扩容效果，并调整输入速度，参考表5-2。

④扩容以胶体为主，紧急时也可先用高渗盐溶液暂时替代，估计失血量＞20%则应输红细胞或全血。

(4) 建立有效的监测措施

①基本监测：神志、皮肤(肤色、温度等)、脉率、呼吸频率、血压、心率、中心静脉压、尿量。

②有条件时还应监测心输出量(CO)、心脏指数(CI)、平均动脉压(MAP)、动脉血氧饱和度($SaO_2$)、周围血管阻力(PVR)，肺动脉压(PAP)和肺毛细血管楔压(PCWP)等。

③对于重度休克患者还应监测心电图、血气分析、X线胸片、血液生化检查，以及血小板和凝血系统功能。

(5) 纠正电解质和酸碱失衡。

(6) 根据具体情况选择应用血管活性药物。

表5-1　脉搏血压变化与失血量的临床估计

|  | 脉搏 | 血压 | 估计失血量%(成人) |
|---|---|---|---|
| 轻度休克 | <100次/分，有力 | 收缩压正常或下降，脉压缩小 | <20%(<800ml) |
| 中度休克 | 100~120次/分 | 收缩压70~90mmHg，脉压缩小 | 20%~40%(800~1600ml) |
| 重度休克 | 脉搏细速或触不清 | 收缩压<70mmHg或测不到 | >40%(>1600ml) |

表5-2　CVP、血压变化与血容量的关系及处理原则

| CVP | BP | 原因 | 处理原则 |
|---|---|---|---|
| 低 | 低 | 血容量严重不足 | 积极扩容，充分补液 |
| 低 | 正常 | 血容量不足 | 适当扩容补液 |
| 高 | 低 | 血容量相对过多或心功能不全 | 强心、纠酸、利尿、扩血管 |
| 高 | 正常 | 容量血管过度收缩 | 扩血管，限制输液速度 |
| 正常 | 低 | 血容量不足或心功能不全 | 进行补液试验* |

*补液试验：生理盐水250ml在5~10分钟内经静脉输入，如果血压上升而中心静脉压不变，则提示血容量不足；如果血压不变而中心静脉压上升3~5cmH$_2$O，则提示心功能不全。

# 第二节　创伤性休克

创伤性休克是由于严重外伤或大手术造成血液或血浆丧失，并且由于创伤的直接作用、血管活性物质的释放和神经－内分泌系统的反应，进一步影响了心血管系统而造成的休克。在遭受创伤的情况下，出血所致循环血容量的丢失是最常见的休克原因。其他潜在原因或

促进因素包括氧合不充分、机械性梗阻(如心包填塞、张力性气胸)、神经功能障碍(如脊髓高位损伤)和心功能不全等。

【诊断标准】

除创伤本身造成的临床表现以外,其他休克的临床表现和辅助检查结果与失血失液性休克类似。

【治疗原则】

(1) 恢复并保持呼吸道的通畅,提供足够的肺换气条件。

①迅速清除呼吸道内的异物和分泌物。

②吸氧。

③积极处理胸部创伤,如堵塞开放性气胸的胸壁伤口,发生张力性气胸时应用胸腔穿刺或闭式引流降低胸腔内压力。

④必要时进行气管内插管或气管切开。

⑤根据条件和具体情况进行呼吸机辅助呼吸。

(2) 补充有效循环血量和调整心血管系统的功能。

①根据临床表现和监测结果估计休克程度;估计有效循环血量的丧失量,参考表5-1。

②扩容首先采用平衡盐溶液,继以全血或浓缩红细胞。

③发生多发性创伤、大面积挤压伤和严重开放性创伤时,扩容总量应超过估计丧失量的一倍以上。

④当输入量达到估计丧失量的1.5倍时,如果血压仍不回升,应根据具体情况和监测结果选择应用血管活性药物。

(3) 建立有效的监测措施。

(4) 积极处理引发休克的原发创伤。

(5) 预防和治疗电解质和酸碱平衡失调。

(6) 预防和治疗感染。

①常规应用抗生素,并根据细菌培养和药敏结果进行调整。

②必要时可以使用免疫制剂。

③充分引流伤口。

(7) 预防和治疗可能并发的多器官功能障碍综合征。

# 第三节 感染性休克

感染性休克是指各种感染所致脓毒血症及其诱发的组织灌注不足、细胞代谢紊乱和功能障碍的病理过程。外科常见病因有急性腹膜炎、胆道感染、绞窄性肠梗阻及泌尿系统感染等。

【诊断标准】

(1) 感染性休克的主要致病菌为革兰阴性菌,其释放的内毒素成为导致休克的主要因素。内毒素可促组胺、激肽、前列腺素及溶酶体等炎性介质释放,引起全身炎性反应综合征(SIRS),最终可导致微循环障碍、代谢紊乱甚至多器官功能不全综合征(MODS)。

(2) 既往"暖休克"和"冷休克"的概念已经弃用,休克的"冷""暖",实质上反映了周围血管阻力的状态，不能由此作出病因诊断。休克早期都可能由于发热、周围血管扩张而表现出肢端皮肤温暖，而休克后期则都表现为湿冷，并且患者血流动力学状态会随着病程进展而不断变化。

（3）应用超声、CT、MRI 等方法有助于定位感染灶。但值得注意的是，部分感染性休克患者可能未见明确的感染灶，但仍有 SIRS 的存在。

【治疗原则】

（1）扩充血容量。

①以输入平衡盐溶液为主，配合以适量的胶体液、血浆或全血。

②根据病因和休克程度决定扩容总量。

③根据具体情况以及血压、中心静脉压和尿量等监测结果调整失液的量和速度。

（2）积极针对病因进行治疗，争取尽早控制感染。

①早期应用广谱抗生素，而后根据细菌培养和药敏结果进行调整。

②及早处理原发感染病灶，彻底清除病变坏死的组织，充分引流。

③必要时可应用免疫制剂，以帮助恢复和维持免疫功能。

（3）维持呼吸功能，保持呼吸道的通畅，吸氧。

（4）纠正电解质和酸碱代谢失衡。

（5）应用血管活性药物，调节外周血管阻力。

（6）保持冠状血管的灌流，维护心功能。

（7）早期、大剂量、短时间使用糖皮质激素。

（8）全身治疗和营养支持。

（9）预防和治疗可能并发的多器官功能障碍综合征。

（姜可伟　王杉）

# 第六章　多器官功能障碍综合征

## 第一节　多器官功能障碍综合征概述

多器官功能障碍综合征(MODS)是指机体遭受严重感染、创伤、休克及大手术等急性损伤后，同时或序贯出现两个或两个以上器官功能障碍。MODS既不是独立疾病，也不是单一脏器的功能障碍，而是涉及多器官的病理生理变化，是一个复杂的综合征。MODS的发病基础是由感染性和非感染性疾病导致的全身炎症反应综合征(SIRS)。

此概念强调，原发致病因素是急性损伤，而继发受损器官可在远隔原发伤部位，不能将慢性疾病器官退化失代偿时归属于MODS；致病因素与发生MODS间隔一定时间，常呈序贯性器官受累。

【病因】

引起MODS的病因很多，无论是感染性疾病(如严重感染、重症肺炎、重症急性胰腺炎后期)，还是非感染性疾病(如创伤、烧伤、休克、重症急性胰腺炎早期)，均可导致MODS。常见的外科疾病包括：①严重创伤、烧伤或大手术；②脓毒症；③休克、心肺复苏术后；④急性重症胰腺炎、挤压综合征；⑤腹膜炎、腹腔间室综合征等。可见，任何能够导致机体免疫炎症反应紊乱的疾病均可引起MODS。

【发病机制】

MODS的发病机制尚未明确，并且极其复杂，不能用单一理论加以解释。感染、创伤是机体炎症反应的促发因素；而机体炎症反应的失控，最终导致机体自身性破坏，发生MODS。从本质上来看，MODS是机体炎症反应失控的结果。有关MODS发病机制有"炎症反应学说""缺血-再灌注和自由基学说""肠道细菌、内毒素移位学说""二次打击学说"等假说。

(1)炎症反应学说　炎症反应学说是MODS发病机制的基石。研究表明，感染或创伤引起的毒素释放和组织损伤并不是导致器官功能衰竭的直接原因，细菌和(或)毒素和组织损伤所诱导的全身性炎症反应是导致器官功能衰竭的根本原因。但是机体受细菌毒素及损伤刺激后，释放炎症介质引起SIRS，同时释放大量内源性抗炎介质，而后者可能是导致机体免疫功能损害的主要原因。1996年，Bone针对感染和创伤时导致的机体免疫功能降低的内源性抗炎反应，提出了代偿性抗炎反应综合征(CARS)的概念。CARS作为SIRS的对立面，两者常常是不平衡的。如保持平衡，则内环境得以维持，不会引起器官功能损伤；一旦发生SIRS和CARS失衡，将引起内环境失去稳定性，导致组织器官损伤，发生MODS。因此就其本质而言，MODS是SIRS和CARS免疫失衡的严重后果。SIRS和CARS失衡导致MODS的发展过程可分为三个阶段：①局限性炎症反应阶段：局部损伤或感染导致炎症介质在组织局部释放，诱导炎症细胞向局部聚集，促进病原微生物清除和组织修复，对机体发挥保护性作用；②有限全身炎症反应阶段：少量炎症介质进入循环诱导SIRS，诱导巨噬细胞和血小板向局部聚集，同时由于内源性抗炎介质释放增加导致CARS，使SIRS与

CARS 处于平衡状态，炎症反应仍属生理性，目的在于增强局部防御作用；③SIRS 和 CARS 失衡阶段：表现为两个极端，一个极端在于大量炎症介质释放入循环，刺激炎症介质瀑布样释放，而内源性抗炎介质又不足以抵消其作用，导致 SIRS；另一个极端是内源性抗炎介质释放过多而导致 CARS。SIRS 和 CARS 失衡的后果是炎症反应失控，使其由保护性作用转变为自身破坏性作用，不但损伤局部组织，同时打击远隔器官，导致 MODS 炎症细胞激活和炎症介质的异常释放、组织缺氧和自由基、肠道屏障功能破坏和细菌和(或)毒素移位均是机体炎症反应失控的表现，构成了 MODS 的炎症。

(2) 缺血-再灌注和自由基学说　缺血-再灌注和自由基学说也是导致 MODS 的重要机制之一。MODS 的自由基学说主要包括三个方面：①氧输送不足导致组织细胞直接的缺血缺氧性损害；②缺血-再灌注促发炎症介质和自由基大量释放；③白细胞与内皮细胞的互相作用，导致组织和器官损伤，最终发生 MODS。

(3) 肠道细菌、内毒素移位学说　肠道是机体最大的细菌和毒素库。在感染、创伤或休克时，肠黏膜缺血、损伤，上皮细胞功能受损，引起肠道黏膜屏障功能障碍，使细菌或毒素移位，导致肠源性感染、激活肠道及相关的免疫炎症细胞，导致大量炎症介质的释放，参与 MODS 的发病。因此，肠道是炎症细胞激活、炎症介质释放的重要场所之一，也是炎症反应的策源地之一。从这一角度来看，肠道动力学说实际上是炎症反应学说的一部分。

(4) 二次打击学说　MODS 往往是多元性和序贯性损伤的结果，而不是单一打击的结果。创伤、感染、烧伤、休克等早期直接损伤作为第一次打击，而第一次打击所造成的组织器官损伤可以不引起明显的临床症状。但最为重要的是，早期损伤激活了机体免疫系统，使炎症细胞动员起来处于预激活状态。此后如病情稳定，则炎症反应逐渐缓解，损伤组织得以修复；如病情进展恶化或继发感染、休克等情况，则构成第二次或第三次打击。因此，第二次打击使已处于预激活状态的机体免疫系统爆发性激活，大量炎症细胞活化和炎症介质释放，结果炎症反应失控，导致 MODS。此外，当第一次打击强度足够大时，可直接强烈激活机体炎症反应，导致 MODS，属于原发性 MODS；但大多数 MODS 是多元性和序贯性损伤的结果，并不是单一打击的结果，这类 MODS 则属于继发性 MODS。

【诊断标准】

MODS 的临床表现很复杂，个体差异很大，从 MODS 各脏器障碍发生的频度来看，发生率最高的是肺功能障碍，其次是胃肠及肾功能障碍；并且由于器官功能障碍程度、机体反应性、化验指标特异性等因素而有很大差异。

目前 MODS 的诊断标准仍不统一，任何单一 MODS 的诊断标准均难以反映器官功能紊乱的全部内容，临床可根据各自的具体情况选择标准。完整的 MODS 诊断依据应包括诱发因素、SIRS 和多器官功能障碍三个方面，即：①存在严重创伤、休克、感染、复苏延迟、急性胰腺炎、大量坏死组织存留或自身性免疫疾病等诱发 MODS 的病史或征象；②存在 SIRS 或败血症的表现及相应的临床症状；③存在两个以上系统或器官功能障碍的表现。在上述三方面内容中，诱发因素通过仔细地询问病史和体检不难获得，而如何早期准确地判断是否存在 SIRS 和器官功能障碍则成为 MODS 早期诊断的关键。

1995 年全国危重病急救医学学术会议标准有以下几种。

①呼吸衰竭：R>28/min；$PaO_2$<6.7kPa；$PCO_2$>5.89kPa；$PaO_2/FiO_2$≤26.7(200mmHg)；

$P(A-a)DO_2(FiO_2 1.0)>26.7kPa(200mmHg)$；胸片显示肺泡实变≥1/2 肺野（具备其中 3 项或 3 项以上）。

②肾衰竭：除外肾前因素后，出现少尿或无尿，血清肌酐、尿素氮水平增高，超出正常值 1 倍以上。

③心力衰竭：收缩压<80mmHg(10.7kPa)，持续 1 小时以上；$CI<2.6L/(min \cdot m^2)$；室性心动过速；室颤；房室传导阻滞；心搏骤停复苏后（具备其中 3 项或 3 项以上）。

④肝衰竭：总胆红素>34μmol/L；肝脏酶较正常升高两倍以上；凝血酶原时间>20s；有或无肝性脑病。

⑤DIC：血小板$<100\times10^9/L$；凝血酶原时间和部分凝血酶原时间延长 1.5 倍，且纤维蛋白降解产物增加；全身出血表现。

⑥脑衰竭：Glasgow 评分低于 8 分为昏迷。

MODS 是一个器官从功能正常到代偿性功能变化，再到失代偿性功能异常的动态发展过程。为了能早期诊断和正确防治，需要采用器官功能评分标准进行动态诊断。Marshall 等人提出了 MODS 评分标准（表 6-1）。通过对大量外科 ICU 病例的追踪观察研究，它涉及六个主要的器官系统，每个器官或系统的评分分为五个等级，0 分预示着死亡率<5%，而 4 分则预示着该器官或系统出现严重的功能障碍且死亡率>50%。在估计预后时，仅仅根据衰竭器官的数量是不可靠的。据研究，受累器官的不同结合会导致迥然不同的预后：从心血管合并血液系统衰竭死亡率 20%到心血管合并中枢神经系统衰竭死亡率高达 76%。

表 6-1　MODS 的评分标准

| 系统 | 参数 | 评分 | | | | |
|------|------|------|------|------|------|------|
| | | 0 | 1 | 2 | 3 | 4 |
| 呼吸 | $PaO_2/FiO_2$ 率* | >300 | 226～300 | 151～225 | 76～150 | ≤75 |
| 肾 | 血浆肌酐（μmol/L） | ≤100 | 101～200 | 201～350 | 351～500 | >500 |
| 肝 | 血浆胆红素（μmol/L） | ≤20 | 21～60 | 61～120 | 121～240 | >240 |
| 心血管 | PAR** | ≤10.0 | 10.1～15.0 | 15.1～20.0 | 20.1～30.0 | >30.0 |
| 血液 | 血小板计数 | >120 | 81～120 | 51～80 | 21～50 | ≤20 |
| 神经 | Glasgow 评分 | 15 | 13～14 | 10～12 | 7～9 | ≤6 |

\* $PaO_2/FiO_2$ 率：动脉血氧分压和氧摄入分数比。其中，$PaO_2$：动脉血氧分压(mmHg)；$FiO_2$：氧摄入分数。
\*\*校正压力下的心率(PAR)=心率×(右房压力/平均动脉)

【预防】

MODS 一旦发生，治疗难度大，预后差，因此重点在于如何预防。

(1) 治疗原发病。

(2) 改善灌注，纠正组织乏氧。

(3) 脏器功能监测与支持。

【治疗原则】

MODS 发病急，病程进展快，濒死率高，是医学领域的一个难题。迄今为止，对 MODS 尚无特异性治疗手段，但通过临床监测，可及早发现可能出现的器官功能异常，早期干预，采取有效措施，则可减缓或阻断病程的发展，提高抢救成功率。

(1) 改善全身状态　给予代谢和营养支持，维持水、电解质平衡等。

(2) 持续改善氧代谢　增加氧输送，降低组织氧耗，如适当地补液治疗、镇静镇痛等。

(3) 防治感染　包括原发病及严重感染的治疗，其中有抗生素的合理使用和必要的手术引流，同时也包括某些严重创伤、大手术并发感染的防治。

(4) 免疫调理　即针对炎症反应的治疗，但目前没有疗效很好的方法。

(5) 脏器支持治疗　包括呼吸机支持、持续肾脏替代(CRRT)治疗、人工肝治疗、体外膜肺氧合(ECMO)等。在进行脏器支持治疗时，应有整体观念以防止给其他脏器带来损害。

# 第二节　急性呼吸窘迫综合征

急性呼吸窘迫综合征(ARDS)是在严重感染、休克、创伤及烧伤等非心源性疾病过程中，肺毛细血管内皮细胞和肺泡上皮细胞损伤造成弥漫性肺间质及肺泡水肿，导致的急性低氧性呼吸功能不全或衰竭。ARDS 不是一个仅限于肺部的疾病，而是 SIRS 在肺部的严重表现。作为连续的病理过程，其早期阶段为急性肺损伤(ALI)，重度的 ALI 即 ARDS。由于常继发 MODS，病死率很高，故使用统一的 ALI/ARDS 诊断标准，有助于早期识别、预防和治疗。

ALI/ARDS 以肺容积减少、肺顺应性降低、严重的通气/血流比例失调为病理生理特征，临床上表现为进行性低氧血症和呼吸窘迫，肺部影像学上表现为非均一性的渗出性病变。

【病因】

1. 直接肺损伤因素

严重肺部感染，胃内容物吸入；肺挫伤，吸入有毒气体，淹溺、氧中毒等。

2. 间接肺损伤因素

严重感染，严重的非胸部创伤，急性重症胰腺炎，大量输血，体外循环，弥漫性血管内凝血等。

【发病机制】

1. 病理改变

ALI/ARDS 的主要病理特征为肺微血管通透性增高而导致的肺泡渗出液中富含蛋白质的肺水肿及透明膜形成，并伴有肺间质纤维化。因此，由肺内炎症细胞为主导的肺内炎症反应失控导致的肺泡毛细血管膜损伤是形成肺毛细血管通透性增高肺水肿的病理基础。

2. 主要发病机制

(1) 炎症介质学说　发病的关键是炎症介质介导急性肺损伤。

(2) 反应性氧自由基学说　ROS 导致细胞功能受损。

(3) 水转运障碍　水通道蛋白功能障碍(AQPs)。

3. 病理生理改变

(1) 肺顺应性降低。

(2) 肺内分流增加。

(3) 通气/血流比例失调。

【诊断标准】

1. 临床表现

除与相应诱因有关的发病征象外，当肺刚受损的数小时内，患者可无呼吸系统症状。随后呼吸频率加快，气促逐渐加重，肺部体征无异常发现，或可听到吸气时细小湿啰音；X线胸片显示清晰肺野，或仅有肺纹理增多模糊，提示血管周围液体聚集；动脉血气分析示 $PaO_2$ 和 $PaCO_2$ 偏低。随着病情进展，患者呼吸窘迫，感胸部紧束，吸气费力，发绀，常伴有烦躁、焦虑不安，两肺广泛间质浸润，可伴奇静脉扩张，胸膜反应或有少量积液。由于明显低氧血症引起过度通气，$PaCO_2$ 降低，出现呼吸性碱中毒，且呼吸窘迫不能用通常的氧疗使之改善。如上述病情继续恶化，呼吸窘迫和发绀继续加重，胸片示肺部浸润阴影大片融合，乃至发展成"白肺"；呼吸肌疲劳导致通气不足，二氧化碳潴留，产生混合性酸中毒；心脏停搏；部分患者出现多器官衰竭。

2. 诊断要点

2011 年在德国柏林，由欧洲危重症协会成立了一个全球性专家小组，并主持修订了ARDS 诊断标准(称 ARDS 柏林定义)。

(1) 时间 已知临床发病或呼吸症状新发或加重后 1 周内。

(2) 胸腔影像学改变 X 线或 CT 扫描示双肺致密影，并且胸腔积液、肺叶/肺塌陷或结节不能完全解释。

(3) 肺水肿原因 无法用心力衰竭或体液超负荷完全解释的呼吸衰竭。如果不存在危险因素，则需要进行客观评估(例如超声心动图)以排除流体静力型水肿。

(4) 氧合状态

①轻度：$PaO_2/FiO_2=201\sim300mmHg$，且呼气末正压(PEEP)或持续气道正压(CPAP)$\leqslant5cmH_2O$。

②中度：$PaO_2/FiO_2=101\sim200mmHg$，且 $PEEP\geqslant5cmH_2O$。

③重度：$PaO_2/FiO_2\leqslant100mmHg$，且 $PEEP\geqslant10cmH_2O$。

如果海拔高于 1000 米，校正因子应计算为 $PaO_2/FiO_2\times($大气压力$/760)$。

在 1994 年欧美共识会议(AECC)诊断标准的基础上，ARDS 柏林定义主要做了以下几方面的修订：①发病时间：将危险因素致 ARDS 的"发病时间"界定为 1 周内；②影像学诊断：仍沿用既往标准，但柏林定义明确指出可采用胸部计算机体层摄影(CT)代替胸部X 线摄影；③肺水肿的起因：排除肺动脉楔压变量，只要主治医师根据患者现有资料判断其存在不能完全由心力衰竭或液体超负荷解释的呼吸衰竭所致肺水肿，即可诊断 ARDS；若无 ARDS 危险因素，则需要进行客观评估(如进行超声心动图检查)，以排除静水压升高的肺水肿；④氧合：由于临床医师易将 ALI 误解为一组患有不严重低氧血症的患者，取消了 ALI 的术语。将 $PaO_2/FiO_2$ 介于 200～300mmHg，同时 $PEEP\geqslant5cmH_2O$ 者纳入 ARDS 标准，并归类为轻度 ARDS；⑤该定义规定呼吸末正压 $PEEP\geqslant5cmH_2O$，持续气道正压(CPAP)$\geqslant5cmH_2O$。根据不同的氧合指数，将病情分为轻、中和重度。尽管此分层为 ARDS 的临床诊断和治疗提供了较好的依据，并且改善了对判断预后的准确性，但仍存争议。

【治疗原则】

1. 原发病治疗

全身性感染、创伤、休克、烧伤、急性重症胰腺炎等是导致 ALI/ARDS 的常见病因。控制原发病，遏制其诱导的全身失控性炎症反应，是预防和治疗 ALI/ARDS 的必要措施。

2. 呼吸支持治疗

(1) 氧疗　ALI/ARDS 患者吸氧治疗的目的是改善低氧血症，使动脉氧分压($PaO_2$)达到 60~80mmHg。可根据低氧血症改善的程度和治疗反应调整氧疗方式。

(2) 无创机械通气　当 ARDS 患者神志清楚、血流动力学稳定，并能够得到严密监测和随时可行气管插管时，可以尝试无创机械通气(NIV)治疗。若低氧血症不能改善或全身情况恶化，提示 NIV 治疗失败，应及时改为有创通气。

(3) 有创机械通气

①机械通气的时机选择：ARDS 患者经高浓度吸氧仍不能改善低氧血症时，应气管插管进行有创机械通气。

②肺保护性通气：由于 ARDS 患者大量肺泡塌陷，肺容积明显减少，常规或大潮气量通气易导致肺泡过度膨胀和气道平台压过高，从而加重肺及肺外器官的损伤。因此，对 ARDS 患者实施机械通气时应采用肺保护性通气策略，气道平台压不应超过 30~35cmH₂O。

③肺复张：充分复张 ARDS 塌陷肺泡是纠正低氧血症和保证 PEEP 效应的重要手段。为限制气道平台压而被迫采取的小潮气量通气往往不利于 ARDS 塌陷肺泡的膨胀，而 PEEP 维持复张的效应依赖于吸气期肺泡的膨胀程度。目前临床常用的肺复张手法包括控制性肺膨胀、PEEP 递增法及压力控制法(PCV 法)。其中，实施控制性肺膨胀采用恒压通气方式，推荐吸气压为 30~45cmHg，持续 30~40 秒。

④PEEP 的选择：应使用能防止肺泡塌陷的最低 PEEP。有条件情况下，应根据静态 P−V 曲线低位转折点压力增加 2cmH₂O 来确定 PEEP。

⑤自主呼吸：ARDS 患者机械通气时应尽量保留自主呼吸。

⑥半卧位：ARDS 患者合并呼吸机相关性肺炎(VAP)往往使肺损伤进一步恶化，因此预防 VAP 具有重要的临床意义。机械通气患者平卧位易发生 VAP。若无禁忌证，机械通气的 ARDS 患者应采用 30°~45° 半卧位。

⑦俯卧位通气：俯卧位通气通过降低胸腔内压力梯度、促进分泌物引流和肺内液体移动，可明显改善氧合。常规机械通气治疗无效的重度 ARDS 患者若无禁忌证，可考虑采用俯卧位通气。

⑧镇静、镇痛与肌松：机械通气患者应考虑使用镇静镇痛剂，以缓解焦虑、躁动、疼痛，减少过度的氧耗。合适的镇静状态、适当地镇痛是保证患者安全和舒适的基本环节。临床研究中常用 Ramsay 评分来评估镇静深度，制定镇静计划，以 Ramsay 评分 3~4 分作为镇静目标。每天均需中断或减少镇静药物剂量直到患者清醒，以判断患者的镇静程度和意识状态。机械通气的 ARDS 患者应尽量避免使用肌松药物。如确有必要使用肌松药物，应监测肌松水平以指导用药剂量，预防膈肌功能不全和 VAP 的发生。

(4) 液体通气　部分液体通气是在常规机械通气的基础上经气管插管向肺内注入相当于功能残气量的全氟碳化合物，以降低肺泡表面张力，促进肺重力依赖区塌陷肺泡复张。

(5) 体外膜氧合技术(ECMO)　建立体外循环后可减轻肺负担并有利于肺功能恢复。

3. 维持适宜的血容量

严格控制输入液体，宜保持体液负平衡，必要时可放置 Swan-Ganz 导管，动态监测肺毛细血管楔压，随时调整输入液体量。

4. ALI/ARDS 药物治疗

(1) 肾上腺糖皮质激素。

(2) 非皮质醇类抗炎药物，需早期应用，方可奏效。

(3) 自由基清除剂和抗氧化剂(富露施)。

(4) 表面活性物质(PS)替代治疗。

(5) 免疫疗法，即拮抗内毒素治疗、抗细胞因子治疗、杀菌性渗透增加蛋白。

(6) 氨溴索(沐舒坦)，用于 ARDS 治疗(大剂量，1g/日)。

(7) 促进肺脏合成和释放 PS。

(8) 减少超氧化物阴离子及过氧化氢的释放。

(9) 减少多种炎症细胞及炎性介质的释放。

# 第三节　急性肾衰竭

急性肾衰竭(ARF)是指由各种原因引起的急性肾功能损害，以及由此所致的氮质血症、水与电解质平衡紊乱等一系列病理生理改变。尿量突然减少是 ARF 发生的标志。成人 24 小时尿量少于 400ml 称为少尿，尿量不足 100ml 为无尿；但亦有 24 小时总尿量超过 800ml，而血尿素氮、肌酐呈进行性增高者，称之为非少尿型急性肾衰竭。研究证明，在肌酐轻度升高或者是尿量减少早期时认识到肾功能的改变，并及早地给予干预和治疗，可以改善患者的预后及减少住院时间，故国际肾脏病协会及急救医学界将急性肾衰竭改称为急性肾损伤(AKI)。2002 年国际急性透析质量创仪组织(ADQI)提出了急性肾损伤的概念，并根据血清肌酐值(Scr)及尿量的变化，提出 RIFLE 分期标准。2005 年，急性肾损伤网络专家组在 RIFLE 标准的基础上提出了 AKIN 诊断标准。AKIN 的共识规定了诊断 AKI 的时间窗(48 小时)，强调了血肌酐的动态变化，为临床上 AKI 的早期干预提供了可能性。2012 年，改善全球肾脏病预后组织(KDIGO)发布了《KDIGO 急性肾损伤临床实践指南》，该指南运用 GRADE 评级，不仅提出了 AKI 的诊断、预防、药物治疗、肾脏替代治疗(RRT)等方面的建议，对 AKI 的临床工作具有积极指导意义；同时提出了 KDIGO 分期标准，在临床工作中也被广泛采纳。

【病因】

1. 肾前性

脱水、血容量减少、心排量下降使肾灌注不足。

2. 肾后性

双侧输尿管或肾的尿液突然受阻。

3. 肾性

肾缺血和肾中毒等原因引起肾本身病变，主要形式为急性肾小管坏死。

【诊断标准】

1. 临床表现

(1) 少尿期

①大多在先驱症状12～24小时后开始出现少尿(每日尿量50～400ml)或无尿,一般持续2～4周。

②可有厌食、恶心、呕吐、腹泻、呃逆、头昏、头痛、烦躁不安、贫血、出血倾向、呼吸深而快,甚至昏迷、抽搐。

③代谢产物的蓄积:血尿素氮、肌酐等升高;出现代谢性酸中毒。

④电解质紊乱:可有高钾血症、低钠血症、高镁血症、高磷血症、低钙血症等,尤其是高钾血症;严重者可导致心跳骤停。

⑤水平衡失调:易产生过多的水潴溜;严重者导致心力衰竭、肺水肿或脑水肿。

⑥易继发呼吸系统及尿路感染。

(2) 多尿期 少尿期后尿量逐渐增加,当每日尿量超过500ml时即进入多尿期。此后,尿量逐日成倍增加,每日最高尿量为3000～6000ml,甚至可达10000ml以上。在多尿期初始,尿量虽增多,但肾脏清除率仍低,体内代谢产物的蓄积仍存在。4～5天后,血尿素氮、肌酐等随尿量增多而逐渐下降,尿毒症症状也随之好转;钾、钠、氯等电解质从尿中大量排出可导致电解质紊乱或脱水,应注意多尿期的高峰阶段可能转变为低钾血症。此期一般持续两周。

(3) 恢复期 尿量逐渐恢复正常,3～12个月后肾功能逐渐复原,其中大部分患者肾功能可恢复到正常水平,只有少数患者转为慢性肾功能衰竭。

2. 诊断要点

(1) 尿液检查 ①统计尿量,留置导尿;②观察尿色:酱油色提示溶血或软组织破坏;③尿比重:肾前性比重高;④尿常规检查:颗粒管型;⑤尿钠检查:肾前性尿钠低,肾后性尿钠高。

(2) 血液检查 血尿素氮和肌酐呈进行性增高;血清电解质和酸碱测定。

(3) 补液试验 若尿量增加提示为肾前性,若尿量不变提示为肾性。

(4) 影像学检查 评价有无尿路梗阻、肾脏大小等。

有研究发现,35项关于肾衰竭的研究使用了35种急性肾衰竭的定义。众多定义不便于临床应用,也使不同的研究结果难以比较。因此,统一ARF的定义变得很有意义。2002年ADQI制定了ARF的"RIFLE"分层诊断标准,将AKI分为5期,即1期:风险(R)期;2期:损伤(I)期;3期:衰竭(F)期;4期:失功能(L)期;5期:终末期肾病(ESKD)期(表6-2)。

RIFLE标准可以预测ARF患者的病死率,但在诊断AKI的灵敏度和特异度方面缺乏足够的临床实验支持。2005年,急性肾损伤网络(AKIN)于荷兰阿姆斯特丹制定了新的急性肾损伤(AKI)共识。AKIN共识虽仍然使用RIFLE分层诊断标准,但仅保留前3个急性病变期,且对分级标准做了调整(表6-3)。

**表 6-2　ARF 的 RIFLE 分层诊断标准**

| 分期 | GFR 标准 | 尿量标准 |
|---|---|---|
| 风险期 | Scr×1.5，或 GFR 下降>25% | 尿量<0.5ml/(kg·h)，时间>6 小时 |
| 损伤期 | Scr×2.0，或 GFR 下降>50% | 尿量<0.5ml/(kg·h)，时间>12 小时 |
| 衰竭期 | Scr×3.0，或 GFR 下降>75% | 少尿，尿量<0.3ml/(kg·h)，时间>24 小时；或无尿，时间>12 小时 |
| 失功能期 | 持续 ARF，即肾功能完全丧失>4 周 | |
| 终末期肾病期 | 终末期肾病>3 个月 | |

**表 6-3　AKI 的 AKIN 诊断标准**

| 分期 | Scr 标准 | 尿量标准 |
|---|---|---|
| 1 期 | Scr 绝对升高，Scr≥26.4μmol/L；或相对升高，Scr 较基础值升高 50%以上 | 尿量<0.5ml/(kg·h)，时间>6 小时 |
| 2 期 | Scr 相对升高，Scr 较基础值升高 200%~300%以上 | 尿量<0.5ml/(kg·h)，时间>12 小时 |
| 3 期 | Scr 相对升高，Scr 较基础值升高 300%以上；或在 Scr≥353.6μmol/L 基础上再升高 44.2μmol/L 以上 | 少尿，尿量<0.5ml/(kg·h)，时间>24 小时；或无尿，时间>12 小时 |

　　2012 年，改善全球肾脏病预后组织(KDIGO)发布了《KDIGO 急性肾损伤临床实践指南》，确立了 KDIGO-AKI 分级诊断标准(48 小时内血肌酐增高≥0.3mg/dl(26.5μmol/L)；或血肌酐增高至≥基础值的 1.5 倍，且明确或经推断其发生在之前 7 天之内；或持续 6 小时尿量<0.5ml/(kg·h)等)(表 6-4)。

**表 6-4　AKI 的 KDIGO 分级诊断标准**

| 分级 | Scr 标准 | 尿量标准 |
|---|---|---|
| 1 | 为基线值的 1.5~1.9 倍，或升高≥0.3mg/dL(26.5μmol/L) | 尿量<0.5ml/(kg·h)，持续 6~12 小时 |
| 2 | 为基线值的 2~2.9 倍 | 尿量<0.5ml/(kg·h)，持续>12 小时 |
| 3 | 超过基线值 3 倍，或升高至≥4.0mg/dl(353.6μmol/L)，或需要启动肾脏替代治疗，或患者<18 岁，估计肾小球滤过率低至<35ml/(min·1.73m²) | 少尿，尿量<0.5ml/(kg·h)，时间>24 小时；或无尿，时间>12 小时 |

【治疗原则】

　　若已发展到肾性 ARF，不论少尿型或多尿型 ARF，应计出入量，防止高钾血症，维持营养和热量供应，以及防止和控制感染。

　　1. 少尿期治疗

　　(1) 利尿剂　除了预防性用药，还应早期应用利尿剂，如甘露醇和呋塞米。

　　(2) 限制水分和电解质　宁少勿多，量入为出。

　　(3) 营养治疗　给予足够的热量和维生素补充。

　　(4) 预防和治疗高钾血症　高钾血症是少尿期最主要的死亡原因。

　　(5) 纠正酸中毒。

　　(6) 预防和控制感染　需注意避免肾毒性(氨基糖苷类、四环素、一代头孢菌素等)。

　　(7) 血液净化　至今为止，ARF 患者进行 CRRT 治疗的时机仍是研究和争论的热点；

但比较认可的结论是：早接受 CRRT 治疗的疗效优于晚接受 CRRT 治疗的疗效。

2. 多尿期治疗

保持水、电解质平衡；加强营养，补充蛋白质；控制和预防感染；防止合并症的发生。

# 第四节　应激性溃疡

应激性溃疡是指机体在各种应激状态下发生的以急性黏膜糜烂、溃疡和出血为特征的病变。可独立发生，也可作为 MODS 是胃肠道功能障碍的表现。

【发病机制】

(1) 微循环障碍　黏膜屏障和上皮屏障保护功能降低。

(2) 胃酸分泌增加　胃酸对黏膜的损伤并不完全取决于胃酸分泌状态，而主要取决于实际反向弥散入黏膜组织内 $H^+$ 的绝对值。

(3) 神经内分泌失调　应激状态下释放 5-羟色胺、儿茶酚胺等中枢介质。

(4) 其他因素　如十二指肠液和胆汁反流、前列腺素分泌等。

【诊断标准】

(1) 有明显诱因。多发生于重度颅脑损伤、严重创伤、烧伤、大手术、感染、休克、严重心理应激等之后。

(2) 消化道出血、呕血或黑便，严重者并发穿孔。

(3) 常发生于胃底、十二指肠，也可发生在食管下段。

(4) 胃镜示胃、十二指肠黏膜多发性糜烂、散在多处线样溃疡。

(5) 选择性胃左或腹腔动脉造影，可见活动出血(局部造影剂浓聚)。

【治疗原则】

治疗方法包括非手术治疗和手术治疗，在治疗过程中需反复监测和评估。

(1) 在迅速控制原发疾病、祛除诱因的同时，容量复苏，必要时成分输血。

(2) 应用抗酸药物、质子泵抑制剂或 $H_2$ 受体阻滞剂。

(3) 黏膜保护　硫糖铝、生长抑素。

(4) 收缩黏膜下血管，垂体后叶素，胃管置入冰盐水+去甲肾上腺素。

(5) 胃镜下止血。

(6) 介入治疗，如动脉造影并栓塞治疗等。

(7) 必要时外科手术止血：出血点缝扎、胃大部或全胃切除、迷走神经干切断、网膜动脉结扎等。

近年来，业内已认识到胃酸分泌增加并不是应激性溃疡发生的主要原因，而且预防性使用抑酸药反而会提高患者胃内 pH 值，有利于胃内细菌的繁殖。此外，在 ICU 内接受机械通气的患者常出现胃排空障碍和胆汁反流，因而预防性使用抑酸药易增加肺部感染机会。所以，应选择高危患者进行预防治疗，并需每天评估病情，及时调整治疗。

(朱凤雪)

# 第七章　手术前准备

外科手术前准备不仅是外科手术成功的保证，还是外科治疗的重要手段和核心组成部分以及取得治疗效果的关键；甚至术前准备微小的疏忽便会影响外科手术的顺利进行，产生严重后果。因此，应该同外科手术操作一样，重视外科手术围手术期的处理，尤其是需术前做好充分的准备。

外科医师不能一味追求于手术技术的提高，而应将患者作为一个整体，注重于疾病所引发的各种问题。首先，外科医师应该对患者做详细、全面的检查，排查患者营养情况，评估心、肺、肝、肾、脑等重要脏器的功能状态。患者原有的合并症很可能已使重要器官功能发生异常，这些异常很可能会影响机体对手术创伤的耐受力，从而影响患者术后恢复，且与术后并发症发生率及术后死亡率有着密切的关系。因此，外科医师应该尽量使患者在术前达到一个生理平衡状态，使其营养储备状况充足，呼吸功能正常，循环状态最佳，神经系统功能状态平稳，肝肾功能可以耐受手术。

## 第一节　基本术前处理

### 一、备皮

备皮是指在手术的相应部位剃除毛发并进行体表清洁的手术准备，是对拟行外科手术的患者在术前进行手术区域清洁的工作，可不仅仅是清除体毛那么简单，还包括皮肤的清洗，有时术前还要做皮肤碘伏擦洗等。

目前，常见的术前备皮大体分为剃毛备皮法和不剃毛备皮法两类，其中不剃毛备皮法又可以分为脱毛剂备皮法、推毛备皮法和清洁剂清洁法三种。在欧美及日本等医疗水平发达国家，自二十世纪八十年代起，已开始普遍选用不剃毛备皮法。剃毛备皮方法虽简单易行，但可能造成皮肤损伤，成为细菌繁殖的基地和感染源，因而在国外已很少选用，但仍广泛应用于我国临床医疗工作中。

备皮一般有以下几点原则：①除非毛发妨碍手术操作，否则不要备皮；②如必须备皮，使用专用备皮器或者脱毛剂；③尽量保持皮肤完整性；④尽量靠近手术开始时间以进行备皮。

国外指南 AORN、CDC 对于备皮操作有以下建议。

（1）剃刀与不备皮比较　手术区域无需备皮时，不备皮比剃刀剃毛更利于降低切口并发症（IB）。

（2）剃刀与备皮器比较　备皮器备皮是预防切口并发症的更好方法（IA）。

（3）剃刀与化学脱毛剂比较　腹部清洁伤口手术，化学脱毛剂更利于降低切口并发症（IB）。

（4）术前备皮时间　使用备皮器备皮，建议术前 2 小时以内进行（IB）。

### 二、血液制品准备

血液制品的准备取决于患者的基础状况和患者手术的方式。术前应积极完善血色素、血比容、血小板、凝血功能等相关基础检查，明确患者的基础状况，必要时术前应给予输血及血液制品来调节患者情况。伴有贫血的患者，应间断输注血制品以纠正(每天输血 200～400ml)，使患者术前血红蛋白达到 80g/L 以上。对于一个身体健康、手术不大、术中出血量控制在 400ml 以内、血比容＞24%的患者来说，输血可能就没有必要。但是，对于一个肝移植、预期出血无法预估的患者来说，需要输血的可能性就极大。所以术前应评估患者术式及出血风险，结合患者基础情况，积极准备术中可能会用到的各类血液制品。

### 三、手术部位标识

手术标识制度是患者即将被推上手术台，在手术部位用专用笔画上"+"标号，然后经过手术医师、病房护士、麻醉医师、手术室护士与患者五方确认，并经反复核对后再开始手术的一种制度，其目的是保证患者的安全。

一般来讲，手术方式及手术时间确定后，对非紧急抢救手术，应在送进手术室之前完成标识，进入手术室后再次由医师、麻醉医师、手术室护士与患者四方确认标识。标识应以特殊标记笔于体表标记。常见的标识方式如下所述。

(1) 线形标识　适用于体表线形或弧形切口，标识线与预定手术切口一致。

(2) "×"形标识　适用于腔镜及介入等手术的体表穿刺部位，"×"的交点与拟穿刺点一致。

(3) "↓"形标识　适用于经人体自然腔道入路的手术入口(包括消化道、泌尿生殖道、呼吸道、外耳道、眼球)，箭头指向手术入口。

(4) "○"形标识　若手术部位需要包扎、外固定等原因不宜显露时，应在邻近部位的显露体表做"○"形标识。

(5) 加注标识　遇到下列情况，除以上标识方法外，需加注标识。

①双侧对称结构标识：对涉及对称结构部位手术时，需增加标识"L"(左)或"R"(右)。

②多重结构标识：涉及手指、脚趾等多重结构，或多个病灶部位的手术，应对其中各个部位或病灶编号，并加注标识1、2、3……。

③多平面部位标识：涉及脊柱的手术，需在相应体表上增加手术平面标识，如第 5 颈椎用"C5"表示，第 2 腰椎用"L2"表示，第 10～12 胸椎用"T10～T12"表示。

### 四、禁食、禁饮

当接受全身麻醉或深度镇静时，保护性咳呛及吞咽反射会减弱或消失。对于择期手术患者，术前恰当的禁食和禁饮，可以充分保障患者围麻醉期的安全性。通俗地讲，在手术过程中，当消化系统受到刺激时会发生呕吐、肠蠕动减慢、肠腔内有积气等，术前和术后禁食可以防止呕吐物堵塞呼吸道，减轻胃肠胀气状况。

通常来讲，成人选择性手术麻醉前 12 小时内禁食，4 小时内禁饮；小儿术前 8 小时禁食，3 小时禁饮；对于急诊患者，如果手术时间不过分紧迫，麻醉前亦应做比较充分的准备。目前，加速康复外科(ERAS)的理念被越来越多的外科医师及麻醉医师所接受，极大地缩短了术前禁食、禁饮的时间。美国麻醉医师协会(ASA)提出了术前禁食、禁饮建议时间(表 7-1)。

表 7-1　ASA 手术麻醉建议禁食、禁饮时间

| 食物种类 | 最短禁食时间(小时) |
| --- | --- |
| 清饮料* | 2 |
| 母乳 | 4 |
| 婴儿配方奶粉 | 6 |
| 牛奶等液体乳制品 | 6 |
| 淀粉类固体食物 | 6 |
| 油炸、脂肪及肉类食物 | 可能需要更长时间，一般≥8 |

\* 清饮料包括清水、糖水、无渣果汁、碳酸类饮料、清茶及黑咖啡(不加奶)，但不包含酒精类饮品。

## 五、应用抗生素

在所有需要打开体腔的手术中，抗生素的术前预防性使用都是有意义的，特别是清创及感染手术中，术前抗生素的使用更为至关重要。一般对于手术范围大、手术时间长的患者，污染机会增加，建议应用抗生素；对于手术涉及重要脏器，一旦发生感染将造成严重后果的，常常也会应用抗生素；对于有植入物或者免疫缺陷的高危感染人群，术前预防性抗生素的使用则是不可或缺的。通常的应用方式如下。

(1) 接受清洁手术者，在手术前 0.5～2 小时内给药或麻醉开始前给药。

(2) 如果手术时间超过 3 小时或失血量超过 1500ml，可术中给予第二次给药，剂量同前。

(3) 抗菌药物有效覆盖时间应包括整个手术过程和手术结束后 48 小时。

(4) 手术时间较短的清洁手术，术前用药一次即可。

# 第二节　术前各系统功能评估

术前功能评估至关重要，其目的在于识别可干预的危险因素及损害鉴定。除紧急情况外，术前应详细了解患者的既往病史和手术史，尤其注意患者是否存在脑卒中、心血管系统疾病、呼吸系统疾病、肾脏病、肝病及胃肠道疾病、糖尿病，以及凝血功能障碍、麻醉药物抵抗、营养不良、饮酒吸烟史、服药情况等，同时还应询问患者的过敏史，结合患者的合并症，仔细、详尽、完善、全面地系统检查，排除手术禁忌。

## 一、心血管系统评估

国外研究表明，术后心梗和心因性死亡的发生率为 2%～10%，西方国家非心血管手术后心因性死亡占术后死亡人数的近 50%。心血管系统并发症是术后早期发生率最高且最为凶险的非手术并发症，因此术前对患者心脏功能的评估至关重要。术前应根据患者的具体情况积极完善心电图(EKG)、超声心动图等检查，必要时加做冠脉造影、冠脉 CT 或动态血压心电图检测等检查。

患者术前常合并冠状动脉粥样硬化性心脏病、风湿性心脏病、肺源性心脏病、心律失常、心肌缺血、心肌梗死、心力衰竭等心脏系统疾病，因此对合并有以上并发症的患者，术前务必充分完善心血管系统相关检查，并积极请心内科医师协助诊治，应用心肌药物治

疗，改善心脏功能。Devereaux PJ 等人的 POISE 试验证实，琥珀酸美托洛尔的应用会减少术后早期死亡危险；Dunkelgrun M 等人的 DECREASE－Ⅳ试验，亦证明了比索洛尔会明显降低术后 30 天内心源性死亡和非致命性心肌梗死的发生率。

对于急性心肌梗死患者发病 6 个月内不宜行手术，6 个月以上且无心绞痛发作者可在良好监护条件下手术；接受冠状动脉血管重建的患者，除术后最初 30 天之外，均能够接受非心脏外科手术，且死亡率较低；合并有高血压的患者，应积极请心内科会诊，制定个体化方案调节血压到原血压的 80%左右，且血压监测平稳 1～2 周后择期手术；瓣膜性心脏病患者，心功能 Ⅰ～Ⅱ级者能很好地接受手术，心功能储备较差(Ⅲ～Ⅳ级)患者对大手术耐受较差、存活率低，应在择期手术前行瓣膜纠正术；术前存在心房纤颤患者，应使用地高辛、美托洛尔等药物控制心率至 80～90 次/分，术中及术后继续控制心率，警惕栓塞并发症发生；无症状的病窦综合征、无基础心脏病的室性早搏、一度或二度Ⅰ型房室传导阻滞、右束支传导阻滞者一般可耐受手术；二度Ⅱ型房室传导阻滞或三度房室传导阻滞、双束支传导阻滞，既往阿斯综合征病史及病窦综合征伴有晕厥，以及长间歇心脏停搏者应在术前安置临时起搏器；扩张型心肌病对手术耐受极差，原则上不予手术；肥厚型心肌病患者在减弱心肌收缩力和增加前后负荷时可更好耐受手术；肺源性心脏病患者术后常合并肺炎、肺不张及右心力衰竭，应严格要求患者术前 2 周戒烟，并进行肺功能检查，情况好者可耐受手术。

术前采用 Goldman 心脏危险指数分级可以评估患者术后早期心脏风险。心脏危险指数(CRI)是 1977 年 Goldman 根据心脏病的危险因素，结合其他几方面因素所制订的，是一项可与美国麻醉医师协会(ASA)病情分级相比拟的实用分级方法(表 7-2)，并评估风险分级与并发症及死亡率之间的相关性(表 7-3)。对于Ⅰ～Ⅱ级患者，手术并发症发生率相对较低；对于心脏危险指数分级较高的患者，术后应给予更高级别的监护。

表 7-2 心脏危险指数(CRI)评分标准

| | 依据项目 | 计分 |
|---|---|---|
| 病史 | 年龄超过 70 岁 | 5 |
| | 6 个月内发生过心梗 | 10 |
| 体检 | 颈静脉怒张或第三心音 | 11 |
| | 明显主动脉瓣狭窄 | 7 |
| 全身情况 | $PaO_2<60$mmHg，或 $PaO_2>50$ mmHg，或 $K^+<3$mmol/L，或 BUN>18 mmol/L，或 Cr>260 mmol/L，SGOT 升高，或慢性肝病征及非心脏原因卧床 | 3 |
| 手术 | 急症手术 | 4 |
| | 主动脉、胸腔、腹腔大手术 | 3 |
| 总分 | | 43 |

表 7-3 风险分级与并发症及死亡率之间的相关性

| 风险分级 | 总分 | 心因死亡(%) | 危及生命的并发症(%) |
|---|---|---|---|
| Ⅰ级 | 0～5 | 0.2 | 0.7 |
| Ⅱ级 | 6～12 | 2.0 | 5.0 |
| Ⅲ级 | 13～25 | 2.0 | 11.0 |
| Ⅳ级 | ≥26 | 56.0 | 22.0 |

## 二、呼吸系统评估

术后呼吸系统并发症也是术后早期高发并发症之一，最常见为肺部感染，其次为呼吸衰竭、肺不张、胸腔积液等。患者术前常合并有慢性支气管炎、肺气肿、肺源性心脏病等，故术前常规胸片、肺功能、血气分析等检查尤为重要。术前 2 周应严格要求患者戒烟。

全麻麻醉方式的选择对患者呼吸系统的影响较大。全麻对呼吸道和肺的刺激使呼吸道分泌物增多，非活性物质减少，几乎所有患者术后存在双肺弥散的容量性肺不张和肺顺应性降低，食管下端括约肌张力减退亦可加重误吸情况，导致肺炎和肺不张的发生。

患者腹部手术本身所致的创伤，使膈肌运动减弱，再加上术后者平卧体位多不便作呼吸运动及术后腹胀等，均可在一定程度上减少肺通气量，也可产生肺部感染。其次，手术切口疼痛使患者长时间处于同一体位不愿改变，造成肺底部受压，换气量降低。为减轻疼痛，患者呼吸变浅、加快，使潮气量减少，又因惧怕疼痛而不敢咳嗽或咳嗽无力，使分泌物在气道进一步积聚，引起感染。疼痛是造成术后早期老年患者呼吸不畅的重要原因。故适当镇痛，既可增加胸壁活动度、降低呼吸频率、增加潮气量，又可降低每次呼吸所需活动，使肺泡通气量增加。呼吸功能明显降低者术后即转入 ICU 治疗，待呼吸平稳、血气分析恢复正常后转回病房。

预防肺部感染，术后排痰护理作用尤为重要。①术后应常规雾化吸入：每日 2～3 次，每次 20 分钟。可持续 3～5 天。雾化时嘱患者深慢呼吸，以保证雾化药液吸入。雾化后，鼓励患者咳嗽、排痰，及时清理呼吸道内分泌物，以保证肺泡与血管系统之间的气体交换。②叩背：通过叩击震动患者背部间接地使附着在肺泡周围支气管的痰液松动脱落。拍背方法：将五指并拢，掌指关节屈曲呈 120°角，指腹与大小鱼际着落，用腕关节用力，自下而上，自外缘至中央，有节律地叩拍患者背部；同时嘱患者深呼吸，在呼气约 2/3 时咳嗽，重复数次。因深呼吸可带出少量肺底分泌物，配合咳嗽，可产生痰液松动及咳出的效果。叩击背部一般在术后第 1 天开始晨起后进行。如无禁忌。协助患者坐位后叩背。③催咳：让患者深吸一口气后再用力咳出，同时用卫生纸轻轻捂住口。注意用双手协助从腹部两侧向切口方向稍用力按压，以减轻咳嗽时的疼痛。有效咳嗽的关键是咳前先深吸气，再用力咳。④吸痰：对痰液黏稠、咳嗽无力而不易排痰的老年患者应用吸引器气管内吸痰，尽量减少分泌物滞留，这对控制感染非常重要。吸痰前应加大氧流量至 2.5L/min，以增加血氧浓度。

## 三、营养状况评价及支持

外科手术患者尤其是恶性肿瘤患者营养不良发生率为 40%～80%，而结直肠癌相对较少，发生率为 30%左右。评估营养不良的指标很多，包括体重减轻、血清蛋白（即白蛋白）浓度低于 35g/L，转铁蛋白浓度低于 2.4g/L，前白蛋白浓度低于 280mg/L 等均能提示患者存在营养不良，且测定值越低，营养不良情况越严重。其中，最简便且有价值的指标为体重减轻：当患者体重是标准体重的 80%～90%，提示患者存在轻度营养不良；当患者体重低于标准体重的 60%，则提示患者存在重度营养不良。

营养不良可导致细胞代谢障碍、内环境紊乱、组织修复、愈合及抗感染能力下降，使术后吻合口瘘及感染的风险增加，并且使患者对手术的耐受能力下降，术后死亡率升高。

因此，术前应积极纠正患者的营养不良，然后再接受手术治疗：可在术前给予肠内或肠外营养支持治疗；对低白蛋白血症患者，往往通过营养支持短期内难以纠正，可通过直接输注人体白蛋白的方式快速纠正以待手术治疗。

## 四、血栓风险评估

外科手术患者围手术期血栓风险较高，术前应该完善凝血分析、外周血管静脉彩超等相关检查，并做血栓风险的术前评估。对于必要的患者，给予相应的抗凝方案治疗。对于血栓风险的评估，全球最权威的个体化的静脉血栓栓塞症(VTE)风险评估量表为 Caprini 评分(表 7-4)。

**表 7-4 Caprini 评分(入院当天进行)**

| 1 分 | 2 分 | 3 分 | 5 分 |
| --- | --- | --- | --- |
| 41～60 岁 | 61～74 岁 | 年龄≥75 岁 | 卒中(1 月内) |
| 小手术 | 关节镜手术 | VTE 病史 | 择期关节置换术 |
| BMI>25kg/m² | 大的开放手术(>45 分钟) | VTE 家族史 | 髋、骨盆或腿骨折 |
| 腿肿胀 | 腹腔镜手术(>45 分钟) | 因子 V Leiden(FVL)突变 | 急性脊髓损伤(1 月内) |
| 静脉曲张 | 恶性肿瘤 | 狼疮抗凝物阳性 | |
| 妊娠或产后 | 中心静脉通路 | 凝血酶原 G20210A 突变 | |
| 有不明原因或者习惯性流产史 | 卧病在床>72 小时 | 抗心磷脂抗体阳性 | |
| 口服避孕药或激素替代疗法 | 石膏固定 | 血清同型半胱氨酸升高 | |
| 脓毒症(1 月内) | | 肝素诱导性血小板减少症 | |
| 严重肺病，包括肺炎(1 月内) | | 其他的先天性或获得性血栓疾病 | |
| 肺功能异常(COPD) | | | |
| 急性心肌梗死 | | | |
| 充血性心力衰竭(1 月内) | | | |
| 肠道炎性疾病史 | | | |
| 需卧床休息的内科患者 | | | |

Caprini 评估表是一种有效、简单方便、经济实用的 VTE 风险预测评估工具，能有效帮助临床医生鉴别 VTE 高危患者，辅助预防方案的选择，从而降低 VTE 发生率，改善患者预后及生活质量，减少医疗费用。该风险评估量表于 2005 年发表，2009 年又发表了修改版本。Caprini 评估表包含了大约 40 项不同的血栓形成危险因素，基本涵盖了外科手术和住院患者可能发生 VTE 的所有危险因素，通过这些危险因素对患者进行 VTE 风险评分。每个危险因素根据危险程度的不同赋予 1～5 不同的分数，最后根据得到的累积分数将患者的 VTE 发生风险分为低危(0～1 分)、中危(2 分)、高危(3～4 分)、极高危(≥5 分)4 个等级，不同的风险等级推荐不同的 VTE 预防措施，包括预防措施的类型及持续时间等；据此对不同风险程度的外科患者给予相应的治疗建议(表 7-5)。

表 7-5　**Caprini** 评分与预防性抗凝的使用

| VTE 风险分级 | VTE 发生率 | Caprini 评分 | 预防推荐 | |
| --- | --- | --- | --- | --- |
| 极低危 | <0.5% | 0 | 不预防 | |
| 低危 | ~1.5% | 1~2 | 机械预防(IPC) | |
| 中危 | ~3.0% | 3~4 | LMWH<br>LDUH<br>机械预防(IPC) | 有高出血风险的患者建议仅采用机械预防(IPC) |
| 高危 | ~6.0% | ≥5 | LMWH<br>LDUH<br>建议联用机械预防(ES 或 IPC) | |

IPC：间断充气加压装置；LDUH：低剂量普通肝素；ES：弹力袜。

LMWH：低分子肝素：达肝素钠(法安明)5000 units 皮下 QD，依诺肝素(克赛)40mg 皮下 QD。

高出血风险因素：活动性出血，既往大出血，已确诊、未治疗的出血性疾病，重度肾衰竭或肝衰竭，血小板减少症，急性脑卒中，高血压未控制，腰椎穿刺，硬膜外或脊髓麻醉的前 4 小时内或麻醉后 12 小时内，合并使用抗凝、抗血小板或溶栓药物；腹部手术：男性，术前血红蛋白水平<13g/dl，恶性肿瘤，复杂外科手术(两次或两次以上的手术)，剥离困难或不止一个吻合手术；胰十二指肠切除术：脓毒症，胰瘘，前哨出血；肝脏切除术：肝切除的大小，合并肝外组织的切除，原发性肝脏恶性肿瘤，术前血红蛋白及血小板计数较低。

（林塬培　郭鹏）

# 第八章　手术并发症及对策

手术并发症是指因手术操作而引起的其他组织器官的损伤、缺失、功能障碍等，可见于临床各手术科室。手术并发症的发病受多种因素影响，患者个人情况、疾病性质、病程、麻醉情况、手术医师的技巧等均可能影响到术后并发症的发生率。理想的状况是事先可以预测手术后可能发生的并发症并加以预防，但是完全杜绝手术并发症是不可能的。术前采取针对性的准备、术中规范操作、术后严格管理等措施可以有效降低并发症发生率。如果发生了手术并发症，及时、积极的治疗也常常可以扭转不利局面。

## 第一节　常见手术并发症

### 一、术后大出血

手术结束后，患者发生大量血液经引流管或消化道排出体外，或者不明原因血红蛋白进行性下降，均应考虑术后大出血。合并血液病、凝血功能不良、术中止血不完善、创面渗血未止血完全、结扎线或止血夹松脱等均可能造成术后大出血。严重的大出血会造成失血性休克的表现，不能控制的大出血将导致严重的后果。

1. 预防措施

(1) 术前积极改善患者的凝血功能。

(2) 术中手术操作认真细致，血管结扎牢靠。

(3) 避免术中大出血，维持凝血功能和血小板储备。

(4) 术中认真对待渗血创面，对于难以控制的出血点应妥善结扎、缝扎。

(5) 可适当应用止血纱布、能量器械，但不可完全依赖，更不能替代外科的止血操作。

(6) 创面较大、止血效果欠佳的手术野应留置引流管，便于术后观察。

2. 治疗措施

(1) 出血量较少时可使用止血药，补充凝血因子。

(2) 对具有明确出血原因的出血，应积极处理原发病，如胃肠道吻合口出血，术后可通过内镜止血，必要时可采取介入方法定位出血点，并可做血管栓塞止血。

(3) 较大的出血，一旦诊断明确，应立即手术探查。

### 二、应激性溃疡

应激性溃疡又称急性胃黏膜病变和急性胃黏膜出血，还可称急性胃黏膜血管收缩性综合征。该病是指在各种应激状态下，特别是患者遭受创伤、烧伤和重病并有休克、出血、感染或肝、肺、肾等脏器功能严重受损时，胃或十二指肠、食管发生急性黏膜糜烂和溃疡，临床上表现为上消化道出血，少数可发生穿孔，易危及患者生命。应激性溃疡多发生在应激后 1 周左右，胃镜检查可以明确诊断。

应激性溃疡的治疗措施包括以下几个方面。

(1) 无论何种情况，去除应激病因是治疗应激性溃疡的关键。

(2) 补充血容量。

(3) 冰盐水洗胃。

(4) 应用抑酸药。

(5) 内镜下、介入、手术止血。

### 三、术后胃瘫综合征

术后胃瘫综合征指在手术后出现，以胃流出道非机械性梗阻为主要征象的一种功能性疾病，其特征为胃排空迟缓。

1. 诊断标准

根据发病时间，术后胃瘫综合征可分为急性和慢性，以急性为常见。一般发生在术后开始进食的 1～2 天内或饮食由流质向半流质过渡时，患者多表现为餐后上腹疼痛、饱胀、恶心、呕吐、食欲下降和体重减轻；慢性术后胃瘫综合征的临床表现类似于急性，可发生在术后数周、数月甚至数年。胃镜和 X 线检查表现为胃液潴留、胃无蠕动或蠕动减弱、吻合口水肿、慢性炎症和造影剂在胃内潴留；但也有部分造影剂或胃镜仍能通过吻合口，不存在消化道机械性梗阻。

2. 治疗措施

(1) 留置鼻胃管充分引流，让胃充分休息，耐心等待。

(2) 使用肠外营养支持，保持水、电解质平衡。

(3) 应用促进胃肠动力药物，如多潘立酮、莫沙必利、红霉素等。

(4) 术后症状持续较长的患者可行胃镜检查，刺激胃壁收缩。

(5) 传统医学如针灸等。

(6) 存在指征的患者还可置入胃电起搏电极，使胃的慢波频率恢复正常。

### 四、吻合口瘘和腹膜炎

消化道吻合口瘘是指消化道吻合口连续性中断，内容物由破口漏出的现象。吻合口瘘是胃肠道手术后最严重的并发症之一，若不及时处理，可能发生弥漫性腹膜炎和感染性休克，可能导致患者死亡。

1. 诊断要点

(1) 腹部留置有引流管的患者，当引流管内发现较多消化液溢出时提示发生吻合口瘘。

(2) 患者出现新发腹膜炎、生命体征变差但缺少合理解释，应怀疑吻合口瘘，必要时行诊断性腹穿。

(3) 怀疑吻合口瘘的患者要行腹部 CT 等影像学检查，见到吻合口周围游离气体、液体等提示发生吻合口瘘。

2. 治疗措施

(1) 胃、上消化道吻合口一旦发现吻合口瘘应立即禁食、禁饮。

(2) 局部消化液污染可经腹引管冲洗引流，如腹引管已经拔除可在超声或 CT 引导下再次留置引流管。

(3) 手术治疗的目的是吸净渗出液和脓液，充分引流；胃、小肠吻合口瘘可在远端肠管留置喂养管；人肠吻合口还可行转流手术。

## 五、术后早期炎性肠梗阻

术后早期炎性肠梗阻是腹部外科手术后常见并发症。临床上腹部广泛的手术创伤，尤其是肠管损伤，如广泛分离肠粘连、长时间的肠管暴露等操作或腹膜炎、腹腔积液或异物残留等炎症原因可导致肠壁粘连及麻痹。这种肠梗阻多发生在术后 1～3 周内，因此称作术后早期炎性肠梗阻，是一种机械性与动力性同时存在的肠梗阻。

炎性肠梗阻与单纯机械性梗阻不同，无法通过手术解除，除非合并绞窄、穿孔、出血等其他并发症，一般均考虑保守治疗，而非手术治疗。

## 六、术后尿潴留

术后尿潴留是指术后 8 小时内患者不能排尿而膀胱内尿量达 600ml，或者患者不能自行有效排空膀胱而残余尿量 100ml，即诊断为术后尿潴留。术后尿潴留最常见的原因是麻醉药物在术后的持续作用。

1. 预防措施

(1) 预防拔除尿管后尿潴留　应尽量减少留置尿管时间，在置管期间实施个体化的放尿方法，训练膀胱收缩和排尿功能。

(2) 术后尽早拔管。

(3) 手术中限制液体入量，减少麻醉药物过量情况。

(4) 预防性口服 α 受体阻滞剂。

2. 治疗措施

(1) 按摩、热敷等物理治疗。

(2) 穴位、针灸等中医疗法治疗。

(3) 使用开塞露诱导排便，间接刺激排尿。

## 七、伤口裂开

伤口裂开常发生于腹部手术后，一般指的是腹部伤口全层裂开。伤口感染、腹壁缝合时对合不佳、缝线选择不当，以及患者存在腹压增高的情况等是导致裂开的主要原因。患者常在一次突然的腹压增加动作后感到腹部疼痛，腹壁敷料被红色腹水涌出打湿，标志伤口裂开。

1. 预防措施

(1) 术前控制好血糖，纠正营养不良，控制肺部感染和气管、咽喉疾病。

(2) 使用激素的患者要停药足够时间。

(3) 污染的手术应预防性使用抗生素。

(4) 腹壁皮下脂肪厚的患者推荐使用皮下引流管及使用腹带保护切口。

(5) 加强腹壁缝合技术训练，选用合适的缝线。

(6) 术后给予祛痰、止吐等处理，咳嗽和呕吐时要注意保护伤口。

### 2. 治疗措施

（1）发现伤口全层裂开，应当立刻开放敷料，探查伤口，清除伤口内血凝块、坏死组织等，评估伤口情况；原则上应尽快进入手术室重新进行缝合。

（2）二次缝合伤口应选择抗张力措施，如选用更粗的缝线、加用减张缝合等，伤口拆线时间适当延长。

（3）如伤口皮肤愈合，仅皮下组织到腹膜部分裂开，且患者年老体弱，也可不进行缝合，未来此处将形成切口疝，待身体条件恢复后行切口疝修补。

# 第二节　手术并发症分级标准

目前普遍使用的术后并发症分级标准是在2004年发布的Clavien–Dindo(CD)分级标准（表8-1）。该标准是一套针对手术后并发症的通用标准，将并发症分为由轻到重5个级别。CD分级标准分档明确，对临床的指导性强，其最大的优势是使不同类型的并发症之间也可以比较严重程度，故应用较为广泛。

**表8-1　Clavien–Dindo 分级标准**

| 分级 | 定义 |
| --- | --- |
| I | 任何偏离于正常术后病程的变异，但不需要药物、手术、内镜、介入等处理 |
| | 允许的药物包括：止吐药、退热药、止痛药、利尿剂、电解质；物理治疗；伤口感染床旁开放 |
| II | 需要除I级允许的范围之外的用药；需要输血和全肠外营养 |
| III | 需要手术、内镜或介入治疗 |
| IIIa | 不需要全身麻醉进行操作 |
| IIIb | 需要全身麻醉下操作 |
| IV | 威胁生命的并发症(包括中枢神经系统的并发症以及需要外科监护室处理的并发症) |
| IVa | 单器官功能衰竭(包括透析) |
| IVb | 多器官功能衰竭 |
| V | 患者死亡 |
| 后缀"d" | 如果患者出院时仍然有并发症，则在记录时加上后缀"d"，提示患者仍需要后续随访以充分评估并发症情况 |

（刘凡　叶颖江）

# 第九章 颈部疾病

## 第一节 亚急性非化脓性甲状腺炎

亚急性非化脓性甲状腺炎常继发于上呼吸道感染或流行性腮腺炎等病毒感染，可能是由于病毒感染破坏了部分甲状腺滤泡，释放的胶体引起甲状腺组织内的异物反应。是自限性疾病，一般病程为数周至数月。

【诊断标准】

1. 临床表现

(1) 颈前疼痛，常波及下颌、耳、枕部，转头或吞咽时加剧，部分患者伴有体温升高、肌肉酸痛、疲乏等病毒感染的相关症状。

(2) 病程早期约半数患者可伴有甲亢症状。

(3) 甲状腺肿大、压痛。

(4) 血沉增快，$T_3$、$T_4$ 可增高，但 $^{131}I$ 摄取量一般减低。

2. 诊断要点

患者出现颈部疼痛，甲状腺肿大并有压痛，1~2 周前常有上呼吸道感染或流行性腮腺炎。超声检查常发现一些特征性改变：甲状腺多呈轻度肿大，病灶可以单个或多个；形态不规则，受累的甲状腺多呈低回声，低回声灶越大，患者的疼痛越明显。诊断有困难时，可用激素(强的松或泼尼松)进行治疗性试验，通常 48 小时内症状即缓解，否则需鉴别其他疾病。

【治疗原则】

本病为自限性疾病，一般只需对症治疗。可用非甾体抗炎药缓解疼痛；甲亢症状可用 β 受体阻滞剂，抗甲状腺药物无效；激素治疗有明显疗效，但停药后易复发；放射治疗疗效较激素治疗持久；抗菌药物无效。

## 第二节 慢性淋巴细胞性甲状腺炎

慢性淋巴细胞性甲状腺炎(桥本甲状腺炎)是一种自身免疫性疾病，较常见，好发于中青年女性，通常表现为无痛性双侧甲状腺肿。病理上以甲状腺实质出现不同程度的淋巴细胞浸润及纤维化为特征，血液中常有很高的甲状腺过氧化物酶抗体(TPOAb)和(或)甲状腺球蛋白抗体(TgAb)。

【诊断标准】

1. 临床表现

(1) 中青年女性多见，病变进展缓慢，多数无主观症状。

(2) 甲状腺弥漫肿大，质较硬韧，随吞咽可上下移动；晚期可有压迫症状。

(3) 90%以上患者甲状腺过氧化物酶抗体升高，50%甲状腺球蛋白抗体升高；可伴甲状腺功能减退。

(4) 超声检查提示甲状腺以低回声为主的弥漫性病变特点。

2. 诊断要点

中青年女性病程缓慢，甲状腺弥漫增大质硬，伴有 TPOAb 和(或)TgAb 的升高，超声提示弥漫性低回声，可以帮助诊断。必要时可行针刺活检或甲状腺素治疗性试验。

【治疗原则】

一般不需手术治疗，甲功减低者可口服左甲状腺素治疗。疾病初期和起病较快者可服中短期糖皮质激素作为抑制性治疗。当出现气管压迫症状或合并甲状腺恶性病变时需行手术治疗。

# 第三节　慢性纤维性甲状腺炎

慢性纤维性甲状腺炎(Riedal 甲状腺炎)临床罕见，组织学特征为正常的甲状腺组织被大量致密的纤维组织所替代，表现为质地坚硬的甲状腺肿块，常可累及周围组织或器官，如喉返神经、甲状旁腺、气管、纵隔和前胸壁。

【诊断标准】

1. 临床表现

(1) 甲状腺逐渐肿大，可出现声音嘶哑、呼吸困难或吞咽困难。

(2) 甲状腺肿大常限于一侧，表面不平，质地坚硬，颈部淋巴结不肿大。

(3) 甲状腺功能减退，一半以上伴甲状腺抗体增高。

2. 诊断要点

不易与甲状腺癌鉴别，超声检查和超声引导下细针穿刺活检有助诊断。其他辅助检查如 CT、MRI、$^{131}$I 扫描、PET-CT 检查等有助于鉴别诊断。

【治疗原则】

(1) 试用肾上腺皮质激素治疗，可缓解局部症状。

(2) 呼吸困难时可手术切除峡部，解除压迫。部分病例可行甲状腺腺叶切除或大部切除。

# 第四节　单纯性甲状腺肿

碘缺乏导致垂体前叶分泌大量促甲状腺激素(TSH)，使甲状腺代偿性肿大，称为单纯性甲状腺肿。由于多呈地方性分布，又称地方性甲状腺肿。初期，扩张的滤泡均匀散布在甲状腺体，形成弥漫性甲状腺肿。随着病变发展，扩张的滤泡集结呈数个大小不等的结节，逐渐形成结节性甲状腺肿。部分结节由于血供不良，可发生退行性变、囊性变、纤维化或钙化等病变。结节性甲状腺肿临床常见，女性多发。

青春发育期、妊娠期或绝经期妇女，对甲状腺素的需求量暂时性增高，可发生生理性甲状腺肿，常在成年或妊娠结束后自行缩小。

【诊断标准】

1. 临床表现

(1) 甲状腺不同程度肿大，开始呈弥漫、对称性，腺体表面平滑，质地柔软；后出现单侧或双侧的多个(或单个)大小不等、质地不一的结节，呈不对称性，可随吞咽上下移动。

(2) 囊性变的结节可发生囊内出血，此时结节可在短期内较快增大，并可出现疼痛。

(3) 随腺体增大和结节增多，可出现压迫症状。

①压迫气管：气管可弯曲、狭窄，向对侧移位或软化；出现堵塞感，呼吸不畅，甚至呼吸困难。

②压迫食管：巨大甲状腺肿可伸入气管和食管之间，造成吞咽困难。

③压迫喉返神经：单侧喉返神经受压可出现声音嘶哑；双侧喉返神经受压可引起呼吸困难。出现喉返神经受压症状要高度警惕合并恶性病变可能。

④压迫颈交感神经：可出现 Horner 综合征(眼球下陷、瞳孔变小、眼睑下垂)。

⑤压迫上腔静脉：多由于胸骨后甲状腺肿压迫，出现上腔静脉综合征(单侧面部青紫、肿胀，颈、胸部表浅静脉扩张)。

(4) 结节性甲状腺肿可继发甲亢(毒性多结节性甲状腺肿)，出现甲亢症状；但比 Graves 病(毒性弥漫性甲状腺肿)症状轻。

(5) 结节性甲状腺肿可合并恶性病变。

2. 诊断要点

(1) 多见于地方性甲状腺肿流行区；病程长，可数年或十数年；多见于成年女性。

(2) 一般无临床症状，基础代谢率正常；巨大甲状腺肿或结节可伴有压迫症状，如呼吸困难、声音嘶哑、吞咽困难、Horner 综合征等。

(3) 甲状腺内可打及单个或多个大小不等、质地不一的结节。

(4) 少数可合并恶性病变，并出现恶性肿瘤的相关体征。

(5) 继发甲亢时可出现甲亢症状。$^{131}I$ 摄取率增高，$T_3$、$T_4$ 水平增高，TSH 低于正常水平，尿碘排泄低于 100ng/L，血浆蛋白结合碘(PBI)降低，甲状腺球蛋白(Tg)升高。

(6) 超声检查可帮助判断甲状腺结节的大小、多少和分布，以及囊性、实质性或是混合性。超声引导下细针穿刺细胞学检查，可帮助确定组织学诊断。

(7) 放射性核素扫描可帮助评估甲状腺的功能状态。多数结节性甲状腺肿表现为温或凉结节。如出现热结节，表示该结节有自主功能；如发生冷结节，则应警惕恶性可能，但目前较少使用。

(8) CT、MRI 有利于胸骨后甲状腺肿或纵隔甲状腺肿的诊断。

【治疗原则】

(1) 青春发育期或妊娠期的生理性甲状腺肿，无需手术或药物治疗，宜多食含碘丰富的食物。

(2) 年龄小于 25 岁的弥漫性甲状腺肿者，可给予少量甲状腺素，以抑制垂体前叶促甲状腺激素的分泌。常用剂量为左旋甲状腺素 50~100μg/d，连服 3~6 个月。

(3) 手术指征

①腺叶较大，压迫气管、食管、喉返神经或交感神经节而引起临床症状者。

②胸骨后甲状腺肿。

③巨大甲状腺肿，影响工作生活者。

④结节性甲状腺肿继发甲状腺功能亢进者，应按甲亢术前严格准备后再行手术。

⑤结节性甲状腺肿合并恶性病变者。

⑥为美观要求，迫切要求手术者。

4. 手术方式

(1) 应根据结节大小、多少及分布而定。一般可行单侧腺叶全切除(单侧多发大结节时)或次全切除(尚存部分正常腺体组织时)，双侧腺叶次全切除(双侧尚存部分正常腺体组织时)，一侧全切对侧次全切除(只有一侧尚存部分正常腺体组织时)，也可行全甲状腺切除(已无正常腺体组织存留)。

(2) 结节性甲状腺肿继发甲亢时，可根据结节大小、多少和分布决定切除范围。一般可行双侧腺叶次全切除+峡部切除，或单侧全切+对侧次全切除，也可行甲状腺全切术。

(3) 如术中发现可疑恶性结节，宜行术中冰冻切片检查，如证实恶性，可根据情况行同侧及峡部全切除，或甲状腺全切除；如发现可疑转移淋巴结，可同时行区域淋巴结清扫。

# 第五节　甲状腺腺瘤

患者女性明显多于男性，无明显症状，生长缓慢，常为单发结节，分滤泡状和乳头状两种，有约 10%的癌变风险，以及约 20%引起甲状腺功能亢进的可能。

【诊断标准】

1. 临床表现

(1) 女性患者多于男性，颈前无痛性肿块，多无自觉症状，部分患者可因囊内出血而表现为肿物短期增大，并出现局部胀痛。

(2) 甲状腺单个结节，圆形或椭圆形，光滑、质中或稍硬、边缘清楚，随吞咽上下移动。

(3) 超声为包膜完整、质地均一的实性低回声结节，部分可伴有囊性变。核素扫描一般为温结节，囊性变时可为冷结节。

2. 诊断要点

颈部无症状单发结节，光滑，超声检查有助于诊断。

【治疗原则】

腺瘤较小且患者能够遵医嘱进行规律的随访复查者，可以观察；如出现压迫气管、继发甲亢，腺瘤可疑或证实出现恶变，或严重影响美观，宜采取手术治疗。手术治疗可行腺叶切除，必要时可行术中快速病理检查，若证实癌变则按甲状腺癌处理。

# 第六节　甲状腺癌

甲状腺癌是起源于甲状腺滤泡上皮或者滤泡旁上皮细胞的恶性肿瘤，也是头颈部最为常见的恶性肿瘤。女性的发病率显著高于男性。常见的病理类型有三种。

(1) 分化型甲状腺癌(DTC)　包括乳头状癌(PTC)、滤泡状癌(FTC)以及 Hürthle 细胞癌。

(2) 甲状腺髓样癌(MTC)　中度恶性，发生于滤泡旁细胞(C 细胞)，分泌大量降钙素，较早出现淋巴结转移，晚期可有远处转移；部分患者有家族史。

(3) 甲状腺未分化癌(ATC)　多为老年人，恶性程度高，很早转移至颈部淋巴结，可血行转移至骨和肺。

【诊断标准】

1. 临床表现

（1）症状　大多数甲状腺肿瘤患者早期没有临床症状，通常在体检时通过甲状腺触诊和颈部超声检查而发现。合并甲状腺功能异常时可出现相应的临床表现，如甲状腺功能亢进或甲状腺功能减退。甲状腺肿瘤较大或颈侧区淋巴结转移时，颈部可触及肿物。晚期局部疼痛和压迫症状，常可压迫气管、食管，使气管、食管移位。肿瘤局部侵犯重时可出现声音嘶哑、吞咽困难或交感神经受压引起 Horner 综合征，侵犯颈丛可出现耳、枕、肩疼痛等症状。颈淋巴结转移引起的颈部肿块在未分化癌发生较早。晚期肿瘤可出现骨转移和肺转移。甲状腺髓样癌由于肿瘤本身可产生降钙素和 5-羟色胺，可引起腹泻、心悸、面色潮红等症状。部分髓样癌患者属于多发神经内分泌肿瘤的一个表现，可伴有甲状旁腺增生和嗜铬细胞瘤等，术前应注意明确诊断。

（2）体征　颈部有时可触及甲状腺肿大或结节，典型体征包括：结节形状不规则，质地硬，边界不清；早期可随吞咽运动上下移动，晚期多不能移动，与周围组织粘连固定。若伴颈部淋巴结转移，可触诊颈部淋巴结肿大。

2. 诊断要点

（1）病史　①地方性甲状腺肿流行地区及儿童甲状腺结节；②成年男性甲状腺单发结节；③短期内明显增大的甲状腺结节；④儿童期曾接受颈部放射治疗或其他电离辐射者。

（2）实验室检查　应行 $T_3$、$T_4$、游离 $T_3$、游离 $T_4$ 及 TSH 测定，以评估甲状腺功能。建议行抗甲状腺球蛋白抗体(TgAb)、甲状腺过氧化物酶抗体(TPOAb)和 TSH 受体抗体(TRAb)检测，可行甲状腺癌肿瘤标志物检测，包括甲状腺球蛋白(Tg)降钙素(Ct)和癌胚抗原(CEA)；测定血清 Tg 时可同时检测 TgAb。

DTC 患者治疗后的随访阶段，血清 Tg 变化是判别患者是否存在肿瘤残留或复发的重要指标，可将血清 Tg 用于监测 DTC 术后的复发和转移。MTC 患者，建议在治疗前同时检测血清 Ct 和 CEA，并在治疗后定期监测其水平变化，有助于 MTC 患者的疗效评估和病情监测。

（3）超声检查是甲状腺最常用的影像学检查方法。超声检查提示甲状腺结节为恶性的征象中，特异性较高的包括：微小钙化、边缘不规则、纵横比＞1；其他征象如实性低回声结节、晕圈缺如、甲状腺外侵犯等，伴有颈部淋巴结异常超声征象等；颈部淋巴结异常超声征象包括：淋巴结内部出现微钙化、囊性变、高回声、周边血流，还包括淋巴结呈圆形、边界不规则或模糊、内部回声不均、淋巴门消失或皮髓质分界不清等。可参考甲状腺影像报告和数据系统(TI-RADS)对甲状腺结节恶性程度进行评估（表 9-1）。

表 9-1　TI-RADS 分类

| 分类 | 评价 | 超声表现 | 恶性风险 |
| --- | --- | --- | --- |
| 0 | 无结节 | 弥漫性病变 | 0 |
| 1 | 阴性 | 正常甲状腺(或术后) | 0 |
| 2 | 良性 | 囊性或实性为主，形态规则、边界清楚的良性结节 | 0 |
| 3 | 可能良性 | 不典型的良性结节 | ＜5% |
| 4 | 可疑恶性 | 恶性征象：实质性、低回声或极低回声、微小钙化、边界模糊/微分叶、纵横比＞1 | 5%～85% |

| 分类 | 评价 | 超声表现 | 恶性风险 |
|------|------|---------|---------|
| 4a | | 具有1种恶性征象 | 5%~10% |
| 4b | | 具有2种恶性征象 | 10%~50% |
| 4c | | 具有3~4种恶性征象 | 50%~85% |
| 5 | 恶性 | 超过4种恶性征象，尤其是有微钙化和微分叶者 | 85%~100% |
| 6 | 恶性 | 经病理证实的恶性病变 | 100% |

（4）超声引导下细针穿刺活检（US-FNAB）对诊断很有帮助。对怀疑甲状腺恶性肿瘤患者，有条件者建议进行 US-FNAB；穿刺的同时可行相关基因检测以协助诊断。

（5）对于甲状腺髓样癌，有条件者的单位建议通过基因测序检测 RET 基因种系突变的位点，以进一步了解肿瘤的危险程度，或帮助诊断多发内分泌肿瘤ⅡA型、ⅡB型或家族性髓样癌。

（6）对怀疑颈部淋巴结转移患者，如无碘对比剂使用禁忌证，宜行颈部 CT 增强扫描。颈部 CT 增强扫描对中央组淋巴结、上纵隔组淋巴结和咽后组淋巴结观察具有优势，并可对胸骨后甲状腺病变、较大病变及其与周围结构的关系进行观察，可清晰显示各种形态大小的钙化灶。

（7）术前声带功能评估　术前应常规进行喉镜检查，评估双侧声带活动情况。

（8）其他　对晚期肿瘤，肿瘤较大或有压迫/侵犯周围组织结构的症状或证据的患者，可根据需要行食管镜/胃镜、支气管镜等检查评估患者病情，以充分了解患者病情，做好相应的治疗预案。

【治疗原则】

1．甲状腺癌的外科治疗

（1）分化型甲状腺癌　分期可参考美国癌症联合会（AJCC）肿瘤 TNM 分期第 8 版（表 9-2）。肿瘤 T 分期为 cT1/T2 期的病变，建议行患侧腺叶及峡部切除；对于部分有高危因素如肿瘤已侵犯甲状腺被膜外、多灶癌、淋巴结转移、远处转移、有家族史、幼年电离辐射接触史等，也可行全甲状腺切除；cT3/T4 期的病变，建议行全甲状腺切除；对于淋巴结分期为 cN0 期的患者，如有高危因素（如 cT3/T4 期病变、多灶癌、家族史、幼年电离辐射接触史等），可考虑行中央区清扫；cN1a 期的患者应清扫患侧中央区；确诊为 N1b 期时行侧颈清扫。术中使用神经功能实时监测技术及甲状旁腺保护技术有助于降低喉返神经、喉上神经、甲状旁腺功能受损的发生风险。

表 9-2　分化型甲状腺癌 TNM 分期

| T | 原发肿瘤 | N | 区域淋巴结 | M | 远处转移 |
|---|---------|---|-----------|---|---------|
| Tx | 原发肿瘤不能评估 | Nx | 区域淋巴结不能评估 | M0 | 无远处转移 |
| T0 | 无肿瘤证据 | N0 | 无淋巴结转移证据 | M1 | 有远处转移 |
| T1 | 肿瘤局限在甲状腺内，最大径≤2cm | N0a | 经过一或多种细胞学或组织学检查证实为良性淋巴结 | | |
| T1a | 肿瘤最大径≤1cm | N0b | 没有临床或影像学证据存在区域淋巴结转移 | | |

| T | 原发肿瘤 | N | 区域淋巴结 | M | 远处转移 |
|---|---|---|---|---|---|
| T1b | 肿瘤最大径>1cm，≤2cm | N1 | 区域淋巴结转移 | | |
| T2 | 肿瘤 2～4cm | N1a | 转移至Ⅵ、Ⅶ区淋巴结，可以为单侧或双侧 | | |
| T3 | 肿瘤>4cm，局限于甲状腺内或大体侵犯甲状腺外带状肌 | N1b | 单侧、双侧或对侧颈淋巴结转移或咽后淋巴结转移 | | |
| T3a | 肿瘤>4cm，局限于甲状腺内 | | | | |
| T3b | 大体侵犯甲状腺外带状肌，无论肿瘤大小 | | | | |
| T4 | 大体侵犯甲状腺外带状肌外 | | | | |
| T4a | 侵犯喉、气管、食管、喉返神经及皮下软组织 | | | | |
| T4b | 侵犯椎前筋膜，或包裹颈动脉、纵隔血管 | | | | |

(2) 髓样癌　宜行全甲状腺切除。MTC 较易出现颈部淋巴结转移，大部分患者就诊时已伴有淋巴结转移，切除原发灶的同时还建议行颈部淋巴结清扫术。

(3) 未分化癌　少数未分化癌患者就诊时肿瘤较小，可能有手术机会。大多数患者就诊时已经失去手术切除的机会，通常采用其他治疗，如放疗、化疗、靶向治疗等。

2. TSH 抑制治疗

对分化型甲状腺癌，宜行 TSH 抑制治疗，对 TSH 抑制的目标水平和持续时间宜根据动态评估结果进行调整。

3. 分化型甲状腺癌的 $^{131}$I 治疗

$^{131}$I 治疗指征可参照复发风险分层（表 9-3），对具备治疗指征的已行甲状腺全切或近全切的 DTC 患者进行 $^{131}$I 治疗。

表 9-3　甲状腺癌复发风险分层（参考 2018 年国家卫生健康委员会甲状腺癌诊疗规范）

| 低危险度分层 | 中危险度分层 |
|---|---|
| 甲状腺乳头状癌(包括以下所有) | 甲状腺周围组织的微小侵犯 |
| 无区域淋巴结或远处转移 | 术后首次核素显像有颈部病灶摄碘 |
| 大体肿瘤无残留 | 恶性程度高的亚型(高细胞、柱状细胞、弥漫硬化等) |
| 肿瘤无外侵 | 伴有血管侵犯，cN1 或 5 个以上淋巴结转移的 pN1，转移淋巴结直径小于 3cm |
| 非恶性程度高的组织学亚型 | 多灶性甲状腺乳头状微小癌伴或不伴 BRAF$^{V600E}$ 突变 |
| 首次术后全身核素扫描未见甲状腺床外的摄碘灶 | **高危险度分层** |
| 无血管侵犯 | 明显侵犯甲状腺周围软组织 |
| cN0 或少于 5 个微小淋巴结转移(直径< 0.2 cm) | 肿瘤残留 |
| 滤泡状亚型乳头状癌，位于甲状腺内，未突破包膜；甲状腺乳头状微小癌，位于甲状腺内，单发或多发，包括 BRAF$^{V600E}$ 突变 | 远处转移 |
| | 术后血清 Tg 提示远处转移 |
| 滤泡性甲状腺癌，位于甲状腺内，分化好，有包膜侵犯且无血管侵犯，或仅有微小血管侵犯 | pN1 且转移淋巴结大于 3 cm |
| | 滤泡性甲状腺癌广泛浸润血管 |

(1) 复发风险分层属高危险度的患者，强烈推荐 $^{131}$I 治疗。

(2) 复发风险分层属中危险度的患者，可考虑 $^{131}$I 治疗。

（3）复发风险分层属低危险度的患者，不推荐 $^{131}I$ 治疗。

4. 甲状腺癌的放射治疗

甲状腺癌对放射治疗敏感性较差，单纯放射治疗对甲状腺癌的治疗并无优势，原则上应配合手术使用，术后放射治疗仅在肉眼存在肿瘤残余的部位使用。

5. 甲状腺癌的全身治疗

全身治疗主要适用于部分对放射性碘治疗不敏感的远处转移甲状腺癌患者、甲状腺未分化癌患者、不能采用手术或局部治疗的局部晚期患者和不能耐受其他治疗的患者。全身治疗包括分子靶向药物治疗和全身化疗。对 DTC 患者来说，化疗疗效差，靶向治疗更为重要；而对甲状腺未分化癌患者主要的全身治疗是化疗。

（1）分子靶向治疗　对于放射性碘难治性晚期 DTC 患者，进展迅速及症状显著者，以及不能采用手术或局部治疗的局部晚期患者可考虑使用多激酶抑制剂（如索拉非尼、乐伐替尼等）；对于进展较迅速及症状显著的晚期 MTC 患者，以及不能采用手术或局部治疗的局部晚期患者，可考虑使用安罗替尼、vandetanib 和 cabozantinib 等药物。

（2）化学治疗　常用的化疗药物包括紫杉类、蒽环类和铂类，可单独或联合应用。

【随访原则】

宜对甲状腺癌术后患者进行个体化的规律随访。

# 第七节　甲状腺舌管囊肿

甲状腺舌管囊肿是一种先天发育性囊肿，源于甲状腺舌管的残余上皮，囊肿和瘘管壁覆有柱状或鳞状上皮，常含淋巴结样组织，多见于儿童和青少年。

【诊断标准】

1. 临床表现

（1）颈前舌骨平面下方圆形、无痛肿物。

（2）肿物表面光滑，囊性感，张口伸舌时可觉肿块上提回缩。

（3）可以因感染导致破溃而形成瘘管，不易愈合。

2. 诊断要点

儿童青少年颈前光滑，无痛肿物，伸舌时能上提回缩。

【治疗原则】

治疗以手术切除为主。将囊肿或瘘管全部切除，宜连同舌骨中段一并切除，并将甲状腺舌管结扎。

# 第八节　颈部囊状淋巴管瘤

颈部囊状淋巴管瘤又称先天性囊状水瘤，为一种多房性囊肿。囊壁甚薄，覆有内皮细胞，内容物多为透明、微黄色的淋巴液。

【诊断标准】

1. 临床表现

儿童先天性颈部质软、无痛、囊性肿物，生长较缓慢。

2. 诊断要点

(1) 常见于儿童颈侧部(颈后三角)皮下组织内的肿物，少数患者可为成年人。

(2) 肿物柔软，囊性，有波动感，透光，不易压缩，无疼痛，边界不清，可蔓延生长。

(3) 内容物多为透明微黄色，镜检见有大量淋巴细胞。

(4) 超声检查提示为包膜完整的囊性肿物。

【治疗原则】

手术是淋巴管瘤主要的治疗方法。对于局限的较小的淋巴管瘤，不影响功能又不影响美观者，可不予治疗。如颈部淋巴管瘤引起呼吸困难或影响进食，经保守治疗无效者，可考虑手术治疗。并发感染时，应先控制感染。

# 第九节　颈淋巴结结核

颈淋巴结结核多见于儿童和青年人，30 岁以上比较少见。结核杆菌多由口腔或扁桃体侵入，少数继发于肺或支气管的结核病变。

【诊断标准】

1. 临床表现

依病情轻重表现不同，初期表现为颈侧部淋巴结肿大，无痛，最初多孤立、较光滑、可活动，后渐融合成团，外形不规则，活动度差。晚期经干酪样变、液化而成寒性脓肿，继之破溃，形成不易愈合的窦道或溃疡，排出豆渣样或稀米汤样的稀薄脓液。多无明显的全身症状。已破溃的淋巴结容易继发感染，引起急性炎症。

2. 诊断要点

儿童和青年颈部无痛性淋巴结肿大，后融合成团，不规则，可形成不易愈合的窦道或溃疡。结核菌素试验、病理活检等手段可明确诊断。

【治疗原则】

(1) 全身营养支持，给予规范的抗结核药物治疗。

(2) 局部治疗　少数较大、没有液化、可移动的淋巴结可手术切除，缝合切口；如已经液化，表面皮肤尚完整，可穿刺吸脓并注入抗结核药物；如已破溃但没有继发严重感染，可行刮除术，伤口不加缝合，同时应用抗结核药物。

# 第十节　原发性甲状旁腺功能亢进

原发性甲状旁腺功能亢进由于甲状旁腺自身病变导致合成和分泌过多甲状旁腺激素并导致以钙磷代谢异常为主要特点的代谢综合征，其病变腺体为一个或多个，甚至所有腺体。多为散发病例，有家族聚集倾向者可能是多发性神经内分泌腺瘤病的一个组织部分。女性多见，易发生于 30～50 岁。原发性甲状旁腺功能亢进的病理以甲状旁腺腺瘤多见，甲状旁腺增生少见，甲状旁腺癌罕见。

【诊断标准】

1. 临床表现

典型的临床表现包括反复发作的肾结石、骨疼痛、病理骨折，部分患者出现上消化道溃疡、急性胰腺炎、胆石症及精神改变。

(1) 早期可能仅有血钙及或甲状旁腺激素的升高，患者无任何特异性临床症状。

(2) 典型临床表现大致分为三个方面：①骨骼系统相关表现，如骨关节疼痛、骨质疏松、纤维囊性骨炎、骨折等；②泌尿系统相关表现，如多饮多尿、泌尿系结石、肾绞痛、血尿、肾实质钙化等，重者可以出现肾功能衰竭；③高钙血症相关表现，如意识淡漠、烦躁或性格改变；神经肌肉应激性降低可导致纳差、腹胀、便秘、肌无力、易疲劳等，消化性溃疡，急慢性胰腺炎以及心悸、心律失常等。

(3) 严重高钙危象者可出现脱水、神志障碍，甚至危及生命。

2. 诊断要点

(1) 定性诊断　主要基于血清钙水平出现持续性或间断性升高，以及血清甲状旁腺激素水平的升高，同时排除继发性或三发性甲状旁腺功能亢进。

①甲状旁腺激素升高是诊断原发性甲状旁腺功能亢进最直接的证据。

②血钙升高常是发现原发性甲状旁腺功能亢进的首要指标。血清白蛋白水平低下者血钙可能不高，此时游离血钙水平升高更具诊断意义。

③常出现血磷降低和24小时尿钙升高，但疾病早期或合并其他病变时可以不出现。

④血钙或游离钙水平正常并不能排除原发性甲状旁腺功能亢进，出现甲状旁腺激素分泌不受血钙升高有效抑制者亦可做出诊断。

⑤其他：碱性磷酸酶(AKP)、血清钙/磷比、尿cAMP(环腺苷酸)可有增高。

(2) 定位诊断　原发性甲状旁腺功能亢进行手术治疗前应尽可能明确病变甲状旁腺的数量和位置，以减少手术创伤，缩短手术时间，减少复发风险。

①超声检查：可作为原发性甲状旁腺功能亢进定位诊断的首选手段，但对异位甲状旁腺病变不易诊断。

②核素检查：$^{99m}Tc-MIBI$双时相检查是原发性甲状旁腺功能亢进定位诊断的常用检查方法，尤其在诊断异位甲状旁腺病变方面优势显著。

③必要时可采用CT、MRI等方法辅助定位。

【治疗原则】

部分无症状或症状轻微的患者，以及无法耐受手术治疗的患者可以采用非手术治疗。手术切除病变的甲状旁腺是原发性甲状旁腺功能亢进的有效治疗手段。手术方法与病因有关。

(1) 甲状旁腺瘤　保持包膜完整的腺瘤切除手术。

(2) 甲状旁腺增生　甲状旁腺次全切除或全切除加甲状旁腺自体移植手术。切除的腺体数目与自身腺体的数目有关。

(3) 甲状旁腺癌　整块切除甲状旁腺癌及其周围受侵犯组织，如甲状腺、气管壁、食管壁、颈前肌等，保证足够手术安全切缘。如术前或术中发现异常淋巴结，应清扫区域淋巴结。

对术前出现高钙危象的患者，及时降低血钙有助于提高手术安全性。术前定位不明确但症状明显且无手术禁忌证者可以考虑手术探查，有条件者可实施术中甲状旁腺激素和血清钙磷水平监测来指导手术方式。应行术中冰冻病理学检查明确切除标本的性质。术后密切监测患者血钙的动态变化。

# 第十一节　甲状腺功能亢进

甲状腺功能亢进(简称甲亢)，分为原发性甲亢、继发性甲亢和高功能腺瘤三类。女性较男性多见。

(1) 原发性甲亢　最常见，腺体肿大和功能亢进综合征同时出现，腺体弥漫对称性肿大，患者多有突眼征。

(2) 继发性甲亢　较少见，多发于单纯性甲状腺肿的流行地区，由结节性甲状腺肿转变而来。

(3) 高功能腺瘤　继发性甲亢的特殊类型，较少见，腺体内有单个自主性高功能结节。

【诊断标准】

1. 临床表现

(1) 原发性甲亢

①甲状腺对称性弥漫性肿大，听诊可有血管杂音。

②多言、烦躁、易激动，失眠，两手颤动，怕热、多汗，食欲亢进，体重减轻。

③心悸、气短，脉快有力，心率常超过 100 次/分，脉压增大，严重病例出现甲亢性心脏病。

④眼球突出，眼裂增宽，瞬目减少，两眼集合能力差。

⑤其他症状可有腹泻、停经、周期性肌麻痹、胫前黏液水肿等。

⑥实验室检查：血清 $T_3$、$T_4$、TSH 测定；$^{131}$I 摄取试验：2 小时＞25%或 24 小时＞50%；TRH 兴奋试验(促甲状腺激素释放激素兴奋试验)阴性。

(2) 继发性甲亢

①多数继发于结节性甲状腺肿。

②临床表现同原发性甲亢，但仅少部分病例有突眼征。

③实验室检查同原发性甲亢。

(3) 高功能腺瘤

①大多为甲状腺内的单发结节，伴有甲亢表现。

②临床表现同原发性甲亢，但无突眼征。

③实验室检查：$^{131}$I 甲状腺扫描提示"热结节"。

2. 诊断要点

根据临床表现和实验室检查，甲亢的诊断不难，重点是要区分不同类型的甲亢：原发性甲亢甲状腺弥漫对称肿大，常合并突眼征；继发性甲亢常继发于结节性甲状腺肿，突眼征少见；高功能腺瘤同位素有特异表现。

【治疗原则】

1. 抗甲状腺药物治疗

(1) 病情轻、病程短的原发性甲亢。

(2) 20 岁以下青少年和儿童。

(3) 伴有其他严重疾患不宜手术者。

(4) 手术后复发病例。

2. 放射性碘治疗

(1) 成人原发性甲亢伴甲状腺肿大Ⅱ度以上。

(2) 抗甲状腺药物治疗失败或过敏。

(3) 甲亢手术后复发。

(4) 甲亢性心脏病或甲亢伴其他病因的心脏病。

(5) 甲亢合并白细胞和(或)血小板减少或全血细胞减少。

(6) 老年甲亢。

(7) 甲亢合并糖尿病。

(8) 毒性多结节性甲状腺肿。

(9) 自主功能性甲状腺结节合并甲亢。

3. 手术治疗

(1) 中、重度甲亢且长期药物治疗无效或效果不佳。

(2) 停药后复发,甲状腺较大。

(3) 结节性甲状腺肿伴甲亢。

(4) 高功能腺瘤。

(5) 疑似与甲状腺癌并存者。

(6) 儿童甲亢用抗甲状腺药物治疗效果差者。

(7) 妊娠期甲亢药物控制不佳者,可以在妊娠中期(第13~24周)进行手术治疗。手术方式可行一侧甲状腺全切除、另一侧次全切除手术,保留4~6g甲状腺组织;也可行双侧甲状腺次全切除手术,每侧保留2~3g甲状腺组织。

(姜可伟　杨晓东)

# 第十章 乳房疾病

## 第一节 多乳头和(或)多乳房畸形

胚胎发育过程中，自腋窝至腹股沟连线(即乳线)上形成6～8对乳头状局部增厚，即为乳房的始基。正常情况下，仅胸前一对发育成为乳房，其余均于出生前退化，如不退化或退化不全即形成多乳头或多乳房，亦称副乳。

【诊断标准】

1. 临床表现

(1) 多乳头和(或)乳房可发生在乳线的任何部位，通常位于正常乳房外上方近腋窝处或正常乳房与脐之间，偶尔在腹部或腹股沟部。

(2) 多为对称性的一对，也可单发或一对以上，较正常乳房小，常无副乳头及乳晕，或仅见副乳头。

(3) 在月经期、妊娠或哺乳期可发生肿胀、疼痛，甚至分泌乳汁。

(4) 部分患者影像学检查可能提示存在腺体样结构。和正常乳房一样，副乳亦可发生良、恶性肿瘤。

2. 诊断要点

(1) 主要根据典型体征做出诊断。

(2) 对于合并肿块者可行超声等检查，进一步鉴别。

【治疗原则】

(1) 对无症状和对外形无影响者不需治疗。

(2) 对肿痛明显、影响活动、较大影响美观或合并肿物者可以手术切除。

## 第二节 男性乳腺发育

男性乳腺发育也称男性乳腺增生症，表现为一侧或双侧乳腺呈女性样发育，严重者影响外观如成年女性的乳房，但对全身没有影响。研究表明，男性乳腺发育多与体内雌激素和雄激素的不平衡有关，在青春期和老年人当中均有可能出现雌激素水平绝对或相对的升高，从而导致腺体发育增生。另外，一些引起激素分泌失调的内分泌疾病及药物也有可能导致男性乳腺发育。

【诊断标准】

1. 临床表现

(1) 青春期和老年人多见。

(2) 临床上多表现为一侧或双侧乳腺肥大，部分乳晕区可触及盘状肿块，有或无触痛。

(3) 对于触及明确肿块者可行超声检查，常可发现腺体样回声。

2. 诊断标准

(1) 结合病史及典型表现即可作出诊断。

(2) 部分患者可能有甲状腺功能低下、肝硬化、性腺发育异常等病史，也有一部分患者有药物服用史。

(3) 对于肿块明显者需结合超声、钼靶等影像学检查，以排除乳腺肿瘤。

【治疗原则】

多数男性乳腺发育无需治疗，但对于影响外观、伴有乳头溢液或肿瘤者应手术切除。一般可行保留乳头的皮下腺体切除，病理提示伴发乳腺癌者应按恶性肿瘤原则处理。

# 第三节 急性乳腺炎

急性乳腺炎是乳腺的急性化脓性感染，多表现为蜂窝织炎或脓肿。绝大多数出现于哺乳期，尤以初产妇多见。常出现于开始哺乳后 3～6 周，哺乳中断或断乳期间也容易发生。细菌侵入和乳汁淤积是产生乳腺炎的基础。和其他皮肤软组织感染一样，其最常见的致病菌是金黄色葡萄球菌，其次为链球菌，后期可能合并多种细菌感染。

【诊断标准】

1. 临床表现

(1) 典型的急性乳腺炎表现为红肿热痛，可伴有腋窝淋巴结肿大、疼痛。炎症进展患者可出现寒战、高热等全身中毒症状，白细胞计数常升高。

(2) 若炎症未能及时控制，局部可形成炎症包块，继而形成脓肿。由于乳腺小叶间有不少纤维分隔，因而脓肿可能表现为单房或多房性。

(3) 脓肿表浅或范围较大时可以出现典型波动感。脓肿继续发展可以自皮肤溃破或经乳头排出，亦可侵入乳腺后间隙，形成乳房后脓肿。

(4) 乳腺超声检查多提示局部回声减低，可见脓肿形成。

2. 诊断要点

(1) 哺乳期妇女出现高热、乳房疼痛，伴有局部炎症表现，应考虑急性乳腺炎可能。

(2) 对于体征不明显，可行超声检查了解有无脓肿形成。穿刺抽出脓液可以明确诊断。

【治疗原则】

急性乳腺炎的治疗原则为控制感染，排空乳汁。

(1) 设法排空乳汁是哺乳期乳腺炎早期最为关键的治疗，应鼓励母亲继续哺乳，教授其正确哺乳方法，必要时可应用吸乳器吸乳。目前多数研究资料认为，乳腺炎母亲的乳汁一般不会对乳儿造成不利影响，而继续哺乳有利于乳汁引流。对于感染严重或脓肿破溃形成乳瘘、局部症状严重难以继续哺乳者可以考虑终止泌乳。终止泌乳目前多推荐大剂量维生素 $B_6$ 口服、炒麦芽煎服，无效可应用小剂量雌激素。

(2) 早期呈蜂窝织炎表现而未形成脓肿前，应用抗生素可取得良好效果。应尽量避免选用庆大霉素、左氧氟沙星等可能对乳儿有影响的抗菌药物。青霉素疗效肯定，副作用少，应用广泛；但目前青霉素耐药细菌越来越多，因而可以选用阿莫西林–克拉维酸等耐酶青霉素及头孢类药物，对于青霉素过敏者可选用大环内酯类药物如红霉素、阿奇霉素等，脓肿形成时可加用甲硝唑等抗厌氧菌药物。

(3) 脓肿形成后，应及时行脓肿切开引流术。对于脓肿较小者可考虑超声引导下穿刺抽脓，可反复进行，也可置管冲洗引流。对于抽吸无效、脓腔较大或张力较高即将破溃者可切开引流。多建议采用沿乳管放射状切口，后间隙脓肿可采用沿下皱襞弧形切口，乳晕下脓肿应沿乳晕边缘做弧形切口。麻醉应充分，手术当中打开脓腔之间的分隔，使引流通畅，必要时可通过多个切口进行对口引流。

【预防原则】

关键在于避免乳汁淤积，防止乳头损伤，保持乳头清洁。

# 第四节　浆细胞性乳腺炎

浆细胞性乳腺炎是一种非细菌性的慢性炎症，占乳腺良性疾病的 4%～5%，常反复发作，可迁延数年。该病发病机制尚不完全清楚，多数学者认为其发病与自身免疫因素有关，上皮细胞碎屑及脂质聚集在导管内，引起导管梗阻、扩张及导管周围炎症，晚期导管内刺激性物质溢出管外引起以浆细胞浸润为主的炎症反应，大部分患者可继发厌氧菌感染，也被称为乳腺导管扩张症、导管周围炎、闭塞性乳腺炎等。

【诊断标准】

1. 临床表现

(1) 本病常见于 30～40 岁非哺乳期妇女，反复发作，常以乳房肿块、乳头溢液就诊，多有乳头内陷病史。

(2) 急性期可出现疼痛、红肿等局部炎症表现，部分患者可以形成脓肿。

(3) 浆细胞性乳腺炎在部分患者可以表现为质硬、界限不清、活动度差的肿块，甚至可能伴有乳头内陷、皮肤酒窝征、肿块破溃、窦道形成，酷似乳腺癌，因而常需要活检方能确诊。

2. 诊断要点

(1) 常伴有乳头内陷病史，反复发作。

(2) 初次发作者需结合超声等影像学检查，部分患者可能需给予试验性抗炎治疗后方能做出诊断。

(3) 对于有肿块形成、表现类似乳腺癌者，多数需要进行穿刺或手术活检进行鉴别。

【治疗原则】

(1) 该病急性期应使用涵盖厌氧菌的广谱抗菌药物。可配合微波、红外线等局部物理治疗，加速炎症吸收。

(2) 脓肿形成时应参照急性乳腺炎进行引流。炎症控制后可以进行局部广泛切除，切除范围不应过小，否则容易复发。切除组织应常规送病理检查，以除外乳腺癌。

# 第五节　乳　腺　结　核

乳腺结核在临床上比较少见，但近年来结核病有增加的趋势，本病也相对增多。多数由肺结核等经血源或淋巴途径播散而来，少部分可由胸壁结核直接蔓延而来。

【诊断标准】

1. 临床表现

(1) 此类患者常常继发于隐匿性结核感染，多数难以提供结核病史；但经仔细检查大部分可找到其他脏器结核证据。

(2) 临床上主要表现为乳房无痛性肿块，后期随肿块增大可伴有疼痛，常有皮肤粘连，肿块软化后形成冷脓肿，可向皮肤溃破形成窦道，排出稀薄脓液。多无发热，少数伴有急性炎症者也可有红、肿、热、痛等表现。

(3) 本病有时表现为乳房坚硬肿块，乳房外形改变，伴有乳头内陷，可出现腋窝、颈部淋巴结肿大，和乳腺癌不易鉴别，常需活检明确。

2. 诊断要点

(1) 可能有其他部位结核病灶，如肺结核、骨结核。

(2) 典型者根据临床表现即可诊断，非典型者多数需寻找病理组织学证据。

(3) 需与乳腺非特异性炎症、乳腺癌等相鉴别。

【治疗原则】

(1) 注意休息，加强营养。

(2) 全身抗结核治疗。

(3) 脓肿形成者可考虑切开引流。

(4) 病灶局限时可考虑切除病灶。

# 第六节　乳腺增生症

目前临床上诊断的乳腺增生症实际上是以乳房疼痛伴或不伴有结节为主要表现的一类症状集合。其名称很多，包括纤维囊性增生、乳腺病、乳痛症、小叶增生症等。其病理学上为多种表现的乳腺结构不良。实际上，在绝大多数成年女性中曾经出现过这些临床或病理表现，即使在那些没有症状的人群中也可能出现相应的病理表现，因而目前认为这些所谓的乳腺增生症患者中相当一部分可能是生理性的。乳腺增生症发病年龄多在 30～50 岁之间，其病因多认为与内分泌失调或精神因素有关。雌激素促进乳腺导管及其周围结缔组织生长，黄体酮促进小叶及腺泡的发育。雌孕激素比例失调，使乳腺实质增生过度和复旧不全。

【诊断标准】

1. 临床表现

(1) 乳腺增生症多见于中青年女性。临床上突出的症状是乳房疼痛和肿块，部分患者具有周期性。典型症状表现为月经来潮之前乳腺肿胀疼痛，可能伴有乳腺结节，乳腺来潮后疼痛迅速缓解，结节消失或变软。但在部分患者特别是病程较长患者中，疼痛可以变得没有规律。少数患者还可以出现乳头溢液，以浆液性或清亮透明者居多，血性溢液少见。部分患者症状与精神心理因素密切相关，劳累、紧张、熬夜等均可造成症状加重。

(2) 乳房触诊可以发现多发的结节，常为颗粒状、条索状或片状，质地可能较正常腺体略韧，有或无触痛，但一般没有皮肤粘连。少数单发、质硬的结节在临床上难以与乳腺癌鉴别，需行乳腺超声、钼靶等辅助检查区别，必要时需行穿刺或手术活检。

(3) 乳腺增生症的超声、钼靶、磁共振成像表现并无特异性，多数没有阳性发现，部分患者可能出现乳管增宽及乳腺囊肿。

2. 诊断要点

(1) 根据典型症状做出诊断。

(2) 伴有乳腺结者，需结合乳腺超声、钼靶、MRI 检查，综合判断其性质。对于可疑恶性者，需行活检明确诊断。

【治疗原则】

(1) 典型的与月经周期相关的轻微疼痛无需治疗。

(2) 与精神心理因素相关的乳腺增生症的治疗主要以自我调节为主，用药为辅。一般鼓励患者劳逸结合、缓解精神压力、保持情绪平稳，其症状多数能够自行缓解。

(3) 对于少数症状较为严重的、病程长的、自我调节效果不佳的患者可以考虑药物治疗。

(4) 对于不典型结节可进行穿刺或手术活检，主要目的是排除乳腺癌。

# 第七节　乳腺纤维腺瘤

纤维腺瘤是年轻女性最常见的乳腺肿瘤，也是 25 岁以下女性乳腺肿瘤的首要原因。它起源于乳腺小叶，以小叶内纤维细胞增生为主。在妊娠、哺乳或围绝经期等激素水平急骤变化的时候，瘤体有可能迅速生长。

【诊断标准】

1. 临床表现

好发于青年女性，多数表现为单侧乳房单发肿瘤，质韧，有弹性，活动度好，部分患者为多发或双侧纤维腺瘤。多数肿瘤发展缓慢。除肿块外，患者多无明显自觉症状。

2. 诊断要点

(1) 主要以年龄及体检结果作为诊断依据。

(2) 典型纤维腺瘤在乳腺超声上多表现为边界清楚的低回声肿物，多呈圆形、椭圆形或分叶状，内部回声均匀，后方回声增强，可见侧方声影。对于不典型者需结合乳腺钼靶、MRI 检查，部分病例可能需行活检方能诊断。

(3) 主要需与叶状肿瘤和乳腺癌鉴别。

【治疗原则】

(1) 对于年轻、肿瘤较小的患者特别是多发者，可以考虑观察。

(2) 对于肿瘤较大、有手术意愿者，可手术切除。对于肿瘤增长迅速、影像学表现不典型者应行切除活检。

(3) 手术切除乳腺纤维腺瘤时，应将肿块连同其包膜完整切除，减少复发。

# 第八节　乳腺叶状肿瘤

叶状肿瘤是少见的乳腺肿瘤，含有上皮和结缔组织两种成分。病理学上将其分为良性、交界性和恶性等亚型，其中恶性者过去也称为叶状囊肉瘤。

【诊断标准】

1. 临床表现

(1) 叶状肿瘤好发于 40 岁左右女性，但各种年龄均可发病。多数表现为无痛性单发肿块，生长迅速。瘤体巨大者可以表现为表面皮肤隆起、紧张、发亮，浅静脉扩张。

(2) 无论是触诊还是超声、钼靶等影像学检查，其表现均与纤维腺瘤类似。与纤维腺瘤相比，年龄偏大、肿瘤较大或生长迅速等是其特点；但仅凭体征和影像学检查很难诊断叶状肿瘤，即使穿刺活检也难以完全准确地将其与纤维腺瘤区分，因此怀疑叶状肿瘤者首选切除活检。

(3) 恶性叶状肿瘤有血行转移可能，以肺转移多见，腋窝淋巴结转移少见。

2. 诊断要点

(1) 临床表现符合纤维腺瘤而具有年龄偏大、肿瘤较大或生长迅速等特点者，需考虑叶状肿瘤。

(2) 确诊需有组织病理学证据。

(3) 需与纤维腺瘤、乳腺癌相鉴别。

【治疗原则】

(1) 临床上对于年龄偏大、肿瘤较大或生长迅速的纤维腺瘤，应考虑手术切除活检，以排除叶状肿瘤。叶状肿瘤的治疗以局部手术切除为主，可采取肿物切除术或乳房部分切除，切缘应超过 1cm。当肿物切除或乳房部分切除难以获得阴性切缘时可考虑乳房切除术。

(2) 一般不进行腋窝淋巴结活检或清扫。

(3) 对于首次局部复发的肿瘤仍然可以考虑局部扩大切除，但要保证有足够的阴性切缘。再次复发者应行全乳切除。

# 第九节　导管内乳头状肿瘤

导管内乳头状肿瘤是一类起源于乳腺导管上皮细胞的肿瘤，其典型特点是多数有乳头溢液症状。主要分为中央型(单发)和外周型(多发)。

【诊断标准】

1. 临床表现

(1) 中央型乳头状瘤起源于大导管，75%伴有乳头溢液，多为血性溢液或黄色溢液，少数为浆液性。肿瘤较小，常不能触及。少数可在乳晕附近触及肿块，多为圆形、柔软，挤压包块有时可以看到液体自乳头溢出。超声检查在很多患者无阳性发现，部分患者仅可见扩张导管，在一小部分患者中可以看到囊实性包块，也有部分患者表现为实性包块。纤维乳管镜检查可以看到位于大导管内的粉红色瘤体。乳管造影可以看到乳管扩张、充盈缺损或截断征。

(2) 外周型乳头状瘤常常起源于终末导管小叶单位，也可延伸到导管，起病常较隐匿，部分可有乳头溢液，也可由成簇的乳头状瘤合并为肿块，常合并有导管非典型增生，手术很难完全切除干净，复发率较高，有一定的恶变率。

2. 诊断要点

(1) 病史　常表现为血性溢液伴或不伴乳房肿物。

（2）体检　部分患者在乳晕区能触及肿块，轻压肿块，乳头有血性液体。

（3）辅助检查　乳管镜、乳管造影检查有助于诊断和定位，少部分患者乳头溢液涂片细胞学检查可能发现异型细胞。

【治疗原则】

治疗以手术为主，应切除包括瘤体在内的导管系统。手术之前应综合体检、影像检查、乳管镜、乳管造影等明确病变位置，选择合适的切口，显露大导管后寻找病变所在的导管，病变导管多因出血而显色，很容易找到，必要时也可从溢液的乳管开口注入少量染料帮助定位。对于明确起源于大导管的中央型导管内乳头状肿瘤，亦可以选择病变乳管切除术。导管内乳头状瘤合并非典型增生恶变率较高，术后可考虑给予药物预防，但须权衡获益与副反应的风险。目前可选择他莫昔芬口服 5 年。

# 第十节　乳　腺　癌

乳腺癌是女性最常见的恶性肿瘤，在欧美国家发病率为 100/10 万左右，而我国是相对低发地区，发病率为(30~40)/10 万，但呈逐年上升趋势。乳腺癌的发病机制至今尚未明确，流行病学研究提示月经初潮早、绝经晚、生育晚、未生育人群发病率更高，提示雌激素暴露时间和强度在乳腺癌发生中可能起一定作用。遗传和家族因素是比较明确的乳腺癌高危因素，目前认为 BRCA1/2、P53、PTEN 等抑癌基因参与遗传性乳腺癌的发生。

【诊断标准】

1. 临床表现

（1）好发于中老年女性，其临床表现多样，可能表现为肿块、乳头溢液，亦可完全没有主观症状。

（2）无痛性肿块为乳腺癌常见表现，多为单发；典型者质硬，边界不清，活动度差。

（3）肿瘤侵犯导致皮肤淋巴管堵塞而引起局部皮肤红肿，使皮肤呈橘皮样，形成典型的"橘皮征"，若红肿面积超过乳房面积 1/3 则称之为"炎性乳癌"。若肿瘤侵犯 Cooper 韧带，引起皮肤凹陷，则形成"酒窝征"；肿瘤侵犯乳腺导管可导致乳头回缩或凹陷；向后方侵犯胸肌筋膜或胸肌可使肿块或乳房固定。晚期肿瘤可破溃形成火山口样溃疡面，常继发感染，伴有恶臭。肿瘤广泛侵犯周围组织，可引起"铠甲胸"、胸壁塌陷等特殊表现。部分患者乳头溢液者以血性溢液为首发表现，多为单侧、单孔溢液。少数患者出现乳头、乳晕皮肤瘙痒、脱屑、糜烂、增厚等湿疹样表现，称之为"湿疹样癌"。

（4）乳腺癌最常见的转移途径是淋巴转移。通过淋巴引流可转移至腋窝、内乳的淋巴结，亦可通过淋巴通路转移至肝脏、对侧乳腺。血行转移是乳腺癌术后复发的根源，常见的转移部位包括骨、肝、肺和脑。

（5）值得注意的是近年来无症状、体征的乳腺癌比例逐步增高，仅在影像学上呈现乳腺癌的表现，这是影像筛查水平提高的结果。

①典型乳腺癌的超声表现为低回声肿物，边界不清，形状不规则，无包膜，后方回声衰减，血流丰富。典型腋窝淋巴结转移癌表现为淋巴结增大，皮质增厚，髓质减少甚至消失。

②乳腺癌的钼靶可表现为肿块和(或)钙化。典型恶性肿物表现为边界不清，形状不规则，可有毛刺；多形性钙化和杆状、分枝状钙化是典型的恶性钙化；部分早期乳腺癌患者

仅表现为钙化。

③乳腺癌的 MRI 影像表现多样。典型表现为边界不清楚的肿块，明显强化，强化曲线呈廓清型或平台型。

（6）对于乳头溢液者进行乳管镜检查可能发现一些导管内改变，可表现为管壁粗糙、僵硬、导管内肿瘤；乳管造影可能会发现管壁僵硬、充盈缺损等表现，但阳性率较低。

（7）对于可疑恶性的乳腺病灶，应获取组织学标本明确诊断。首选粗针穿刺活检，目前多采用带有自动弹射装置的活检枪，配合 14～16G 活检针，可获取足够组织标本供病理诊断，有条件应在影像引导下进行。

（8）对于确诊乳腺癌的患者，应该通过骨扫描、胸片、腹部超声或 CT 等检查筛查有无远处转移。

2. 诊断要点

（1）需根据病史、体征及影像学检查综合判断方能做出诊断。

（2）随着无症状体征的乳腺癌增多，需重视超声、钼靶、MRI 等辅助检查在乳腺癌诊断中的作用。

（3）对于可疑病灶进行穿刺或切除活检取得病理诊断是唯一确诊手段。

（4）病理诊断要求报告乳腺癌病理类型、组织学分级、雌激素受体（ER）、孕激素受体（PR）、人表皮生长因子 2（HER2）、增殖指数（Ki－67）等分子指标。

（5）乳腺癌 TNM 分期

①原发肿瘤（T）

| 分期 | 描述 |
| --- | --- |
| Tx | 原发肿瘤无法评估 |
| T0 | 没有原发肿瘤证据 |
| Tis | 原位癌 |
| Tis（DCIS） | 导管原位癌 |
| Tis（Paget's） | 乳头 Paget's 病，不伴有肿块（伴有肿块的 Paget's 病按肿瘤大小分类） |
| T1 | 肿瘤最大直径≤2cm |
| T1mic | 微小浸润癌，最大直径≤0.1cm |
| T1a | 肿瘤最大直径>0.1cm，但≤0.5cm |
| T1b | 肿瘤最大直径>0.5cm，但≤1cm |
| T1c | 肿瘤最大直径>1cm，但≤2cm |
| T2 | 肿瘤最大直径>2cm，但≤5cm |
| T3 | 肿瘤最大直径>5cm |
| T4 | 不论肿瘤大小，直接侵犯胸壁（a）或皮肤（b），如下所述 |
| T4a | 侵犯胸壁，不包括胸肌 |
| T4b | 患侧乳腺皮肤水肿（包括橘皮样变），溃破，或限于同侧乳房皮肤的卫星结节 |
| T4c | T4a 与 T4b 并存 |
| T4d | 炎性乳腺癌 |

②区域淋巴结(N)

| 临床分期 | 描述 |
| --- | --- |
| Nx | 区域淋巴结无法评估(例如前已切除) |
| N0 | 无区域淋巴结转移 |
| N1 | 同侧腋窝淋巴结转移,可活动 |
| N2 | 同侧腋窝淋巴结转移,固定或相互融合;或缺乏同侧腋窝淋巴结转移的临床证据,但临床上发现有同侧内乳淋巴结转移 |
| N2a | 同侧腋窝淋巴结转移,互相融合或与其他组织固定 |
| N2b | 仅临床上发现同侧内乳淋巴结转移,而无腋窝淋巴结转移的临床证据 |
| N3 | 同侧锁骨下淋巴结转移伴或不伴腋窝淋巴结转移;或有临床上发现同侧内乳淋巴结转移和腋窝淋巴结转移的临床证据;或同侧锁骨上淋巴结转移伴或不伴腋窝或内乳淋巴结转移 |
| N3a | 同侧锁骨下淋巴结转移 |
| N3b | 同侧内乳淋巴结及腋窝淋巴结转移 |
| N3c | 同侧锁骨上淋巴结转移 |

| 病理分期 | 描述 |
| --- | --- |
| pNx | 区域淋巴结无法分析 |
| pN0 | 组织学无区域淋巴结转移或仅有孤立肿瘤细胞(ITC) |
| pN0(i+) | 仅有孤立肿瘤细胞(ITC)即肿瘤灶≤0.2mm |
| pN0(mol+) | 分子技术(RT-PCR)检测阳性,组织学上无孤立肿瘤细胞 |
| pN1 | 微小转移或1~3个腋窝淋巴结转移和/或临床阴性但内乳前哨淋巴结活检阳性 |
| pN1 mi | 存在微转移,0.2mm<肿瘤灶最大径≤2.0mm |
| pN1a | 同侧1~3个腋窝淋巴结转移,至少一个肿瘤灶>2.0mm |
| pN1b | 同侧内乳前哨淋巴结阳性 |
| pN1c | pN1a 和 pN1b |
| pN2 | 4~9个腋窝淋巴结转移或腋窝淋巴结无转移内乳淋巴结影像阳性 |
| pN2a | 4~9个腋窝淋巴结转移,至少一个肿瘤灶>2.0mm |
| pN2b | 临床明显的内乳淋巴结转移而腋窝淋巴结无转移 |
| pN3 | 10个或10个以上腋窝淋巴结转移或同侧锁骨下淋巴结转移;或同侧内乳淋巴结影像阳性同时腋窝淋巴结有转移;或腋窝3个以上淋巴结转移同时内乳临床阴性但前哨活检阳性,或同侧锁骨上淋巴结转移 |
| pN3a | 10个或10个以上淋巴结转移(至少一个肿瘤灶直径>2.0mm)或锁骨下淋巴结转移 |
| pN3b | 1~9个腋窝淋巴结转移同时内乳淋巴结影像阳性;或腋窝淋巴结4~9个阳性同时内乳前哨淋巴结阳性 |
| pN3c | 同侧锁骨上淋巴结转移 |

③远处转移(M)

| 分期 | 描述 |
| --- | --- |
| Mx | 远处转移无法评估 |
| M0 | 无远处转移 |
| M1 | 有远处转移 |

④TNM 分期

| | | | |
|---|---|---|---|
| 0 期 | Tis | N0 | M0 |
| ⅠA 期 | T1 | N0 | M0 |
| ⅠB 期 | T0 | N1mi | M0 |
| | T1 | N1mi | M0 |
| ⅡA 期 | T0 | N1 | M0 |
| | T1 | N1 | M0 |
| | T2 | N0 | M0 |
| ⅡB 期 | T2 | N1 | M0 |
| | T3 | N0 | M0 |
| ⅢA 期 | T0 | N2 | M0 |
| | T1 | N2 | M0 |
| | T2 | N2 | M0 |
| | T3 | N1 | M0 |
| | T3 | N2 | M0 |
| ⅢB 期 | T4 | N0 | M0 |
| | T4 | N1 | M0 |
| | T4 | N2 | M0 |
| ⅢC 期 | 任何 T | N3 | M0 |
| Ⅳ期 | 任何 T | 任何 N | M1 |

【治疗原则】

随着对乳腺癌分子生物学特性的认识加深，单一外科治疗的理念已经逐渐被综合治疗的理念取代。现代乳腺癌治疗原则为根据患者肿瘤分期和分子分型进行的包括手术、放疗、内分泌、化疗和靶向治疗的综合治疗。

1. 外科治疗

传统的乳腺癌手术为 Halsted 倡导的乳腺癌根治术，该术式要求将肿瘤周围 3～5cm 皮肤，乳腺腺体，胸大、小肌和腋窝淋巴结整块切除。自 20 世纪 70 年代以来，保留胸大肌(和胸小肌)的改良根治术应用于临床。改良根治术保留了胸大肌，减少了手术创伤，缩短了手术时间，与根治术有同样的生存获益，成为现代乳腺癌手术的经典术式。随着对乳腺癌生物学行为认识的深入，发现对于早期乳腺癌患者，接受保留乳房的局部切除术加行放疗可以获得同样的远期生存。目前临床最常用的外科手术术式为改良根治术和保乳手术。

传统乳腺癌手术行腋窝淋巴结清扫术，其创伤较大，不可避免地破坏腋窝的神经血管，阻断上肢的淋巴回流，从而引起局部麻木、无力以及淋巴水肿等一系列并发症，影响生活质量。20 世纪 90 年代，研究发现腋窝清扫的作用主要在于确定分期、为预后判断和辅助治疗提供依据，因而人们尝试通过示踪剂(如核素、蓝色染料等)引导定位乳腺癌细胞转移的第一站淋巴结，即前哨淋巴结，以创伤较小的前哨淋巴结活检技术进行腋窝分期。该技术主要应用于临床检查腋窝淋巴结阴性的浸润性乳腺癌患者，前哨淋巴结阴性患者可以免于腋窝清扫。

## 2. 放射治疗

放射治疗是乳腺癌局部治疗的手段之一。保乳手术患者术后需常规接受局部放疗。对于淋巴结阳性患者推荐胸壁放疗和锁骨上区放疗，原发肿瘤较大或存在脉管癌栓推荐行胸壁放疗。

## 3. 内分泌治疗

雌激素受体(ER)和(或)孕激素受体(PR)阳性者对内分泌治疗敏感，应该接受内分泌治疗；受体阴性患者内分泌治疗获益率低，常规不给予内分泌治疗。早期曾应用于乳腺癌内分泌治疗的卵巢切除、肾上腺切除，因其创伤大，目前在临床上实际应用较少。经典的内分泌治疗药物是他莫昔芬，该药为选择性雌激素受体调节剂，通过竞争性抑制雌激素与雌激素受体的结合达到抑制肿瘤细胞生长的目的，可以用于绝经前和绝经后女性。绝经前女性的激素主要来源于卵巢，药物卵巢去势可以起到很好的效果。戈舍瑞林是黄体生成素释放激素类似物(LHRHa)，通过竞争性结合垂体 LHRH 受体，引起女性雌二醇水平降低。绝经后女性的雌激素主要来源于肾上腺等处的雄激素在芳香化酶的作用下转化为雌激素。近年来，大量临床研究结果显示芳香化酶抑制剂在绝经后女性有很好的疗效，效果优于他莫昔芬。这类药物包括阿那曲唑、来曲唑和依西美坦。

## 4. 化疗

淋巴结阳性患者多需要接受化疗，淋巴结阴性患者如存在年轻(如小于 35 岁)、肿瘤体积大(如直径大于 2cm)、组织学分级高(如 Ⅱ － Ⅲ 级)、HER2 阳性、三阴性乳腺癌等情况可考虑给予化疗。经典的 CMF 方案(环磷酰胺、甲氨蝶呤、氟尿嘧啶)目前应用较少，蒽环类和紫杉类药物成为乳腺癌辅助化疗最常用也是疗效最显著的两类药物。临床常用方案为 AC(阿霉素、环磷酰胺)、TC(多西紫杉醇、环磷酰胺)、AC－T(阿霉素、环磷酰胺、序贯紫杉醇/多西紫杉醇)。

## 5. 靶向治疗

目前较为成熟的乳腺癌靶向治疗药物以人表皮生长因子受体为靶点。其中曲妥珠单抗为 HER2 单克隆抗体，与化疗联用，可以大幅改善 HER2 阳性乳腺癌患者远期生存质量。帕妥珠单抗也是一种人源化的单克隆抗体，可以与曲妥珠单抗结合使用治疗早期乳腺癌，也可以用于曲妥珠单抗治疗失败的晚期乳腺癌治疗。另一种靶向治疗药物拉帕替尼是一种口服的小分子酪氨酸激酶抑制剂，可同时作用于 HER－1 和 HER－2 受体，主要应用于晚期乳腺癌。

（王殊　刘淼）

# 第十一章 周围血管疾病

## 第一节 单纯性下肢静脉曲张

1916 年 Homans 将下肢浅静脉曲张分为单纯性（原发性）和继发性两大类。前者深静脉无病理改变，仅为隐股静脉或隐腘静脉瓣关闭不全，使血液从股总静脉或腘静脉倒流入大、小隐静脉，逐步破坏大、小隐静脉的各个瓣膜，引起浅静脉曲张；后者是因下肢深静脉血栓形成堵塞，在后遗症期间浅静脉代偿性扩张，或因在深静脉血栓再通的过程中，破坏隐股、隐腘静脉瓣和深静脉及交通支静脉中的瓣膜，使深静脉血液倒流入浅静脉内，造成浅静脉曲张。Homans 主张对单纯性者做大、小隐静脉高位结扎加剥脱术，而对后者则不宜采用此手术。1938 年 Linton 指出，小腿下段交通静脉瓣膜功能不全所引起的血液倒流，与足靴区溃疡形成有密切关系，主张应行交通支静脉结扎术。

随着静脉造影术和各种无创检查方法在临床广泛应用，也随着临床研究的逐步深入，学者们对下肢静脉病变有了新的认识。目前，按血液动力学变化，可将下肢静脉病变分为血液倒流性和回流障碍性两大类。前者主要为静脉中的瓣膜失去单向开放的生理功能，发生关闭不全而不能制止血液倒流；后者则为静脉回流通道受阻而引起。这说明导致下肢浅静脉曲张的病因是多方面的。因此，下肢浅静脉曲张只是一种临床表现，而不是一个单独的疾病。

【诊断标准】

1. 临床表现

（1）下肢浅表静脉曲张，即大、小隐静脉及其属支迂曲和扩张，站立时明显，平卧后消失。

（2）长时间站立后患肢沉重、酸胀，易疲劳，平卧休息后可减轻；病情轻者可无明显不适。

（3）病情进展时，可出现患肢轻度肿胀但多局限于踝部、胫前和足背部，也可有足靴区皮肤营养障碍如皮肤色素沉着、皮肤和皮下组织硬结、湿疹甚至经久不愈性溃疡。

（4）合并浅静脉炎时可出现局部红、肿、热、痛，可扪及红肿触痛的条索。

（5）部分患者可合并患肢的皮炎，如湿疹或神经性皮炎。

2. 诊断要点

（1）有典型的临床表现　如浅静脉曲张，行走或久立后患肢沉重、酸胀等，严重者可出现下肢尤其是足靴区皮肤营养障碍即皮肤色素沉着，甚至经久不愈性溃疡。

（2）可合并浅静脉炎或皮炎。

（3）Trendelenburg 试验可发现有无合并交通支功能不全，而 Perthes 试验可了解深静脉通畅情况。

（4）血管彩超可见大、小隐静脉瓣膜关闭不全，深静脉通畅或伴有深静脉瓣膜功能不全。

（5）静脉造影　可鉴别浅静脉曲张为单纯性下肢静脉曲张抑或是原发性深静脉瓣膜功能不全，或下肢深静脉血栓形成后遗症的表现。

【治疗原则】

1. 非手术治疗

绑弹力绷带或穿带压力差的弹力袜。此法适合于病变程度较轻、妊娠期妇女、不能耐受手术或不愿手术者；有下肢沉胀、浮肿表现者亦可服用促进静脉回流药物对症治疗。

2. 硬化治疗

可作为手术的辅助疗法，用于处理剥脱术后残余曲张静脉，也可单独处理直径小于 8mm 的病变静脉。

3. 手术治疗

手术治疗是本病的根治方法。

(1) 高位结扎和剥脱曲张的大、小隐静脉。

(2) 结扎功能不全的交通支静脉。

(3) 新近还有激光、射频、电凝法、泡沫硬化剂、黏合剂等治疗静脉曲张的方法。

# 第二节　原发性下肢深静脉瓣膜功能不全

原发性下肢深静脉瓣膜功能不全是 20 世纪 80 年代被认识的一种静脉病变的新范畴。主要是深静脉中瓣膜的游离缘伸长、松弛、下垂，以至于在重力作用下发生血液倒流时，不能使两个相对的瓣叶在管腔正中紧密对合关闭，从而引起深静脉倒流性病变，造成下肢静脉系统淤血和高压，而导致一系列临床症状和体征。1976 年 Kistner 在一篇报道中简略地提到下肢深静脉瓣膜功能不全的原因，可以是继发于深静脉血栓形成后遗症，也可能是原发性，如深静脉瓣膜缺如或发育不良。但一直到 1980 年，Kistner 经过长时间的研究探索后才确认原发性下肢深静脉瓣膜功能不全这一疾病。

【诊断标准】

1. 临床表现

(1) 患肢浅静脉曲张，同样存在患肢站立或行走后沉重、酸胀不适。

(2) 与单纯性浅静脉曲张疾病不同的是常合并有患肢小腿肿胀。

(3) 较易合并足靴区皮肤营养障碍性改变，如色素沉着、湿疹或溃疡形成。

2. 诊断要点

(1) 典型的临床表现即下肢浅静脉曲张，基本上多数患者合并有患肢肿胀，患肢抬高后患肢肿胀减轻，多数患肢更易合并足靴区皮肤营养障碍性改变，如色素沉着、湿疹和溃疡形成。

(2) 彩色多普勒超声检查：多作为筛查方式，可用于诊断，可发现股、腘静脉瓣膜关闭不全，且未发现深静脉血栓形成。

(3) 顺行或逆行静脉造影：静脉造影为最可靠的检查方法，并可依据其结果进行瓣膜功能分级。

【治疗原则】

1. 保守治疗

可穿循环驱动袜(弹力袜)或以循环驱动器治疗，此法适合于轻度病变患者、不愿手术或不能耐受手术者；也可应用口服药物辅助治疗，促进静脉回流。

## 2. 手术治疗

诊断明确且深静脉瓣膜功能不全较重者均可考虑手术治疗，方法如下。

（1）静脉瓣膜修复术　主要针对患肢股浅静脉近心端第一对瓣膜或腘静脉瓣膜。主要方法有戴戒术、股静脉切开瓣膜修复术和利用血管镜行瓣膜修复术。

（2）带瓣静脉段移植术　仅适合于无瓣者，或瓣膜已无法修复者。

（3）半腱肌–股二头肌腱祥腘静脉瓣膜替代术　此法术后并发症较多，已为多数学者摒弃。

（4）浅静脉高位结扎和剥脱术　对于股静脉反流不超过膝下者可行此法，但术后应同时穿循环驱动袜。

# 第三节　下肢深静脉血栓形成

深静脉血栓形成是指血液在深静脉不正常的凝结，好发于下肢，其发病率约为上肢的10倍。1856年Virchow提出的静脉内膜损伤、血流缓慢和血液高凝状态，仍然被公认为导致深静脉血栓形成的三大因素。随着科技的进步和许多新的检测手段的问世，已为这三大因素赋予了许多新的内容。深静脉血栓形成在急性阶段如不能及时诊断和治疗，一些患者可因血栓脱落导致肺栓塞甚至死亡。此外，未能及时处理者多数不能幸免慢性血栓形成后综合征的发生，造成患者长期病痛，严重影响生活和工作能力，严重者可以致残。

【诊断标准】

## 1. 临床表现

部分轻度下肢深静脉血栓形成患者可无明显症状，当血栓导致血管壁及其周围组织炎症反应，尤其是血栓堵塞静脉管腔，造成静脉血液回流障碍后，依据病变部位不同，可导致不同的临床表现。

（1）下肢肿胀　绝大多数为突发单侧下肢肿胀，如血栓延伸进下腔静脉后可造成双侧下肢肿胀；如血栓仅累及膝下静脉或肌间静脉丛也可肿胀不明显。因左髂静脉易受右髂动脉骑跨压迫（Cockett综合征），左下肢静脉血栓形成的发生率远高于右侧。

（2）下肢疼痛　主要是血栓激发静脉壁炎症反应和血栓远端静脉急剧扩张，刺激血管壁内末梢神经感受器所致。尤其以肌间静脉丛血栓形成者，更易表现为小腿腓肠肌活动后疼痛，而髂股静脉血栓形成者发生疼痛较为少见。

（3）可有浅静脉扩张，这主要是深静脉血栓形成后的继发性代偿反应。

（4）全身反应　少数患者可有体温升高，但一般不超过38.5度；也可有脉率增快、白细胞计数增多等。如下肢静脉血栓不断蔓延累及下肢整个深静脉、浅静脉及其属支，少数可导致强烈的动脉痉挛，称之为股青肿，出现一系列下肢缺血性临床表现，如患肢发凉、发绀，皮肤出现水疱，足背动脉搏动减弱或消失，甚至出现肢体坏疽或休克表现。

## 2. 诊断要点

（1）症状和体征

①主要表现：为一侧肢体突然肿胀，尤其是卧床患者、有血液高凝危险因素、患肢有静脉穿刺或输注刺激性药物者更应怀疑此病。

②周围型：又称为小腿段肌间静脉丛血栓形成。此类患者临床表现可不明显，可仅有患肢轻度肿胀、小腿轻度疼痛，Homans征可呈阳性。

③中央型：也称髂股静脉血栓形成。患肢肿胀明显，也可有患肢不同程度疼痛，还可伴有髋部胀痛、局部发热表现。

④混合型：全下肢深静脉包括小腿肌间静脉丛均有血栓形成。如为周围型发展所致，则前期表现较轻，而后突然肿胀；如为中央型扩展所致，则临床表现与中央型不易鉴别。

⑤股青肿：如广泛深静脉血栓形成导致动脉强烈痉挛，临床上表现为在肢体肿胀的基础上出现患肢剧烈疼痛，皮温下降，皮肤呈暗紫色，患肢动脉搏动减弱或消失。

(2) 辅助检查

①彩色多普勒超声检查是判断下肢深静脉血栓形成的主要手段。

②放射性核素检查对于彩超不易发现的小腿肌间静脉丛血栓形成和怀疑有肺栓塞者有较大帮助。

③静脉造影目前多不主张，此检查可能加重深静脉血栓形成，现多被彩超检查所替代。

【治疗原则】

1. 保守治疗

(1) 抗凝治疗　普通肝素静脉注射或低分子肝素皮下注射抗凝治疗，之后桥接华法林口服抗凝治疗，调节国际标准化比值(INR)为 2.0～3.0；也可以采用新型口服抗凝药物(利伐沙班、阿哌沙班、依度沙班或达比加群等)治疗。

(2) 患肢抬高。

(3) 溶栓治疗　尿激酶 25 万～50 万单位，溶于低分子右旋糖酐或 0.9%生理盐水中静脉滴注，最好从患肢输入，1～2 次/天，10～14 天为一疗程；亦可使用重组组织型纤溶酶原激活剂(rt-PA)溶栓。外周静脉溶栓方案在临床应用中渐趋减少，目前指南推荐将导管直接置于血栓内溶栓，效果更佳。

(4) 抗凝治疗　溶栓与抗凝治疗联合应用可能增加出血发生率，但对有血液高凝状态者，以加用低分子肝素更为安全。急性期后仍需桥接法华林抗凝或新型口服抗凝药治疗，疗程宜超过 3 个月。

(5) 祛聚与抗血小板药物治疗　溶栓时将尿激酶溶于低分子右旋糖酐中已起到祛聚作用。完成溶栓治疗后，如存在抗凝禁忌，可长期口服抗血小板药物如肠溶阿司匹林等。

2. 手术治疗

是否积极行静脉切开取栓尚存在争议，然而一旦发生股青肿则可考虑积极手术取栓治疗或导管溶栓，以及机械性血栓清除装置消除血栓。在相应干预措施实施前放置下腔静脉滤器，可降低发生肺栓塞的风险。

# 第四节　急性动脉栓塞

动脉栓塞是指栓子从心脏或近心端动脉壁脱落，随血流推向远侧，阻塞动脉血流，导致组织、器官缺血坏死的病理过程。动脉栓塞起病急，发展迅速，威胁肢体存活甚至危及生命。动脉栓塞主要由血栓栓塞造成，常发生于心血管疾病患者。除血栓外，肿瘤、空气、脂肪、异物、细菌或真菌菌栓等，均可以成为栓塞动脉的栓子，但较少见。栓子绝大多数来源于心脏，其他尚可来源于近端动脉硬化性斑块、动脉瘤附壁血栓、人工血管以及各种血管腔内介入治疗所产生的并发症等。

动脉取栓术是最早的动脉重建术。1911 年 Georges Labey 首先获得手术成功；而 1963 年 Forgart 取栓导管的问世才真正为动脉取栓提供了一种简便、安全和有效的手段。

【诊断标准】

1. 临床表现

急性动脉栓塞的症状和体征以及严重程度，取决于栓塞后缺血的持续时间和侧支循环的代偿情况。典型的临床表现有肢体缺血的"6P"征，即疼痛(pain)、苍白(pallor)、脉搏消失(pulselessness)、麻木(paresthesia)、运动障碍(paralysis)和皮温变化(poikilothermia)。

2. 诊断要点

(1) 典型的"6P"征。

(2) 患者常有器质性心脏病、房颤和动脉粥样硬化等病史。

(3) 如出现肢体坏死，可有高热、高钾血症、肌红蛋白尿甚至肾功能衰竭或有休克表现。

(4) 彩色多普勒超声检查能较精确地定位栓塞部位。

(5) 动脉造影 DSA、CTA、MRA 检查可发现从栓塞部位近端动脉突然中断。

(6) 超声心动检查主要用于发现有无左心赘生物或血栓成分，同时可评价心脏其他情况。

【治疗原则】

1. 非手术治疗指征

(1) 患者处于濒危状态，不能耐受手术。

(2) 较小动脉栓塞，侧支循环足以维持远端肢体血运。

(3) 病期较长，肢体远端已出现坏疽，并处于稳定状态，可待坏死分界线明显后行截肢术。

2. 非手术治疗措施

(1) 抗凝治疗，以防止继发血栓形成。

(2) 解痉镇痛：应用 0.1%普鲁卡因静脉滴注有镇痛、解痉作用；也可应用罂粟碱、前列环素等血管扩张药物。

(3) 患肢保暖，严禁热敷、热浴。

3. 溶栓治疗

一般选用尿激酶或阿替普酶(rt-PA)。最好能直接穿刺患肢动脉，或以介入方式置导管于患肢动脉继发形成的血栓内进行局部溶栓。

4. 手术治疗

(1) 取栓术　只要患者全身情况许可，一经明确诊断，应积极行经动脉切开 Fogarty 导管取栓术。

(2) 介入手术　局部溶栓或机械性吸栓。

(3) 截肢术　肢体已有坏疽，一旦分界线明确，必要时行截肢术。

5. 其他方法

新近还有血栓超声波消融术等新法。

# 第五节　下肢动脉硬化闭塞症

下肢动脉硬化闭塞症(ASO)是指动脉粥样硬化累及供应下肢的大、中直径动脉，导致动脉狭窄或闭塞，肢体出现供血不足表现的慢性动脉疾病。受累血管包括腹主动脉、髂股动脉、腘动脉及以下动脉，病变可呈多节段、多平面分布。2000年泛大西洋协作组（TASC）报道欧洲有症状的ASO发病率可达0.6%～9.2%，已成为血管外科常见病，其中约5%发展为严重下肢缺血。通常根据病变累及范围分为TASC A、B、C、D四型。

1891年von Mantenfel首次发现动脉硬化性闭塞引起肢体坏死；Leriche于1923年首先提出应用自体血管移植物重建下肢动脉血运的概念。其后，随着人工血管和介入治疗器材的出现，下肢动脉硬化闭塞症的治疗发生了巨大变化。

【诊断标准】

1. 临床表现

患肢可出现凉、麻、不适等轻微症状，继续加重可出现间歇性跛行、静息痛、溃疡和坏疽。通常根据症状可应用Fontaine分期或Rutherford分级。

根据Fontaine分期，病程分为以下四个临床时期。Fontaine Ⅰ期：缺乏症状但可客观上诊断的周围动脉疾病即轻微症状期；Ⅱ期：间歇性跛行期，患者行走时出现小腿疼痛、乏力，停下休息一段时间后可再继续行走，跛行距离逐渐缩短，是动脉硬化性闭塞症的特征性表现；Ⅲ期：静息痛期，是患肢趋于坏疽的前兆，疼痛部位多在患肢前半足或趾端，夜间及平卧时容易发生；Ⅳ期：溃疡和坏疽期，肢端常见，严重者发生肢体坏疽，若合并感染则可加速坏疽。也可进行Rutherford分级（表11-1）。

表11-1 Fontaine分期与Rutherford分级

| Fontaine分期 | | Rutherford分级 | | |
| --- | --- | --- | --- | --- |
| 分期 | 临床分类 | 级别 | 类别 | 临床表现 |
| Ⅰ期 | 无症状 | 0 | 0 | 无症状 |
| Ⅱa期 | 轻度间歇性跛行 | Ⅰ | 1 | 轻度间歇性跛行 |
| Ⅱb期 | 中至重度间歇性跛行 | Ⅰ | 2 | 中度间歇性跛行 |
| | | Ⅰ | 3 | 重度间歇性跛行 |
| Ⅲ期 | 静息痛 | Ⅱ | 4 | 静息痛 |
| Ⅳ期 | 组织溃疡、坏疽 | Ⅲ | 5 | 轻微组织缺损 |
| | | Ⅳ | 6 | 组织溃疡、坏疽 |

2. 诊断要点

（1）结合患者危险因素，以及典型的临床表现 如下肢间歇性跛行、静息痛、患肢的溃疡、坏疽或继发感染，体检可见皮温减低，皮肤颜色可出现苍白、发绀、潮红等改变，可出现皮肤干燥、脱屑、汗毛脱落、出汗减少、肌肉萎缩等肢体营养障碍表现，股动脉、腘动脉、足背动脉或胫后动脉搏动减弱或消失。

（2）多普勒超声检查 能够显示腹主动脉、肾动脉、髂动脉及下肢任一节段动脉，可明确病变动脉狭窄闭塞部位、范围、程度及斑块钙化等情况。

（3）下肢节段性测压 测定肢体不同平面的血压，可初步判断动脉狭窄闭塞部位及其程度。0.6～0.8＜正常踝/肱指数（ABI）≤1时患者可出现间歇性跛行症状；ABI≤0.4时患者可出现静息痛。踝部动脉收缩压在30mmHg以下，患者将很快出现静息痛、溃疡或坏疽。

（4）平板运动试验 可根据患者平板运动后踝部血压降低程度及血压恢复时间判断病

变的程度。

(5)下肢动脉计算机断层血管成像(CTA)或核磁共振血管成像(MRA) CTA因其无创、血管显影清晰已逐渐成为下肢动脉硬化闭塞症的首选检查方式。如患者存在造影剂过敏、严重肾功能不全，则可行磁共振血管造影(MRA)。

(6)数字剪影血管造影(DSA) 仍为诊断动脉闭塞性疾病的金标准，ASO 的血管造影可见受累动脉不同程度的钙化、血管弥漫性不规则"虫蛀样"狭窄或节段性闭塞。

【治疗原则】

1. 一般处理

戒烟，控制血脂、血压、血糖、高同型半胱氨酸血症等动脉硬化危险因素；防寒保暖，但不宜热敷；避免肢体损伤加剧。

2. 药物治疗

如无禁忌，应使用抗血小板和(或)抗凝药物，可辅以扩张外周血管药物及促进侧支循环形成的药物。重症肢体缺血合并感染者，宜加强局部换药、观察病情变化，必要时应用抗生素控制感染，同时可加用镇痛药物。可考虑应用中西医结合疗法缓解病情发展。

3. 手术治疗

影响生活质量的间歇性跛行、静息痛、肢体缺血性溃疡和坏疽可考虑手术干预。缺血肢体已广泛坏死，患肢严重感染引起败血症，动脉远端无可用于血管重建流出道，存在严重的出凝血功能障碍，全身情况差，重要脏器功能衰竭或难以承受手术者，均为血运重建手术禁忌。

(1)动脉旁路手术 分为解剖途径与解剖外途径两类。解剖途径旁路包括腹主动脉-髂(股)动脉、股动脉-腘动脉、股动脉-膝下动脉旁路术等；解剖外旁路可用于全身情况较差、无法耐受常规解剖途径旁路手术者，或发生移植血管排异、感染者，如腋动脉-股动脉、股动脉-股动脉旁路术等。

(2)动脉内膜剥脱术 大部分可用于股总动脉以及股深、股浅动脉开口病变，或旁路手术中改善流入道或流出道。

(3)股深动脉成形术 应用自体或人工材质移植物处理以股深动脉作为流出道的病变。

(4)清创术与截肢术。

4. 介入治疗

介入治疗具有快速、微创、可重复性强等优点。主髂动脉、股腘动脉的 TASC A、B 型病变宜优选腔内治疗，TASC C、D 型病变以开放旁路手术为主。随着腔内治疗技术的进步和器材的发展完善，越来越多的 TASC C、D 型病变也可首选腔内治疗。

球囊扩张成形术和(或)支架置入术治疗范围包括腹主动脉、髂动脉、股动脉、腘动脉及膝下动脉。其他腔内技术包括药物涂层球囊扩张、切割球囊扩张、冷冻球囊扩张、药涂洗脱支架植入、机械装置斑块旋切术、机械血栓清除术、射频消融术、激光血管成形术等。部分新型技术由于缺少大规模随机对照研究数据，尚未广泛应用于临床。

5. 外科手术联合介入治疗

可用于病变范围广泛，同时累及腹主、髂、股、腘动脉，或累及股总动脉、股深动脉开口等部位的病例。

# 第六节　血栓闭塞性脉管炎

血栓闭塞性脉管炎又称为 Buerger 病，是一种以中、小动脉节段性、非化脓性炎症和动脉腔内血栓形成为特征的慢性动脉闭塞性疾病。主要侵袭四肢，尤其是下肢的中、小动脉和静脉，引起患肢远侧段缺血性病变。以男性患者居多，好发于青壮年，多数有吸烟史，可伴有患肢游走性浅静脉炎。病理检查发现：①因血栓引起广泛性小动脉和静脉闭塞；②在受累的动脉中，管壁的内弹力层完好无损。这两个特征与动脉粥样硬化和各种类型的动脉炎不同。

该病的确切病因至今不明，多认为本病是由多种因素综合所致。主要包括：①吸烟：烟碱可使血管收缩，本病患者中有吸烟史者占 80%以上；②寒冷：寒冷同样可使血管收缩，此病北方的发病率明显高于南方；③激素影响：患者多为男性，又都在青壮年发病，很可能与前列环素功能紊乱导致血管舒缩失常有关；④血管神经调节障碍：自主神经系统对内源性或外源性刺激的调节功能失常，可使血管处于持续痉挛状态，从而导致血管壁增厚和血栓形成；⑤其他：一些自身免疫功能紊乱也可能与本病有关。

【诊断标准】

1. 临床表现

(1) 肢体疼痛　开始时肢体疼痛源于动脉痉挛，因血管壁和周围组织中的神经末梢感受器受刺激所引起，此时疼痛多不严重。当动脉内膜发生炎症并血栓形成导致动脉闭塞后，可产生肢体缺血性疼痛，逐步加重，从行走后发生疼痛导致间歇性跛行，继而发展至静息痛。

(2) 肢体发凉和感觉异常　早期肢体发凉、怕冷，逐步出现肢体皮温下降，也可以出现肢体针刺感、烧灼感和麻木等感觉异常。

(3) 皮肤色泽改变　因肢体缺血导致皮色苍白，还可出现皮肤潮红或青紫。

(4) 患肢游走性浅静脉炎　大约一半左右患肢可反复发生游走性浅静脉炎。

(5) 肢体营养障碍性病变　患肢因缺血可引起程度不同的皮肤干燥、脱屑、汗毛脱落、肌肉萎缩、肢体变细等。

(6) 动脉搏动减弱或消失　下肢主要表现在足背或胫后动脉，而上肢主要表现在尺动脉和桡动脉。

(7) 肢体坏疽或溃疡　是肢体缺血的最严重后果，大多首先发生于趾或指端，逐步向肢体近端发展。

2. 诊断要点

(1) 症状和体征

①多见于青壮年男性，常有吸烟史者。

②疼痛，初期为间歇性跛行，随病情加重继而出现静息痛。

③患肢发凉，怕冷，可有麻木、针刺感或烧灼感等感觉异常表现。

④患肢皮温下降、皮肤干燥、汗毛脱落、萎缩等继发改变，甚至有足趾或肢体坏疽。

⑤约一半患者可伴有游走性浅静脉炎。

⑥患肢足背动脉、胫后动脉甚至腘动脉搏动减弱或消失，但一般不累及股动脉。

（2）辅助检查

①肢体血流图：有多种方法均可描记肢体各段动脉血供情况。

②彩色多普勒超声：可显示动脉搏动波幅波形的改变；也能以多普勒听诊器测听动脉搏动声音，初步了解病变部位。

③动脉造影：可明确显示动脉闭塞的部位、程度及侧支循环的形成情况。

④近年来 CTA 和 MRA 检查逐渐替代动脉造影。

【治疗原则】

1. 一般处理

戒烟，防寒保暖，但不宜热敷、热浴。Buerger 运动练习和行走锻炼，但该法实际作用有限。

2. 药物治疗

应用一些血管扩张和促进侧支循环形成的药物；并发感染者，用抗生素控制感染；中西医结合药物治疗可有效缓解病情。

3. 高压氧疗法

通过提高血中氧含量，增加肢体的供氧量。

4. 手术治疗

（1）腰交感神经切除术　手术切除患侧腰交感神经 2、3、4 神经节；也有人用苯酚等行化学性腰交感神经节切除术。

（2）动脉旁路搭桥术。

（3）血栓内膜剥脱术。

（4）介入治疗或复合手术（杂交手术）治疗。

（5）带蒂或游离血管蒂大网膜铺植术。

（6）静脉动脉化手术　该术式已很少采用。

（7）肾上腺大部切除术　此法已很少采用。

（8）截肢术　如已有肢体末端坏疽，待分界线清楚后可将坏死部分截除；感染不能控制时，也可考虑截肢术。

（9）也可以上多种术式联合应用。

# 第七节　创伤性动静脉瘘

创伤同时损伤邻近动脉、静脉，使二者相互沟通。刀或枪弹贯通伤、骨折、手术和各种介入治疗均可导致创伤性动静脉瘘，尤其是随着近年来介入治疗的普及，医源性动、静脉瘘的发病正逐步增加。

【诊断标准】

1. 临床表现

患肢常有典型的临床表现，根据瘘口大小和部位，可出现周围动脉功能不全和静脉血液淤滞、高压等体征。瘘口部位可扪及震颤，局部可闻及血管杂音，甚至可触及搏动性包块。患肢可出现肢体肿胀、皮肤色素沉着、溃疡、浅静脉曲张，严重者可出现心力衰竭。

2．诊断要点

（1）症状和体征　创伤性动、静脉瘘分为急性期和慢性期。

①急性期：创伤后局部出现搏动性血肿，局部多有震颤或连续性血管杂音，肢体远端多尚无缺血表现。

②慢性期：搏动性血肿已消退，局部可扪及震颤，并可闻及连续性血管杂音；瘘口附近皮温升高，浅静脉曲张，远侧肢体可有缺血表现如皮温低、足背动脉或胫后动脉搏动减弱或消失；高压的动脉血流入静脉，静脉压增高，患肢静脉回流受阻，合并静脉瓣膜功能受损致患肢远侧肿胀，色素沉着，可有淤滞性皮炎或溃疡形成；瘘口大或瘘口邻近心脏者可致脉率快、心脏增大，甚至心力衰竭；Branham 征：用手指阻断瘘口后可使心率减慢、血压升高。

（2）辅助检查

①静脉血氧测定：患肢瘘口附近浅静脉血氧含量明显高于健侧同样部位静脉血。

②彩色多普勒超声检查：可观察到动脉血从瘘口进入静脉的情况。

③动脉造影：可以清楚看到瘘口的部位、大小、数目及附近动静脉的详细情况，是制定手术方案的主要依据。

④CTA、MRA：有逐步替代动脉造影检查的趋势。

【治疗原则】

一经诊断，宜尽早治疗。

1．手术治疗

（1）瘘口切除后，行动静脉修复术。

（2）经动脉或静脉切开行瘘口修复术，必要时需行动脉或静脉重建术。

（3）非主干动静脉瘘可直接行动静脉结扎术。

2．介入治疗

新兴技术包括经导管行覆膜支架瘘口封堵术等方式封闭瘘口。

# 第八节　主动脉瘤

主动脉瘤依其病理可分为真性动脉瘤，假性动脉瘤和夹层动脉瘤。本节主要指真性动脉瘤。主动脉瘤的产生是动脉壁损伤、破坏和变性的结果。诸如动脉壁原有正常弹力纤维减少，呈碎片或断裂；平滑肌细胞内的核及细胞器消失；胶原纤维及黏液样物质相对增加，尤其是弹力组织破坏后被代之以瘢痕组织，使动脉壁失去固有弹性，变为脆弱，病变的血管壁随着动脉内血流的不断冲击，动脉管径逐渐向纵向和横向伸展、扩大、膨出而演变为主动脉瘤。某些因素有加速主动脉瘤形成的作用，如高血压可使动脉壁承受的压力增加；狭窄或索带压迫可使其远端动脉的血流形成涡流，也可使动脉壁的侧压力增加；妊娠时某些内分泌因素可使动脉壁有不同程度的变性、张力减退，其结果也可促进主动脉瘤的产生。主动脉瘤的常见原因为动脉粥样硬化、创伤、感染、动脉中层囊性变性，以及先天性因素等。

【诊断标准】

1．临床表现

根据主动脉瘤的部位和大小以及有无并发症的存在而有不同的临床表现：如搏动性包

块；胸腹部动脉瘤多数可无临床症状，常为体检发现；少数患者可有疼痛，多不剧烈，如出现明显疼痛常为主动脉瘤破裂先兆；瘤体大者可引起局部器官组织压迫症状；一旦瘤体破裂可引起出血、休克甚至猝死。

2. 诊断要点

(1) 临床表现

①搏动性包块常为唯一表现。少数患者可有轻度疼痛，多无血管杂音。

②瘤内附壁血栓脱落可引起瘤体远侧动脉栓塞表现，如肢体动脉栓塞、脑梗死等。

③一旦瘤体破裂出血，多表现为出血性休克。

④瘤体大者可引起局部压迫症状和体征。

(2) 辅助检查

①B 超、CT 平扫、CTA 和 MRA 等检查：因其无创应作为首选，且以上方法可明确瘤体大小、范围及瘤体内有无附壁血栓。

②动脉造影：对于瘤体内有附壁血栓者，动脉造影并不易明确瘤体的真正大小；但对于动脉瘤的性质、部位，以及与周围主要动脉分支和脏器的关系有重要的指导意义，是制定治疗方案的主要依据。

【治疗原则】

1. 保守治疗

保守治疗仅适合于不能耐受手术或不愿手术者，以及瘤体较小者。主要治疗即控制血压、避免剧烈活动等。

2. 手术治疗

手术治疗原则是行主动脉瘤切除、动脉重建术。对于非主干动脉也可直接行主动脉瘤切除术。

3. 介入治疗

覆膜支架主动脉瘤腔内修复术日趋成熟，且因其微创特点对于高龄、全身情况较差不能耐受传统手术者是理想选择。

4. 复合手术(杂交手术)

复合手术对于主动脉瘤邻近部位有重要血管不能直接行介入治疗者，可先行重要血管搭桥术后，再行主动脉瘤覆膜支架腔内修复术。

# 第九节　主动脉夹层

主动脉夹层是指由于主动脉内膜局部撕裂，受到强有力的血流冲击，内膜逐步剥离、扩展，血流进入中膜和外膜之间，形成真、假两腔。主动脉夹层的撕裂部位可发生在主动脉的任何部位，峡部发生率较高；可导致动脉壁完全撕裂，致使患者快速大出血进而死亡。因可存在多个破口，真、假腔之间通常会有多个部位相沟通。根据近心端第一破口部位不同可分为：Stanford A 型，其破口位于左锁骨下动脉及其近心端；Stanford B 型，其破口位于左锁骨下动脉以远。其他常用分型方式包括 Debakey 分型，分为 I 型、II 型和 III 型；以发病时间 2 周为界限分为急性主动脉夹层与慢性主动脉夹层。部分患者逐渐进展形成主动脉夹层动脉瘤。

A 型主动脉夹层是死亡率最高的动脉疾病，在发病 24 小时内每小时死亡率为 1%～2%。多数主动脉夹层病例在起病后数小时至数天内死亡；病变部位越远端、范围越小、出血量越少的患者预后较好，因而 B 型主动脉夹层相对 A 型具有较低的死亡率。

病因学方面，70%～80% 的主动脉夹层是由高血压引起；其他常见原因包括外伤、结缔组织异常（如马凡综合征、Turner 综合征）、主动脉瓣置换术后、梅毒等；也有报道认为妊娠是另外一类高危因素，这与妊娠期间血流动力学改变相关。

【诊断标准】

1. 临床表现

（1）疼痛　通常以突发性、剧烈的胸背疼痛为首发症状，性质可为撕裂样、针刺样或锐性疼痛，疼痛部位可沿脊柱侧旁随撕裂方向延伸。

（2）休克外貌　近半数患者因剧痛而有休克外貌：伴焦虑、大汗、面色苍白、皮肤湿冷、心率加快；但血压常与休克表现不平行，血压下降不明显或反而升高；如夹层向管腔外破裂，可能引起心脏压塞、血胸，出现失血性休克表现，包括血压下降；如主动脉夹层破入食管、气管，则可出现休克、胸痛、晕厥、呼吸困难、呕血及咳血等表现。

（3）脏器缺血表现　主动脉分支动脉闭塞可致相应的脏器如脑、四肢、脊髓、肾脏、肠管、脾、肝等内脏缺血，出现晕厥、卒中、上肢或下肢苍白发凉、截瘫、尿少、腹痛、心搏骤停甚至猝死等，这些严重症状更多见于 A 型主动脉夹层病例。夹层向下撕裂至腹主动脉，也可导致腹主动脉重要脏器分支缺血，尤其是肾动脉缺血、肠缺血都提示不良的预后。肾缺血患者可出现肾功能的快速受损，伴腰背部疼痛；肠缺血者表现为剧烈腹痛，伴或不伴腹膜炎体征，病情可快速发展。

（4）心脏受累表现　复杂的主动脉夹层还可导致冠状动脉夹层、主动脉瓣关闭不全，进而造成急性心肌缺血、心肌梗死、心力衰竭等表现。破裂至心包内可致心包填塞。

（5）压迫症状　喉返神经受压可出现声带麻痹；压迫上腔静脉可出现上腔静脉综合征；压迫气管表现为呼吸困难；压迫食管、纵隔、迷走神经可引起吞咽困难；压迫颈胸神经节出现 Horner 综合征；压迫肺动脉可出现肺栓塞相关体征。

2. 诊断要点

急性胸背部疼痛合并典型的高血压，均应考虑到主动脉夹层的可能；急性重症下肢缺血，尤其是来诊时双侧下肢感觉、运动功能障碍的严重缺血患者，亦应进一步考虑或除外主动脉夹层的可能；慢性主动脉夹层多数可能没有任何症状，其诊断多来源于影像学检查。

（1）胸部 X 片　可有纵隔增宽的表现，也可发现主动脉钙化线外移的表现，严重者可见胸腔积液。

（2）超声心动图　可观察升主动脉或近峡部的主动脉夹层破口，评估主动脉瓣功能及心包积液情况。

（3）主动脉 CTA 或 MRA　如患者血流动力学稳定，CTA 宜为首选诊断方式，其对夹层分型、破口位置、分支受累情况、真假腔关系及脏器缺血程度均可给予一定提示；对于慢性主动脉夹层或病情平稳的患者，MRA 的准确性和敏感性接近于 CTA，应用的造影剂无肾毒性，但缺点是扫描时间较长。

（4）主动脉造影（DSA）　已基本为 CTA 所代替，目前多在腔内修复术中应用。

此外，有胸背疼痛患者，还宜进行心电图、心肌酶谱等检查，以排除急性心肌梗死及肺血栓栓塞症等急危重症。

【治疗原则】

1. 一般处理

绝对卧床，避免不必要的翻动、剧烈咳嗽、情绪激动、便秘等情况；宜心电监测，严密关注血压、心率、血氧指标，必要时低流量吸氧；肢体动脉受累者注意末梢保暖。

2. 药物治疗

控制血压，宜将收缩压保持为 100～120mmHg，宜选静脉持续泵入降压药物方式，如应用乌拉地尔、尼卡地平、硝普钠等强效降压药；可应用 β 受体阻滞剂降低心率、减弱心脏收缩力，宜维持心率为 55～65 次/分；对于胸背疼痛剧烈患者可给予镇痛、镇静治疗；监测患者尿量及容量情况，必要时补液、利尿，预防肾衰竭。

3. 手术治疗

手术治疗多用于 Stanford A 型夹层，大多由心脏外科医师进行或协助开展。A 型夹层一般宜尽快手术治疗以降低死亡率。通常累及升主动脉的夹层在急性期行升主动脉置换术（升主动脉替换术；主动脉窦部、主动脉瓣成形术；保留主动脉瓣的根部替换术；主动脉根部替换术），以及与之协同实施的改良象鼻手术（"孙式手术"），可应用于主动脉弓部受累的 A 型主动脉夹层患者，且为主要的手术治疗方法。对于破口位于升主动脉的 Stanford A 型夹层，有学者在升主动脉放置覆膜支架以隔绝近端夹层破口，但这一术式需要特定解剖条件，目前尚未广泛开展。

4. 腔内治疗

腔内治疗已逐渐成为 Stanford B 型夹层的首选治疗方式。传统微创腔内修复术在技术上要求主动脉上至少有 1.5cm 锚定区，以防止近端封堵不完全，出现内漏；但随着腔内修复耗材的改进与技术的进步，指征逐渐扩大，可通过主动脉腔内修复联合旁路术的杂交手术或各种腔内修复技巧如烟囱（chimney）、开窗（fenestrated stent graft）以及分支支架（branches stent graft）来治疗第一破口距左锁骨下动脉开口 1.5cm 以内的 B 型主动脉夹层。上述技术的不断探索、成熟与完善，致使微创或复合手术的治疗范围逐步延伸至主动脉弓及部分升主动脉。

急诊行腔内治疗的指征包括：①有破裂风险或已破裂的主动脉夹层；②难以控制血压的主动脉夹层；③积极控制血压、心率但仍有持续疼痛或夹层进展的患者；④急性主动脉扩张；⑤累及弓上动脉、内脏动脉和(或)伴有相应脏器缺血症状，如脑缺血、肠道缺血、肾缺血、下肢缺血及脊髓缺血等表现。

慢性主动脉夹层腔内治疗的指征包括：①无急诊手术必要的急性夹层可以考虑发病后 1～2 周行手术；②慢性主动脉夹层逐渐发展为主动脉夹层动脉瘤，主动脉直径＞5～6cm，宜考虑积极治疗；③夹层破裂出血；④夹层主动脉直径快速增大(1 年增大＞1cm/y)；⑤主动脉重要分支严重缺血。

# 第十节　颈动脉狭窄

在全球范围内，卒中是三大死亡原因之一，且是导致神经源性残疾的首要病因。在缺血性卒中患者中，近 1/3 与颅外颈动脉病变尤其是颈动脉狭窄有关。研究证实，在颈动脉狭窄程度＞75%的患者中，1 年内发生脑卒中的可能性为 10.5%，5 年发生的可能性为 30%～35%。颈动脉狭窄造成脑卒中包括以下原因：①严重狭窄造成直接脑灌注的减少；②颈动脉粥样斑块脱落或斑块破裂微血栓脱落造成的脑动脉栓塞；③斑块纤维帽破裂，脂肪池激活内源性凝血系统造成局部急性血栓形成。颈动脉狭窄的病因主要包括动脉粥样硬化、大动脉炎及纤维肌性发育不良等，其他病因包括夹层、外伤、动脉迂曲、先天性动脉闭锁、放疗后纤维化等。

【诊断标准】

1. 临床表现

颈动脉狭窄引起的脑部缺血，典型症状可表现为单眼失明或黑矇、单侧肢体或偏侧肢体无力、麻木、语言障碍、偏盲、Horner 综合征等。部分患者于颈动脉区域听诊可闻及血管杂音。根据症状持续的时间不同，可把颈动脉狭窄引起的脑缺血分为四类。

(1) 短暂性脑缺血发作(TIA)　是指由于脑或者视网膜局灶性缺血所致的、不伴急性梗死的短暂性神经功能缺损发作。TIA 的临床症状一般多在 1～2 小时内恢复，不遗留神经功能缺损症状和体征，且影像学上没有急性脑梗死的证据。临床表现有患侧颈动脉狭窄导致的短暂性单眼黑矇或视野缺失，构音障碍、中枢性言语障碍、失语，肢体笨拙到偏瘫及肢体麻木或麻痹，大多数在数分钟内就可恢复。单纯头痛、头晕且局部感觉障碍不伴有上述症状时不认为是 TIA。

(2) 可逆性缺血性神经功能缺失(RIND)　为一种局限性神经功能缺失，持续时间超过 24 小时（与 TIA 的界限），但在 3 周内完全恢复；神经系统检查可发现阳性局限性神经缺失体征，可能有小范围脑梗死存在。

(3) 进展性卒中(SIE)　是指卒中症状逐渐发展、恶化。

(4) 完全性卒中(CS)　是指突然出现卒中症状，快速进展、恶化，之后症状持续存在，症状时轻时重。

前两型一般可逆，及时、积极治疗预后较好；后两型则为不可逆脑梗死，预后较差。

2. 诊断要点

(1) 脑功能的评估　是颈动脉狭窄的诊断要点之一，包括意识状态、脑缺血发作时相应的神经系统定位体征、运动、感觉和协调性试验等。

(2) 多普勒超声　通常情况下是最好的筛查手段。颈动脉狭窄程度分级方法可参照"北美症状性颈动脉内膜切除试验"组(NASCET)或"欧洲颈动脉外科试验"组(ECST)标准：轻度(0%～29%)；中度(30%～69%)；重度(70%～99%)。

(3) 头颈动脉 CTA　可用于诊断和治疗策略的选择，它以侵入性最小的方式提供了全局性解剖成像及颅内血管影像；如患者对造影剂过敏，或伴有严重肾功能不全，可以头颈动脉 MRA 检查代替，后者的缺点是缓慢的血流或复杂的血流可造成信号缺失、扩大狭窄度。

(4) 头核磁检查　可用于筛查急性脑梗死、亚急性脑梗死等病期；可结合磁共振灌注造影成像(PWI)、磁共振弥散加权成像(DWI)序列做脑血流动力学和灌注的评估。

(5) 经颅多普勒(TCD)　是另一项无创检查手段，可检测颅内外动脉的病变，观察血流动力学改变并可提供部分颅内血管代偿的依据。

(6) 血管造影(DSA)　尽管 CTA 已越来越广泛地应用于颈动脉病变的诊断，但血管造影仍被认为是诊断颈动脉狭窄的"金标准"，包括主动脉弓造影、双侧颈总动脉选择性正侧位造影、颅内段颈动脉选择性正侧位造影、双侧椎动脉选择性造影，可详细评估病变的部位、范围、程度及侧支形成情况。

【治疗原则】

1. 药物治疗

基础治疗主要在于预防和控制动脉硬化高危因素，包括抗血小板、降糖、降脂、降压等治疗；同时应该注意戒烟，改善不良生活习惯，坚持良好的运动习惯。

2. 外科手术

颈动脉内膜剥脱术包括外翻剥脱与传统纵行切口斑块切除（可补片扩大成型管腔）两大类，已被多组临床研究证明是治疗颈动脉狭窄安全、有效的手段，可有效降低脑卒中的发生率。其他手术方式包括自体静脉或人工材质颈动脉原位移植或旁路移植术。

3. 颈动脉腔内治疗

病变部位球囊扩张与支架植入术同样是治疗颈动脉狭窄的主要方式之一，需同时应用后端或前端脑保护装置防止治疗过程中的斑块及栓子脱落。大量的临床研究证实，颈动脉支架术与内膜剥脱术一样安全、有效。

（陈忠　唐小斌　王晓娜）

# 第十二章 腹 外 疝

## 第一节 腹股沟疝和股疝

根据耻骨肌孔的解剖与腹股沟疝发生的关系，国际上已不再将腹股沟疝和股疝分开论述，而是将其统称为腹股沟区疝，包括斜疝、直疝及股疝。耻骨肌孔可分为三个三角区域，斜疝发生于腹股沟韧带上方、腹壁下动脉外侧的三角区，疝内容物经内环(深环)突入腹股沟管内或再经外环(皮下环)突出；直疝发生于腹股沟韧带上方、腹壁下动脉内侧的三角区，即直疝三角(Hesselbach 三角)，疝内容物经该区域内薄弱的腹横筋膜膨出，但较少突出外环；股疝发生于腹股沟韧带下方的股三角，疝内容物经股环突入股管或再经股管的下口突入卵圆窝内。儿童的腹股沟疝常是腹膜鞘状突未闭的结果，绝大多数为斜疝。

【诊断标准】

1. 临床表现

(1) 症状　腹股沟疝典型症状为腹股沟区有一突出的包块，尤其在腹压增加(站立、活动、咳嗽或婴儿啼哭)时包块增大明显。较大的斜疝包块可坠入阴囊或阴唇，股疝包块则突入腹股沟韧带下方卵圆窝处。仰卧位或手推包块可变小或完全还纳。

病程长而包块巨大，仰卧后不能完全还纳的腹股沟疝可能为滑动性疝或大网膜粘连在疝囊内，常表现为平卧后包块不能完全还纳，质较硬，可伴压痛。如合并腹痛、恶心、呕吐等肠梗阻症状，常提示肠管疝出后发生了嵌顿。若肠管嵌顿未能及时解除，由于血运障碍可引起绞窄性疝，如发生肠壁坏死可致肠穿孔和腹膜炎。

(2) 体征　患者仰卧后腹股沟区包块可自行消失，或用手将包块向外上方轻轻推挤可还纳消失。检查者手指紧压腹股沟韧带中点上方约 2cm 处，嘱患者站立并用力咳嗽，如包块不再出现且指尖部感觉明显冲击感，多为腹股沟斜疝；如包块在指压的内侧出现，多为直疝；如在内下方的大腿根部出现，有可能为股疝。

(3) 实验室检查　多数腹股沟疝患者的实验室检查无相关异常。

(4) 影像学检查　腹股沟区超声、腹部 CT、MRI 检查可明确腹股沟区疝环缺损大小及疝内容物性质，有助于诊断及鉴别诊断。

(5) 并发症　如疝内容物为肠管且发生嵌顿无法还纳，可导致机械性肠梗阻；如肠管嵌顿未能及时解除，可引起肠管血运障碍，发生肠坏死、肠穿孔、继发性腹膜炎等严重并发症。

2. 诊断要点

(1) 主要以病史、临床症状及体格检查结果作为诊断依据。

(2) 对诊断可疑病例或特殊病例可采用 B 超、CT 或 MRI 检查，有助于鉴别诊断。

(3) 腹股沟疝需与以下疾病相鉴别。

①睾丸鞘膜积液：睾丸鞘膜积液所呈现的包块完全局限在阴囊内，鞘膜积液多透光试验阳性，而腹股沟疝包块不透光(阴性)。腹股沟斜疝患者可在包块后方扪及实质感的睾丸；

鞘膜积液时，睾丸在积液中间，故包块各方均呈囊性而不能扪及实质感的睾丸。

②交通性鞘膜积液：包块的外形与睾丸鞘膜积液相似，站立位包块增大，仰卧位或挤压包块，其体积可逐渐缩小，透光试验阳性。

③睾丸下降不全、隐睾：下降不全的睾丸可被误认为斜疝或精索鞘膜积液。隐睾肿块较小，挤压时可出现特有的胀痛感觉。如患侧阴囊内睾丸缺如，则诊断更为明确。

④还需与腹股沟区脂肪瘤、肿大的淋巴结、精索鞘膜积液、子宫圆韧带囊肿、大隐静脉曲张结节样膨大、髂腰部结核性脓肿等相鉴别。

【治疗原则】

1. 非手术治疗

(1) 一周岁以内的婴儿，由于腹肌可随躯体生长逐渐强壮，腹股沟疝有自愈可能，故除发生嵌顿难以还纳或绞窄需急诊手术外，可暂不手术；但要嘱咐家长尽量减少婴儿哭闹和呼吸道感染引起长期咳嗽。

(2) 对合并严重心、肺、肝、肾等脏器功能不全、大量腹水、严重尿路梗阻和便秘患者，应暂缓手术，术前应予以相应处理，以避免和减少并发症及术后复发。手术治疗前可用医用疝带压迫腹股沟区暂缓症状和防止嵌顿。

2. 手术治疗

成人腹股沟疝是不能自愈的，手术是治愈成人腹股沟疝的唯一方法。目前常见的手术方法如下所述。

(1) 疝囊高位结扎术　适用于婴幼儿、儿童疝，或绞窄性疝发生肠管坏死并发局部组织严重感染的患者。

(2) 传统的组织缝合修补术　常用手术方法有 Bassini、Shouldice、Halsted、McVay 等方法。

(3) 开放式无张力疝修补术

①平片无张力修补术(Lichtenstein 手术)：使用补片材料加强腹股沟管后壁；

②疝环充填式无张力修补术：使用一锥形网塞置入已还纳疝囊的疝环中并加以固定；

③巨大补片加强内脏囊修补术(GPRVS)：又称 Stoppa 手术，适用于双侧、多次复发巨大疝，并伴有双侧腹股沟区巨大缺损的病侧，是在腹股沟区置入一较大补片以加强腹横筋膜。

(4) 腹腔镜腹股沟疝修补术

①腹腔镜下疝囊高位结扎术适用于婴幼儿和儿童疝。

②腹腔镜下补片修补术适合于双侧疝、多次复发疝以及患者要求施行此种手术者。常用的手术方法有：经腹腹膜前修补术(TAPP)、完全腹膜外修补术(TEP)、经腹腔补片植入术(IPOM)等。

3. 嵌顿疝和绞窄疝的处理

嵌顿疝在如下情况下可尝试行手法复位：①嵌顿时间较短(3～4 小时以内)，局部压痛不明显，无腹部压痛、反跳痛及腹肌紧张等腹膜刺激征者；②年老体弱或伴有其他较严重疾病，估计肠祥尚未绞窄坏死者。除上述情况外，原则上需要紧急手术治疗，以防止疝内容物坏死并解除伴发的肠梗阻。绞窄疝的疝内容物已发生缺血坏死，更需紧急手术。

4. 高危感染人群治疗

如慢性呼吸道感染、糖尿病、化疗或放疗后和其他可能导致免疫功能低下情况的患者，术前、术后预防性使用抗菌药物是必要的。

# 第二节 切 口 疝

腹壁切口疝是发生于原腹部手术切口部位的疝，是腹腔内组织、器官经由手术切口处的缺损或薄弱区突出于体表下所形成的腹壁包块。腹壁切口疝是腹部手术后常见的并发症，其发生率为2%～11%。切口疝在不同程度上影响着患者的生活质量，也可造成严重后果，嵌顿的发生率可达6%～15%，绞窄的发生率达2%。

腹壁切口疝多见于腹部纵行切口，主要发生原因包括患者自身因素，如高龄、肥胖、糖尿病、营养不良、长期使用类固醇激素、免疫功能低下及长期吸烟等不利于手术切口愈合的因素；手术时切口缝合关闭技术和缝合材料使用不当；术后出现的切口血肿、感染或皮下脂肪液化、无菌性坏死和继发性感染等；术后早期的持续性腹胀和突然的腹内压增高，如炎性肠麻痹和剧烈咳嗽等。

【诊断标准】

1. 临床表现

（1）症状 站立或增加腹压时多有肿块突出或腹壁膨隆出现，平卧后肿块可减小或消失。较大的切口疝可有腹部坠胀感，伴食欲减退、恶心、便秘、腹部隐痛等症状。

（2）体征 检查时可见切口瘢痕处肿块，小者直径数厘米，大者可达10～20cm，甚至更大。有时疝内容物可达皮下，此时常可见到肠型及肠蠕动波，可闻及肠鸣音。肿块复位后，多数可扪及腹肌裂开所形成的疝环缺损边缘。

（3）实验室检查 多数腹壁切口疝患者的实验室检查无相关异常。

（4）影像学检查 腹部CT、MRI、超声检查可明确切口疝疝环缺损大小及疝内容物，有助于诊断及鉴别诊断。

（5）并发症 如疝出肠管于疝囊内粘连成角，或发生嵌顿无法还纳，可导致机械性肠梗阻；如肠管嵌顿未能及时解除，可引起肠管血运障碍，发生肠坏死、肠穿孔、继发性腹膜炎等严重并发症。

2. 诊断要点

（1）主要以病史、临床症状和体格检查结果作为诊断依据。

（2）大多数切口疝诊断较容易，通过临床表现及体检即可明确诊断。对于小而隐匿的切口疝可采用B超、CT及MRI等检查明确诊断。推荐使用CT或MRI进行术前评估，除可清楚显示腹壁缺损的位置、大小、疝内容物，以及疝被盖与腹腔内脏器之间的关系外，还可用于计算疝囊容积和腹腔容积，评价腹壁功能，以指导手术治疗。

（3）2018年中华医学会外科学分会疝与腹壁外科学组、中国医师协会外科医师分会疝和腹壁外科医师委员会依据腹壁缺损大小将切口疝分为以下几种：

①小切口疝：腹壁缺损最大径＜4cm；

②中切口疝：腹壁缺损最大径为4～8cm；

③大切口疝：腹壁缺损最大径为＞8～12cm；

④巨大切口疝：腹壁缺损最大直径＞12cm或疝囊容积与腹腔容积比＞20%（不论其腹壁缺损最大径为多少）。

【治疗原则】

1. 积极治疗

腹壁切口疝不能自愈，由于腹内压的存在，切口疝有随着病程和年龄的增长而增大的趋势。因此，所有切口疝患者均需采取积极的治疗措施，包括手术治疗及非手术的保守治疗方法(打腹带、控制体重及避免腹压增高的过度活动等)。

2. 手术时机选择

(1) 对无感染的初发切口疝和复发切口疝患者，建议在切口愈合后，经过一段时间的临床观察随访(≥3个月)，再行修补手术；对于有切口感染的患者，建议在感染彻底治愈、切口愈合后，经过一段时间观察(≥3个月)再行修补手术。

(2) 对曾使用补片材料修补并发生感染的复发疝患者，应在感染治愈、切口愈合后，经过3个月或更长时间观察再行修补。

(3) 因病情需要急诊手术时，补片材料的选择应慎重，需考虑到术后感染的风险。

3. 手术治疗目的

关闭腹壁缺损，聚拢向两侧裂开的腹壁肌筋膜层，重建腹壁解剖结构和生理功能。

4. 切口疝手术治疗方法

传统的单纯组织缝合修补方法至今仍被采用，但这种方法仅适用于腹壁缺损较小(腹壁缺损最大径<4cm)且直接缝合张力不高的病例，推荐使用不可吸收单股缝线，以长期维持张力和强度。对于大切口疝、巨大切口疝以及对合缝合张力较大的中切口疝，应以人工合成修补材料进行修补。目前常见的人工合成材料修补腹壁切口疝的主要方法如下所述。

(1) 肌筋膜前网片置入修补法(Onlay 修补法)　该方法的优点是可不进腹腔，补片价格便宜，容易被患者和医生接受；缺点是手术分离范围大、损伤大，术后易发生皮下积液和手术区域不适感明显；不能消除腹膜与补片之间的可滑动层，补片易被腹压推起，会增加疝复发的可能性。这种方法适用于腹膜及筋膜能够关闭的中、小切口疝，而巨大切口疝和皮下脂肪组织少者不宜采用。

(2) 肌后置网修补法或腹膜前置补片修补法(Sublay 修补法，或称 Stoppa 技术)　该方法的优点是补片紧贴腹肌后，便于结缔组织长入与其整合，使补片在腹壁内永久性固定而加固腹壁；补片边缘覆盖超过疝环缺损边缘5cm以上可以有效防止疝复发；其缺点是手术操作有一定难度，手术时间长，游离肌筋膜后方间隙创伤较大，易伤及腹肌的血供。这种方法目前被认为是修补各型切口疝较为理想的方法，尤其是用于下腹及侧腹切口疝。

(3) 腹膜内置网修补法(IPOM 修补法)　该方法的优点为手术操作较为简单，放置补片容易，不易形成血肿及浆液肿，感染低；缺点是由于补片的一个面直接与腹腔脏器接触，需要使用防粘连的补片或复合补片，花费相对较高。该方法适用于各种大小、各种位置的切口疝，尤其是腹膜缺损而无法完全关闭的切口疝修补手术，可以采用开放的手术方式，也可以采用腹腔镜手术方式或杂交手术方式。

(4) 组织结构分离技术　这一技术应用于前腹壁中央区域缺损的患者。使用这一技术的目的是为了使腹腔获得更大的空间和容积，以及减少腹壁关闭的张力。在此基础上，往往还需使用修补材料进行加强修补。

# 第三节　脐　　疝

疝囊通过脐环突出形成的疝为脐疝。脐疝有小儿脐疝和成人脐疝之分，两者发病原因及处理原则不尽相同。小儿脐疝为先天性脐部发育不全，大多于脐上方出现肿块，呈圆形或卵圆形，一般直径为 1~2cm，哭闹、咳嗽或用劲时肿块增大，安静时则可消失，不易发生嵌顿。成人脐疝多属后天获得性，较小儿脐疝少见，多发生于中老年肥胖的经产妇女，脐部或脐旁出现可复性的半球形肿块，有咳嗽冲击感，可伴有消化不良、腹部不适或隐痛等症状。成人脐疝不可自愈，因疝环小，较易发生嵌顿和绞窄。孕妇或肝硬化腹水者，如伴发脐疝，有时会发生自发性或外伤性破溃。结合患者症状、体征、B 超及 CT 检查结果可明确诊断。

【治疗原则】

1. 小儿脐疝治疗

2 岁以内脐疝有自愈可能，因此除了嵌顿或破溃等紧急情况外，在小儿 2 岁之前可采取非手术疗法。非手术疗法的原则是在还纳疝内容物后，用一大于脐环、外包纱布的硬币类硬物抵住脐环，然后用胶布或绷带加以固定以避免移动，也可使用专用的脐疝疝带。满 2 岁后，如脐环直径还大于 1.5cm，则可手术治疗。原则上，5 岁以上的脐疝均应采取手术治疗。

2. 成人脐疝治疗

原则上应尽早手术治疗。

3. 常用术式

(1) 传统的组织缝合修补法　如常用的 Mayo 手术，高位结扎疝囊，缝合两侧腹直肌鞘。

(2) 使用人工合成材料的开放式脐疝无张力修补术　常用方法有肌前置网修补法 (Onlay 修补法)、疝环充填修补法 (Mesh plug 修补法)、肌后筋膜前置网修补法 (Sublay 修补法)、"三明治" 修补技术 (Onlay 修补法与 Sublay 修补法相结合)。

(3) 腹腔镜脐疝修补术　一般采用腹膜内置网修补法 (IPOM 修补法)，使用防粘连补片。与开放手术相比，脐疝的腹腔镜修补手术切口更小，可以保留脐部，不需做大范围的剥离，伤口感染少见，尤其适用于肥胖患者。

# 第四节　白　线　疝

白线疝是指发生于腹壁正中线 (白线) 处的疝，绝大多数在脐上，故又称上腹疝。下腹部两侧腹直肌靠得较紧密，白线部腹壁强度较高，故很少发生白线疝。早期的白线疝肿块一般较小且无症状，不易被发现。以后可因腹膜受牵拉而出现明显的上腹疼痛、消化不良、恶心、呕吐等症状。嘱患者平卧，还纳包块后，可在白线区扪及缺损的空隙。白线疝的内容物多为大网膜，易成为难复性疝，但不易发生嵌顿。结合患者症状、体征、B 超及 CT 检查结果可明确诊断。

【治疗原则】

(1) 小的白线疝如无症状，可不必治疗。

(2) 较大或有症状者，应行手术修补。

(3) 手术方式与切口疝类似，包括传统的组织缝合修补法，缝合修补白线上的缺损；使用人工合成材料的开放式白线疝修补术；腹腔镜白线疝腹膜内置网修补法 (IPOM 修补法)。

# 第五节　腰　疝

腰疝较为罕见，多发生于年迈消瘦的老年人。腰疝有上腰疝和下腰疝之分。上腰疝突出于上腰三角 (Grynfeltt-Lesshaft 三角)；下腰疝则突出于下腰三角 (Petit 三角)。腰疝的形成原因尚不十分清楚，可能与肌萎缩、腰肌薄弱、先天性腰肌发育不良、腰部外伤、腹内压增高有关。腰疝的基底多较宽，嵌顿、绞窄者不多，大多无症状，巨大者可有牵拉不适和消化不良症状。检查可见腰三角处出现可复性肿块，有咳嗽冲击感。需与腰背部软组织肿瘤、肾囊肿、血管瘤等相鉴别。结合患者症状、体征、B 超及 CT 检查结果可明确诊断。

【治疗原则】

(1) 疝肿块较小或症状不明显时，可用弹性绷带紧束以改善症状，但不能治愈。

(2) 疝肿块较大而有症状者，需手术治疗。

(3) 小的缺损可切除疝囊后直接用周围组织缝合修补疝环缺损；大的缺损需使用人工合成材料修补。

# 第六节　闭　孔　疝

闭孔疝是指腹腔内容物或腹膜外脂肪经由盆底的闭孔处疝出，多发生于消瘦的老年女性。闭孔疝缺乏特异性的症状和体征，早期仅表现为下腹疼痛或不适，以及闭孔神经受压引起的股部和膝关节内侧刺痛、麻木和感觉异常，咳嗽或用力时疼痛加重，患侧下肢屈曲、内收疼痛可减轻。约 10% 患者行直肠或阴道检查可扪及条索感的疝囊颈部。腹部 CT 是闭孔疝术前诊断的标准方法，对老年瘦弱患者不明原因或不典型的肠梗阻，应尽早行腹部 CT 检查，提高闭孔疝的早期诊断率。由于闭孔疝位置深、疝环小且无弹性，疝入的肠管易发生嵌顿和绞窄，因此闭孔疝一经确诊，应尽早手术治疗。

【治疗原则】

约 70% 闭孔疝患者的临床表现为急性肠梗阻，需急诊手术治疗。手术方法包括经腹部切口，缝合闭孔管内口，将疝囊内翻，于颈部切断结扎；疝环缺损较大可采用人工合成补片进行修补；对于术前已明确诊断的闭孔疝，也可采用腹腔镜人工补片的修补方式。

# 第七节　半月线疝

半月线是腹横肌由外侧肌肉部分向腹中线方向转化成腱膜，伸展于第 8～9 肋肋弓和耻骨结节之间的一条半弧形线。经过半月线突出的腹外疝即为半月线疝。主要症状为患处疼痛和包块。半月线疝的疝内容物一般位于腹外斜肌的深层，较小的肿物甚至在体表上触摸不清，有时包块手感很软，需与腹壁脂肪瘤相鉴别。通常半月线疝缺损不是很大，一旦疝内容物发生嵌顿就会引起疼痛。结合症状、体征及彩超、腹部 CT、MRI 等辅助检查可明确诊断。

【治疗原则】

半月线疝无法自愈，且大多数疝环缺损较小，容易发生嵌顿、绞窄，因此半月线疝一经诊断，应积极采取手术治疗。手术以还纳疝囊、修补缺损、重建半月线的解剖结构为主。目前手术方法主要是传统开放缝合修补，通过在包块表面作切口，高位切断结扎疝囊，单纯组织缝合修补腹壁缺损；疝环缺损较大时可采用开放或腹腔镜人工合成补片修补，方法同切口疝修补。

（申英末　靳翠红）

# 第十三章 腹 部 损 伤

腹部损伤的发病率，在平时占各种损伤的 0.4%～2.0%；战争年代的发病率更高，达 50% 左右。多数腹部损伤同时有严重的内脏损伤，如果伴有腹腔实质脏器或大血管损伤，可因大出血而导致死亡；空腔脏器受损伤破裂时，可因发生严重的腹腔感染而威胁生命。因此，早期正确的诊断和及时合理的处理，是降低腹部创伤死亡的关键。腹部损伤可分为开放性和闭合性两大类。开放性损伤时，腹壁伤口穿破腹膜者为穿透伤(多伴内脏损伤)，无腹膜穿破者为非穿透伤(有时伴内脏损伤)；其中投射物有入口、出口者为贯通伤；有入口无出口者为盲管伤。根据致伤源的性质不同，也有将腹部损伤分为锐器伤和钝性伤。锐器伤引起的腹部损伤均为开放性的；钝性伤一般为闭合性损伤。此外，临床上行穿刺、内镜、钡灌肠或刮宫等诊治措施引起的腹部损伤，称医源性损伤。从临床诊治的角度来看，闭合性腹部损伤具有更重要的意义。开放性损伤者腹壁均有伤口，一般需要剖腹手术(尤其是穿透伤或贯通伤)，即使伴有内脏损伤，也比较容易发现；然而，闭合性腹部损伤时，由于体表无伤口，确定是否伴有内脏损伤，有时很难。

## 第一节　腹部闭合性损伤

腹部闭合性损伤常见于生产、交通和生活事故中，患者的预后决定于有无内脏损伤。腹部闭合性损伤常伴有其他部位伤，如脑外伤、胸外伤和骨折等，掩盖了病史和体征，而使其诊断不易明确；又因某些表现轻微的损伤，也可能有腹内脏器损伤。因此，对腹部闭合性损伤，必须密切观察，反复检查，妥善处理，以免延误诊断和治疗。

【诊断标准】

1. 临床表现

(1) 腹壁损伤　一般单纯腹壁损伤的症状和体征较轻，可表现为受伤部位疼痛，局限性腹壁肿胀、压痛，或有时可见皮下瘀斑，其程度和范围并不随时间的推移而加重或扩大。

(2) 实质性脏器破裂　主要表现是内出血，包括面色苍白、脉率加快，严重时脉搏微弱，血压不稳，甚至休克。腹痛一般不严重，呈持续性。脾损伤后一般腹痛和腹膜刺激征不严重，但肝破裂导致肝内胆管损伤、胆囊或胰腺损伤腹膜刺激征和腹痛则较严重。体征最明显处一般即是损伤所在。移动性浊音虽然是内出血的有力证据，却是晚期体征，对早期诊断帮助不大。

(3) 空腔脏器破裂　主要表现是弥漫性腹膜炎，同时有恶心、呕吐、便血、呕血等胃肠道症状，有时可有气腹征，稍后可出现全身感染的表现。体检压痛、反跳痛、肌紧张等腹膜刺激体征明显，肝浊音界缩小或消失。腹膜刺激征的程度因空腔器官内容物不同而异。

2. 诊断要点

(1) 病因　腹壁有直接或间接外伤史。

(2) 辅助检查

①实验室化验有助于诊断。如红细胞计数、血红蛋白与血细胞比容下降，白细胞计数可轻度升高或无改变，血、尿淀粉酶升高等均对腹腔脏器损伤的诊断与鉴别有重要意义。

②诊断性腹腔穿刺和腹腔灌洗阳性率可达 90% 以上，并且有助于鉴别是否合并腹内脏器损伤。

③腹部 B 超可探查血肿大小、范围、位置及是否有腹内脏器损伤。

④X 线检查可见膈下可有游离气体。

⑤对于确诊腹腔脏器损伤困难者可选用腹腔动脉造影，腹腔内出血有阳性结果。

(3) 必要时需手术探查明确诊断　如果诊断未能明确且在观察期间出现下列情况，应及时手术探查：腹痛或腹膜刺激征进行性加重或范围扩大；肠鸣音减弱或消失；全身情况恶化，红细胞计数进行性下降，血压不稳定或下降；膈下出现游离气体，腹腔穿刺吸出气体。

(4) 诊断要防漏诊和误诊　首先需要明确有无内脏损伤(空腔脏器、实质脏器)，其次是否存在多发损伤如腹部多个脏器损伤、一个脏器多处损伤，以及是否合并腹部外器官损伤如合并颅脑损伤、合并胸部损伤、合并骨折等。为避免误诊和漏诊，需要详细询问病史，重视全身情况的观察、全面而有重点的体格检查和必要的辅助检查。

【治疗原则】

(1) 在观察期间，尽量不随便搬动伤者亦或轻柔搬动，以免病情加重。在未确诊前，不建议注射止痛剂，以免掩盖病情。

(2) 防治休克，纠正电解质紊乱。术前必须给予补液，必要时输血，防治休克及水、电解质和酸碱平衡紊乱，以提高手术耐受性。

(3) 抗生素治疗。术前、术中和术后均需应用抗生素，特别是腹腔脏器破裂腹腔炎时，更需联合应用。术后抗生素治疗，需定期检查血、尿常规，直到体温、血常规恢复正常后 2～3 天为止。

(4) 腹腔内脏器损伤诊断明确或有探查指征的，应尽快剖腹探查。

①探查采用经腹直肌切口，暴露充分，探查次序一般为：肝、脾、胃、十二指肠第一部、空肠、回肠、结肠、直肠及系膜、盆腔器官、胃后壁和胰腺，以及十二指肠第二、三、四段。原则上，一般先处理实质性脏器，再处理空腔脏器；对于穿破性损伤，应先处理污染重的损伤，后处理污染轻的损伤。

②根据各脏器伤情，采用适当术式，做确定性处理。对于脾破裂，如果经快速输入 600～800ml 血液，血压脉搏仍无改善，则提示有活动性出血，需要在加压输血的同时进行剖腹探查。对于脾包膜裂伤或线性实质损伤，可试行脾修补术；而对于脾脏严重破裂或脾蒂断裂者则需行脾切除术。对于胰腺损伤，如果主胰管未断裂者，可间断缝合修补；体尾部断裂者，结扎头侧胰管断端并缝合其断面，尾侧胰体予以切除；头部断裂时，除结扎头侧主胰管断端和缝合断面外，尾侧与空肠行 Y 形吻合。注意清洗腹腔，并根据情况放置引流。

(5) 术后营养维持及对症治疗。术后禁食、胃肠减压期间，需经静脉输入液体、电解质、葡萄糖、维生素等。一般需 2～3 天，腹膜炎严重者需 4～5 天，以维持热量和水、电解质平衡。病情重、术后不能进食及发生并发症的患者，需要积极给予营养支持。

# 第二节　腹部开放性损伤

腹部开放性损伤系由锐性外力致使腹壁裂开或穿通。腹腔与外界相通，多伴有内脏损伤。多处或多脏器损伤约占 80%。既有外来的污染(如尘土、泥石、铁片、木屑、衣服碎片和子弹、弹片等异物的存留)，又存在内脏破裂外溢的消化液、粪便所致的腹膜炎，以及实质脏器和血管破裂引起的出血。此种损伤，战时多为火器伤、爆炸伤、枪弹伤和刺刀伤等。

【诊断标准】

1. 临床表现

此类患者腹部有锐器或火器穿入伤史，腹壁可见开放性伤口。如贯通伤有入口和出口，盲管伤只有入口。有内脏损伤时，除腹痛、腹部压痛及腹肌紧张等腹膜刺激征外，可从伤口渗出肠道内容物、胆汁、尿液和血液，可有大网膜或小肠脱出。损伤严重或有腹腔内出血者常合并有休克症状。空腔脏器损伤常合并有明显的腹膜炎体征。

2. 诊断要点

(1) 病因　腹部有锐器、火器、事故等外伤史。

(2) 辅助检查

①白细胞正常或轻度升高，血色素多正常或降低(合并腹部损伤)。

②腹腔穿刺和腹腔灌洗有助于除外腹内脏器损伤。

③腹部 B 超用于除外腹内脏器破裂和腹腔游离液体。

④X 线检查，判断有无膈下游离气体，可协助确诊有无合并空腔脏器损伤。

【治疗原则】

(1) 首先处理穿透伤，如穿透伤内脏(大网膜、小肠)脱出应先处理。

(2) 积极抗休克，同时进行手术探查。

(3) 一切开放性创伤都是污染的，不要经伤口作切口探查腹腔，以避免将腹壁污染带入腹内引起内感染。

(4) 对于非穿透伤，要早期、彻底清创，变开放伤为闭合伤。按外科清创术原则做软组织创伤的清创：清除无生机的软组织，除去异物，彻底止血，用等渗盐水冲洗伤口后，放置"烟卷"引流，逐层缝合伤口。腹壁大块缺损者清创后，如大网膜健全，将大网膜铺平覆盖肠管，用丝线将腹膜与大网膜间断缝合，外用凡士林纱布覆盖于大网膜，盖上消毒敷料，裹紧腹部，防止咳嗽或腹压增高后肠脱出。腹膜、大网膜均缺失则取患者自体阔肌膜移植或以人工合成材料移植修补缺损。

(5) 对于穿透性伤的治疗原则

①手术适应证：腹部贯通伤或穿入腹膜的盲器伤；有小肠或大网膜脱出至腹壁伤口外者；原疑为腹壁伤，清创时发现伤口已通入腹腔者；腹肌紧张，腹部有压痛、反跳痛，且疑有内脏伤者；腹部战伤，有失血性休克，经抗休克后血压不升或升后复降且不能排除腹内脏器伤者；腹部 X 线检查有膈下积气或腹内脏器进入胸腔者；腹部伤肛门指检触及直肠穿孔或指套带血者。

②剖腹探查术：取正中切口进入腹腔后探查有无内脏损伤，有内脏伤者按不同脏器损伤处理原则处理。

# 第三节 腹腔脏器损伤

## 一、肝脏损伤

肝脏损伤,也称为肝破裂,是腹部创伤中的常见病。一般来说,右肝破裂较左肝为多。肝脏位于右侧膈下和季肋深面,受胸廓和膈肌保护,而且被周围的韧带固定,一般不易损伤;但由于肝脏质地脆弱,血管丰富,因而也容易受到外来暴力或锐器刺伤而引起破裂出血。在肝脏因病变而肿大时,受外力作用时更易受伤。肝损伤后常有严重的出血性休克,并因胆汁漏入腹腔引起胆汁性腹膜炎和继发感染。肝破裂在各种腹部损伤中约占 15%。

【诊断标准】

1. 临床表现

根据肝脏损伤分型,肝破裂分为中央型破裂(破裂在肝实质深部)、被膜下破裂(破裂在肝实质周边部)和真性破裂(破损累及被膜)等三种。前两种因被膜完整,出血量受到限制,临床上并无明显内出血征象;真性破裂以内出血为主,见有胆汁性腹膜炎表现:右上腹疼痛,可向右胸及右肩放射,腹膜炎由右上腹开始渐累及全腹。表浅裂伤出血易自行停止,病情趋于平稳;深在肝破裂,病情加重,还渐表现为失血性休克。伴有大血管撕裂者,可致严重出血和胆汁性腹膜炎,早期就出现休克。肝被膜下破裂也有转为真性破裂的可能,中央型肝破裂则更易发展为继发性肝脓肿。肝破裂后可能有胆汁溢入腹腔,故腹痛和腹膜刺激征较为明显;肝破裂后血液有时可能通过胆管进入十二指肠而出现黑粪或呕血。

2. 诊断要点

(1) 有肝损伤的原因 肝区直接暴力伤、战时火器伤、平时的刺伤、胸部穿透伤贯通横膈引起的肝损伤、交通事故等。

(2) 辅助检查

①实验室检查:白细胞升高,动态测定红细胞、血色素和红细胞比积逐渐下降。早期或表浅裂伤无明显变化。

②腹腔穿刺:抽出不凝血;腹腔灌洗肉眼血性液(注:25ml 血可染红 1000ml 灌洗液),红细胞计数超过 10000/mm³。

③腹部超声检查:显示肝包膜下血肿形成或腹腔游离液体。

④X 线检查:可见右膈升高,肝正常外形消失及右胸肋骨骨折;局限于肝裸区的实质破裂,腹膜后血肿形成,腰大肌影消失。注意:肝损伤诊断明确,伴有休克者,应抓紧时间处理,不必再行 X 线检查。

⑤CT 检查:能更准确揭示肝脏型态、大小和肝实质内出血。

【治疗原则】

(1) 保守治疗 钝性肝脏损伤或表浅裂伤可试行保守治疗,其指征如下所述。

①血流动力学稳定。

②腹部体征轻。

③神志清楚。

④CT 示创伤小。

⑤不伴有其他脏器损伤，或创伤随时间延长而改善或不加重。

⑥输血少于 2 个单位。

⑦保守治疗包括卧床消息、控制饮食、止痛、应用抗生素等，同时借助 B 超、CT 检查对局部伤情进行动态观察。

（2）手术治疗　肝破裂手术治疗的基本要求是彻底清创，确切止血，消除胆汁溢漏和建立通畅的引流。肝火器伤和累及空腔脏器的非火器伤都应手术治疗。其他的刺伤和钝性伤则主要根据伤者全身情况决定治疗方案。生命体征经补充血容量后仍不稳定或需大量输血才能维持血压者，说明有持续活动性出血，应尽早行剖腹手术治疗。

①暂时控制出血，尽快查明伤情：开腹后发现肝破裂并有凶猛出血时，可用纱布压迫创面暂时止血，同时用手指或橡皮管阻断肝十二指肠韧带控制出血，以利探查和处理。常温下每次阻断的时间不宜超过 30 分钟。肝硬化等病理情况时，肝血流阻断时间每次不宜超过 15 分钟。若需控制更长时间，应分次进行。

②肝单纯缝合：探明肝破裂伤情后，应对损伤的肝进行清创，清创后应对出血点和断裂的胆管逐一结扎。对于裂口不深、出血不多、创缘比较整齐的病例，在清创后可将裂口直接予以缝合。肝损伤如属被膜下破裂，小的血肿可不处理，张力高的大血肿应切开被膜，进行清创、止血和结扎断裂的胆管。

③肝动脉结扎术：如果裂口内有不易控制的动脉性出血，可考虑行肝动脉结扎。结扎肝总动脉最安全，但止血效果有时不满意；结扎左肝或右肝动脉效果肯定，但手术后肝功能可能波动；结扎肝固有动脉有一定危险，故应慎用。

④肝切除术：对于有大块肝组织破损，特别是粉碎性肝破裂或肝组织挫伤严重的患者应施行肝切除术，但不宜采用创伤大的规则性肝叶切除术，而是在充分考虑肝解剖特点的基础上做清创式肝切除术，即：将损伤和失活的肝组织整块切除，并尽量多保留健康肝组织，切面的血管和胆管均应予结扎。

⑤纱布块填塞：对于裂口较深或肝组织已有大块缺损而止血不满意又无条件进行较大手术患者，仍有一定应用价值。

⑥肝损伤累及肝静脉主干或肝后段下腔静脉破裂的处理：由于出血多较汹涌，且有并发空气栓塞的可能，死亡率高达 80%，处理十分困难。通常需扩大为胸腹联合切口以改善显露，采用带蒂大网膜填塞后，用粗针线将肝破裂伤口缝合、靠拢。如此法无效，则需实行全肝血流阻断(包括腹主动脉、肝门和肝上下端的下腔静脉)后，缝补静脉破裂口。不论采用以上何种手术方式，外伤性肝破裂手术后，在创面或肝周应留置多孔硅胶双套管行负压吸引，以引流出渗出的血液和胆汁。

## 二、肝外胆管损伤

创伤所致肝外胆管损伤是肝门损伤的一部分。由于肝外胆管的部位较深，周围有较多重要的血管和器官，在外力的作用下单纯胆管损伤较少见，多数伴有门静脉、下腔静脉、肝脏、胰腺、胃、十二指肠等部位的损伤。由于伴发内出血引起的休克或胃肠穿孔引起的腹膜炎易掩盖胆管损伤的表现，一旦漏诊，会酿成严重的胆汁性腹膜炎，继发腹腔感染，危及生命；即便得到挽救，胆漏和胆道狭窄的处理也十分复杂。

【诊断标准】

1. 临床表现

肝外胆管损伤引起的症状主要为胆汁外漏腹腔引起的发热、右上腹持续性绞痛，随时间推移，疼痛程度及范围逐渐扩展，甚至达全腹。如果胆道部分断裂、完全断裂或误扎时，表现为梗阻性黄疸。体检可触及右上腹或全腹的压痛、反跳痛及肌紧张等明显腹膜炎体征。因外伤引起的肝外胆管损伤常伴随有肝破裂、脾破裂等，而常伴有内出血引起的休克表现。

2. 诊断要点

(1) 病因

①外伤史：多由穿透伤引起，常伴邻近脏器损伤，如十二指肠、胰、大血管等损伤。

②医源性胆管损伤：有腹腔镜胆囊切除术、胃大部切除术、经内窥镜行十二指肠乳头切开术等手术史。

(2) 辅助检查

①实验室检查可见白细胞计数明显升高，血清胆红素升高，尿胆红素阳性和血清酶学升高。

②腹腔穿刺和腹腔灌洗抽出胆汁样液体或血性胆汁。

③腹部 B 超见肝外胆管扩张或连续破坏，腹腔积液。

④ERCP 或 MRCP 可确定诊断胆管破裂部位和程度。

【治疗原则】

(1) 防治休克与纠正水、电解质紊乱　对损伤重、失血多的伤者应积极抗休克，同时迅速控制活动性出血，纠正水、电解质紊乱。

(2) 应用抗生素预防感染。

(3) 手术治疗　根据损伤的程度，采取不同的手术方式。

①胆总管破裂：在裂口上方或下方分别另开口，"T"管引流，将短臂放过裂口为支撑，进行修补。"T"管应留置至少半年。

②胆总管完全断裂：以"T"管为支架，行胆管两断端无张力吻合术。"T"管于吻合口下方 1～2cm 处，另开口放置，留置 9～12 个月。

③对不能修补的胆总管断裂作胆总管空肠 Roux－Y 式吻合；低位断裂者，作胆(肝)管十二指肠吻合，远侧端予以结扎。

④病情严重或技术力量薄弱，无法完成一期修复，可置"T"管进行引流 3～4 个月后再作修复性手术。

### 三、脾脏损伤

详见第二十三章"脾破裂"一节。

### 四、胃损伤

具有一定强度的各种致伤因素都可以引起胃损伤。然而，由于胃在腹腔内处于受保护的解剖位置，胃腔又多处于排空状态，并能在腹腔中一定范围内移动，所以因外界暴力而致伤的机会不多。即便受伤，亦常伴有腹内其他脏器损伤。

【诊断标准】

1. 临床表现

胃损伤的临床表现取决于损伤的范围、程度以及有无其他脏器损伤。胃壁部分损伤可无明显症状。胃壁全层破裂，由于胃内容物具有很强的化学性刺激，进入腹腔后引起剧烈腹痛和腹膜刺激征象，可呕吐血性物，肝浊音界消失，膈下有游离气体。常由于损伤原因不同、损伤程度不同及有无合并症而有不同表现。

(1) 上腹部疼痛。

(2) 休克症状　出现较早，并在80%的严重病例中成为主要症状。若无其他脏器损伤，则主要是由于胃液对腹膜的化学性刺激和严重腹腔污染所造成。

(3) 恶心、呕吐　呕吐物常为血性。

(4) 腹膜炎表现　急性损伤造成胃壁破裂，胃内容物突然进入腹腔，可立即引起腹膜刺激征。

(5) 合并症状　胃损伤合并肝、脾及大血管损伤，大量出血可造成失血性休克；合并肾脏损伤可出现血尿；合并膈肌受伤可出现呼吸困难、呼吸衰竭等。

2. 诊断要点

(1) 病因　有外伤史、锐器吞入史、腹部手术史。

(2) 辅助检查

①实验室检查可见白细胞计数升高、中性粒细胞升高。

②腹腔穿刺可见胃肠内容物样液体。

③腹部 B 超示肝肾间隙，小网膜囊出现无回声带。

④X 线检查：因游离气体的出现，腹平片表现为膈下新月形阴影、穹窿征、镰状韧带征和"双肠壁征"。

【治疗原则】

1. 非手术治疗

胃损伤仅涉及黏膜层并已获得确诊，出血量小又无其他脏器合并伤的，可经非手术治疗，包括禁食、禁水、胃肠减压、抗生素防治感染，以及维持营养和水、电解质平衡等。

胃损伤的主要危险是穿孔引起的急性腹膜炎。

2. 手术治疗

(1) 适应证　在腹部贯通性戳伤或闭合性损伤中，凡有休克、弥漫性腹膜炎、消化道出血、腹腔内游离气体、伤口溢出胃内容物、气体、胃腔直接显露以及并发有其他脏器损伤者，均应立即进行手术治疗。

(2) 手术方式

①缝合：适用于边缘整齐的裂口和边缘失活组织修剪后的裂口。单纯胃黏膜撕裂伤，出血量也可多达 2 升，需手术切开胃壁，在直视下寻找撕裂部位的出血点，缝扎胃黏膜血管或加用鱼肝油酸钠、明胶海绵压迫止血，然后缝合撕裂的胃黏膜。胃壁血肿可能伴有"透壁性穿孔"，应切开血肿边缘浆膜层，清除血肿，止血，并根据胃壁损伤的深浅，采用胃壁全层或浆肌层缝合修补。整齐的裂口，止血后可直接缝合；边缘组织有挫伤或已失去生机者，宜修整后缝合。

②胃部分切除：用于治疗广泛胃损伤者。

③手术探查注意事项：手术时应注意有无其他脏器合并伤，防止漏诊，以免贻误治疗。胃前壁伤容易被发现，但胃后壁、胃底及贲门部不完全性胃壁损伤可能被遗漏，探查应详尽。1/3病例的胃前、后壁都有穿孔，应切开胃　结肠韧带，显露胃后壁，特别注意大、小网膜附着处，谨防遗漏小的穿孔。对每一可能受损的器官都不应遗漏。对位于腹膜间位的空腔脏器如十二指肠、升降结肠疑有损伤时，应切开后腹膜进行探查。必须记住：严重胃损伤多数伴有邻近脏器的损伤。

## 五、十二指肠损伤

十二指肠损伤是一种严重的腹内伤，占腹内脏器伤的 3%～5%。十二指肠与肝、胆、胰及大血管毗邻，因此十二指肠损伤常合并一个或多个脏器损伤。

【诊断标准】

1. 临床表现

十二指肠损伤多发生于第二或第三段。十二指肠破裂后，可有胰液和胆汁流入腹腔而引起腹膜炎，故早期不难发现，一般不至于耽误手术时机；但如果损伤发生在腹膜后部位，早期常无明显体征，故及时识别较为困难。随后损伤部位向腹膜后溢出的空气、胰液和胆汁，在腹膜后疏松结缔组织内扩散而引起严重的腹膜后感染，此时可逐渐出现持续而进行性的右上腹和腰背部疼痛(可向右肩和右睾丸放射)，但并无腹膜刺激征。肠指检有时可在骶前扪及捻发音，提示气体已达到盆腔腹膜后组织。

2. 诊断要点

(1) 病因　有外伤史和(或)医源性损伤、异物损伤、化学损伤史。

(2) 辅助检查

①实验室检查可见白细胞计数升高、中性粒细胞升高。

②X线平片可见腰大肌轮廓模糊，有时可见腹膜后花斑状改变。

③B超见腹膜后积液、血块。

④CT示右肾前间隙气泡更加清晰。

⑤上消化道造影可见造影剂外溢。

⑥诊断性腹腔穿刺。

⑦剖腹探查确定诊断。

【治疗原则】

(1) 非手术治疗　十二指肠壁内血肿而无破裂者，可行非手术治疗，包括胃肠减压、静脉输液和营养、注射抗生素预防感染等。多数血肿可吸收，经机化而自愈。若两周以上仍不吸收而致梗阻者，可考虑切开肠壁，清除血肿后缝合或作胃空肠吻合。

(2) 手术治疗　十二指肠损伤治疗成败的关键在于是否能早期手术。临床上早期诊断本病比较困难。因此如有怀疑，应及时剖腹探查。剖腹探查必须采用完善的麻醉和有良好的肌松弛。探查既要迅速、敏捷，又要仔细、全面。不能因有一阳性发现即终止或忽略对其他器官及十二指肠的探查。腹膜后血肿、胆汁染色和捻发音，是十二指肠损伤的典型表现。如术中仅发现腹膜后、十二指肠周围有血肿，不能只满足于消除血肿，尚需仔细检查十二指肠、胰腺及肾脏等器官。十二指肠损伤常合并胰腺损伤，因此可切开十二指肠外侧后腹膜或横结肠系膜根部后腹膜，翻起十二指肠和胰头，以全面观察胰头前、后两面及十二指肠第二段，也能观察到门静脉和腔静脉有无损伤。同时必须切断屈氏韧带，以探查十二指肠第三、四段，此处的损伤常易漏诊。腹腔放置引流管于破裂及吻合处。

常用的手术方式如下。

①单纯修补术：适用于裂口不大，边缘整齐，血运良好，无张力者。为避免狭窄，以横行缝合为宜，80%的十二指肠裂伤可用这种方法治疗。放置裂口旁腹腔引流，胃管拉过裂口缝合处术后减压。有人主张胃空肠造瘘。

②带蒂肠片修补术：适合裂口较大，不能直接缝合者。可选取一小截带蒂肠管，经修剪后镶嵌缝合于缺损处。

③损伤肠管切除吻合术：十二指肠第三、四段严重损伤，不能缝合修补时，可将该肠管切除行端端吻合。若张力过大，可远端封闭，近端与空肠行端侧吻合；或封闭两断端，行十二指肠空肠侧侧吻合。

④十二指肠憩室化：适用于十二指肠第一、二段严重损伤或同时伴有胰腺损伤者。手术包括损伤修复加幽门旷置术，经上述修复方法或切除吻合无法修复损伤时，加做幽门荷包缝闭及胃空肠吻合。

⑤胰十二指肠切除术：只适用于十二指肠第二段严重破裂累及胰头，无法修复者。

## 六、胰腺损伤

胰腺位于上腹部腹膜后器官，受到良好的保护，故损伤机会较少，其损伤仅占腹部损伤的 2%～5%，但近期有增加趋势，并发症为 19%～55%，死亡率为 20%～35%。胰腺损伤分开放性和闭合性两种，常因钝性暴力(例如车祸)所致。Northrup 认为，胰腺钝性伤发生的机制是：①当暴力来自椎体右方时，挤压胰头部引起胰头挫伤，常合并肝脏、胆总管和十二指肠损伤。②上腹正中的暴力作用于横跨椎体的胰腺，常引起胰体部横断伤。③来自左方的暴力常易引起胰尾部损伤，可合并脾破裂。闭合性和开放性胰腺损伤的发生率有很大的地域性差异。医源性损伤常因胃、十二指肠和脾切除等手术引起，偶可因逆行胰胆管造影所致。按照胰腺损伤的部位，胰头损伤约占 40%，胰体约占 15%，胰尾约占 30%，多发性损伤约占 15%。

【诊断标准】

1. 临床表现

胰腺损伤的主要临床表现是内出血及胰液性腹膜炎，尤其是严重胰腺损伤或主胰管破裂时，可出现上腹剧烈疼痛，放射至肩背部，伴恶心、呕吐和腹胀，肠鸣音减弱或消失，且因内出血和体液大量丢失而出现休克。脐周皮肤变色征。

胰腺损伤的临床特点如下所述。

(1) 早期诊断困难。胰腺部位深化，前有肋弓后有脊柱的保护；发生率低，不会引起重视，即使在手术中探查也容易因满足一个诊断而忽视胰腺的损伤。

(2) 胰腺损伤后胰腺的分泌暂时受到抑制或胰酶释放尚未被激活，出血局限于小网膜内，因此，在损伤早期，症状和体征常不典型，加上合并症的掩盖而不易明确诊断。

2. 诊断要点

(1) 病因  有穿透伤，钝性伤多见(交通事故、瞬间暴力挤压胰腺)。

（2）辅助检查

①白细胞计数升高，血尿淀粉酶升高。

②B 超示胰腺回声不均和周围的积血、积液。

③ERCP 检查常在手术前用来明确有无胰腺横断损伤。

④CT 检查有助于诊断及治疗的深入，不仅有助于发现细小的横断面损伤，甚至可发现只有胰腺边缘的细微改变。

⑤腹腔穿刺液淀粉酶极高有特殊诊断意义；但有约 30%胰腺创伤无淀粉酶升高。

【治疗原则】

（1）胰腺损伤的治疗方法主要取决于胰腺损伤的部位和程度，特别是主胰管的完整性以及有无十二指肠及其他脏器合并伤。

（2）彻底止血，处理合并的脏器伤，切除失活的胰腺组织和充分引流，是治疗胰腺损伤的主要原则。具体的治疗如下所述。

①行剖腹探查手术的患者，在麻醉的同时应给予预防性抗生素。

②怀疑胰腺损伤时，必须对其进行仔细探查，包括切断胃结肠韧带打开后腹膜，按 Kocher 方法探查胰头及十二指肠。胰腺表面及周围的血肿必须切开检查，重点探查胰管有无破损、断裂。

③缝合修补局部引流；包膜完整的胰腺损伤，仅做局部引流，不伴主胰管损伤的一般裂伤，试行缝合修补。

④胰腺近端缝合、远端切除术：适用于胰颈、体、尾部的严重挫伤或横断伤。

⑤有胰头严重损伤者，应行主胰管吻合，或胰头断面缝闭，或远端胰腺空肠 Roux－Y 吻合。

⑥术后充分有效的腹腔引流和胰管引流。烟卷引流可在数日后拔除；胰管引流应维持 10 天以上。腹腔引流液应作淀粉酶的监测，以判断治疗是否有效。

⑦术后应用抑制胰腺及整个消化道分泌的药物，如抑肽酶、5－FU、生长抑素。

⑧术后应加强营养支持。

## 七、小肠与肠系膜损伤

肠在腹腔内占据的位置最大，分布面广、相对表浅、缺少骨骼的保护而容易受到损伤。在开放性损伤中，小肠损伤率占 25%～30%，闭合性损伤中占 15%～20%。腹部的任何损伤需要探查时，均要认真、细致、规律地进行小肠损伤的检查。小肠损伤是由直接暴力和间接暴力所致，主要见于腹部钝器伤、由高处坠落或突然减速等造成的空回肠破裂。一般认为，破裂好发部位在近段空肠距 Treitz 韧带 50cm 以内和末段回肠距回盲部 50cm 以内。外伤性损害一般可分为闭合性肠损伤、开放性肠损伤和医源性肠损伤。

【诊断标准】

1. 临床表现

小肠损伤的临床表现决定于损伤的程度、受伤的时间以及是否伴有其他脏器损伤。

肠壁挫伤或血肿一般在受伤初期可有轻度或局限性腹膜刺激症状，患者全身无明显改变，随着血肿的吸收或挫伤炎症的修复，腹部体征可以消失，但也可因病理变化加重而造成肠壁坏死、穿孔，引起腹膜炎症。

肠破裂、穿孔时，肠内容物外溢，腹膜受消化液的刺激，患者可表现为剧烈的腹痛，伴有恶心、呕吐。体检可见患者面色苍白、皮肤厥冷、脉搏微弱、呼吸急促、血压下降；可有全腹压痛、反跳痛、腹肌紧张、移动性浊音阳性及肠鸣音消失；随着受伤时间的推移感染中毒症状加重。

小肠破裂后只有部分患者有气腹，如无气腹表现不能否定小肠穿孔的诊断。有部分患者由于小肠损伤后裂口不大或受食物残渣、纤维蛋白素或突出的黏膜堵塞可能在几小时或十几小时内无明确的腹膜炎症表现，称为症状隐匿期，应注意观察腹部体征的变化。

小肠损伤可合并有腹内实质脏器破裂，造成出血及休克，也可合并多器官损伤。

2. 诊断要点

(1) 病因　有外伤史，如枪击伤、锐器伤、高处坠落、突然减速，以及手术分离粘连。

(2) 辅助检查

①实验室检查　白细胞(WBC)升高，伴大量出血时红细胞(RBC)、血红蛋白(Hb)、红细胞压积(也称细胞比容，HCT)下降。

②X 线检查　立位或侧卧位进行腹部 X 线透视或摄片出现膈下游离气体或侧腹部游离气体是诊断小肠闭合性损伤合并穿孔最有力的依据，但阳性率仅为 30%。在进行 X 线检查时，要排除腹部开放伤所致气腹和医源性气腹因素。

③B 超检查　可见腹腔积液，显示血肿部位之肠管壁增厚及液性暗区，周围显示强光团反射伴不稳定性声影。

④腹腔穿刺和腹腔灌洗术　可抽出黄绿色小肠内容物。腹腔穿刺液检查肉眼见有肠内容物，镜检白细胞超过 $5 \times 10^8$/L 即可作出诊断。腹腔灌洗液检查镜检白细胞超过 $5 \times 10^8$/L 时提示有肠损伤性穿孔，红细胞超过 $1 \times 10^{10}$/L 时则提示有内出血。淀粉酶超过 128 文氏单位或大于 100 苏氏单位，多提示有胰腺损伤。

⑤CT 检查　CT 对早期发现腹腔游离气体的检出率可达 48%～70%，分辨率高于超声，定位准确，必要时可重复进行检查，利于排除实质性脏器损伤和内出血的诊断。另外，CT 检查还可以明确血肿的位置及大小。

⑥选择性动脉造影　最适合对血管损伤尤其是活动性大出血的诊断；应用血管造影对合并有肠系膜血管破裂的小肠损伤有一定作用。

⑦剖腹探查以确定诊断。

【治疗原则】

1. 非手术治疗

(1) 补液和营养　迅速建立静脉通道，补充水及电解质，保持输液通畅，注意纠正水、电解质及酸碱平衡失调，对伴有休克和重症弥漫性腹膜炎患者，可进行中心静脉插管，补液根据中心静脉压决定补液量。

(2) 禁食和胃肠减压　可减少消化液分泌，吸出胃肠道的气体和液体，从而减少肠内容物的继续外溢或感染扩散，减少细菌和毒素进入血液循环，有利于病情的改善。

(3) 抗生素的应用　应用抗生素对于防治细菌感染，从而减少毒素的产生都有一定作用。

(4) 感染性休克的治疗　小肠破裂并发感染性休克，需及时有效地进行抢救。

2. 手术治疗

(1) 探查指征

①有腹膜炎体征，或开始不明显但随着时间的进展腹膜炎症加重，肠鸣音逐渐减弱或

消失。

②腹腔穿刺或腹腔灌洗液检查结果阳性。

③X线腹部平片发现有气腹者。

④来院时已较晚，有典型受伤史，呈现腹胀、休克者，应积极准备创造条件进行手术探查。

（2）手术原则与方法

①肠修补术：适用于创缘新鲜的小穿孔或线状裂口，可以用丝线间断横行缝合。缝合前应进行彻底的清创术，剪除破裂口周围已失活的组织，整理出血运良好的肠壁，防止术后肠破裂或肠瘘的发生。

②肠切除术：肠切除手术适用于：a.肠壁破裂口缺损大、创面不整齐、污染严重以及缝合后可能发生肠腔狭窄的纵行裂伤；b.在有限的小段肠管区域内有多处不规则穿孔；c.肠管有严重挫伤或出血；d.肠管系膜缘有大量血肿；e.肠壁内有大血肿；f.肠壁与系膜间有超过3cm以上的大段撕脱；g.系膜严重挫伤、横行撕脱或撕裂导致肠壁血运障碍；h.肠管受到严重挤压伤，无法确认还纳入腹腔后的肠管是否不发生继发的肠坏死。有人认为，当撕裂的长度等于或超过肠管直径的50%或当一小段肠管多处撕裂的总长度等于或大于肠管直径的50%时都应当行肠管切除术。

③肠造瘘术：空肠回肠穿孔超过36～48小时，肠段挫伤或腹腔污染特别严重尤其是术中不允许肠切除吻合时，可考虑肠外置造口。待术后机体恢复，腹腔条件好转再行造瘘还纳。肠造瘘手术将造成消化道内容物的流失，应尽量避免在空肠破裂处造瘘。

④腹腔冲洗术：腹腔污染严重者除彻底清除污染物和液体外，应使用5～8L温生理盐水反复冲洗腹腔。

## 八、结肠损伤

结肠损伤发病率较小肠为低，但因结肠内容物液体成分少而细菌含量多，故腹膜炎出现较晚，但较严重。绝大多数为开放伤，闭合伤极少，大多伴有其他脏器损伤。

结肠损伤是腹部钝性损伤及穿透性损伤所致的较常见的空腔脏器损伤，也可因医源性损伤如钡剂灌肠、结肠镜检查及灼切除肠息肉所引起的结肠穿孔等。因结肠内细菌较多，所以腹膜炎严重，全身中毒症状较重，常危及生命。结肠有一部分居腹膜外，损伤时腹膜炎不明显，易漏诊。腹部损伤往往是多脏器、多段肠管损伤，腹膜炎明显，易掩盖结肠损伤造成误诊或漏诊，应引起注意。

根据有腹部外伤后出现腹痛、恶心、呕吐及腹膜炎的体征，X线检查可见气腹征和诊断性穿刺抽出粪便样液体，即可确定结肠损伤。

预后取决于结肠损伤的部位、受伤程度、范围及腹腔污染情况，并与抢救是否及时、处理得当与否有很大关系；其一期修补或吻合形成肠瘘及腹腔残余感染等并发症较多。

【诊断标准】

1. 临床表现

有腹部外伤的病史，一般都有腹痛史，常伴有恶心、呕吐及血便。结肠腹膜外损伤破裂及迟发性肠坏死者，出现症状较晚，若有合并伤，可因伤情严重而掩盖局部症状。结肠损伤临床表现最突出的体征是全腹部压痛、反跳痛与肌紧张，以病变部位最明显，可因结肠破裂口的大小、横断时溢出物的多少、细菌的种类及就诊时间差异而引起腹膜刺激征的轻重也不同。移动性浊音可阳性，肠鸣音消失。

2. 诊断要点

(1) 病因　有外伤史或纤维结肠镜检查史。

(2) 辅助检查

①实验室检查：可见白细胞升高，严重出血者可致红细胞、血红蛋白、红细胞比积下降。

②B超检查：可见腹腔积液。

③腹腔穿刺或腹腔灌洗：可抽出粪便或粪臭性液体，亦或抽出的淡色液证实为粪便性液体即可确诊。当灌洗液中红细胞数超过 $1×10^{12}/L$，胆红素或淀粉酶浓度超过血浆水平，发现细菌或食物残渣时，认为腹腔灌洗试验阳性。

④X线检查：可见膈下游离气体或腹膜后气肿。

⑤疑有结肠损伤者不宜做肠道造影。

⑥CT检查：对侧腹部或背部损伤患者，三重对照(经静脉、口服、直肠给予造影剂)的CT扫描可明确被掩盖的损伤。

⑦剖腹探查以确定诊断。

⑧腹腔镜探查术：在腹部损伤诊断中的作用仍在研究中。

【治疗原则】

(1) 凡疑似结肠损伤或已确诊者，应行剖腹探查。

(2) 决定行剖腹探查手术后，应尽快经静脉给予广谱抗生素(抗菌谱应覆盖肠道革兰阴性菌和厌氧菌)。

(3) 由于结肠壁薄、血液供应差、含菌量大，故结肠破裂的治疗不同于小肠破裂。除少数裂口小、腹腔污染轻、全身情况良好的患者可以考虑一期修补或一期切除吻合(限于右半结肠)外，大部分患者均需先采用肠造口术或肠外置术处理，待 3~4 个月后患者情况好转时，再行关闭瘘口。即使采用一期修补或切除吻合术，也宜在其近口侧进行造口术，暂时转移粪流并避免肠管膨胀，并在手术结束后即行肛管扩张，以保证良好愈合。

(4) 术中彻底清除漏出的结肠内容物，大量盐水冲洗，盆腔放置引流。

(5) 抗感染治疗。结肠内存在大量细菌，外伤破裂后极易引起严重感染，病死率高。抗感染治疗除加强支持疗法，补液，纠正水、电解质平衡失调外，使用抗生素是抗感染的首要措施。

## 九、直肠肛管损伤

直肠损伤平时多因工农业生产外伤、交通事故、生活意外及殴斗所致，以腹部闭合性损伤为多见。因直接外伤或骨盆骨折所致的直肠穿孔称为直肠损伤。临床表现主要有腹痛、直肠内出血、腹膜炎或直肠周围感染征。直肠是大肠末段，全长 15~20cm，分为两部分：腹膜反折以上部分称为直肠盆部，腹膜反折以下部分称为直肠肛门部。直肠盆部损伤，处理原则同结肠损伤。直肠肛门部损伤，多难以修补缝合，往往需要行乙状结肠造瘘术。

【诊断标准】

1. 临床表现

(1) 腹膜反折以上损伤穿孔如结肠损伤，肠腔内粪便溢入腹腔后即有腹痛、呕吐。疼痛先局限于穿孔部，随之扩散至全腹部而成弥漫性腹膜炎，有全腹疼痛。腹膜反折以下肛提肌以上直肠损伤，临床表现为血液从肛门排出；会阴部、臀部、大腿部开放性伤口有粪便渗出；合并尿道损伤时可出现尿液中有粪便残渣或尿液从肛门排出。

（2）腹膜刺激征　腹部压痛、肌紧张及反跳痛。穿孔或破裂部位疼痛最明显；但下段直肠肛管破裂将引起严重的直肠周围感染，而不表现为腹膜炎。

（3）肠鸣音减弱甚至消失。

（4）直肠指检　直肠低位损伤可触及损伤部位呈空洞感觉，并且指套上有血迹；结肠损伤仅少数有血。

2. 诊断要点

（1）病因　见于火器伤、异物嵌入伤、交通事故伤、直肠性交伤等。

（2）辅助检查

①血白细胞计数升高；严重时红细胞计数、血红蛋白、红细胞比容下降。

②直肠镜检查可直视低位直肠及肛管破裂。

③X线检查可了解有无骨折和异物存在。

【治疗原则】

（1）大多数直肠肛管损伤患者除抗炎、补液等一般治疗外，均需要手术治疗。单纯的非手术治疗仅适用于少数肛管直肠损伤患者。

（2）直肠肛管损伤处理原则为早期彻底清创缝合与修补肛管直肠破损，充分、有效引流肛管直肠周围间隙及粪便转流性结肠造口。

（3）严重受伤患者可以考虑中心静脉置管，给予全肠外营养。腹膜反折以上直肠损伤范围不大者可经腹Ⅰ期行直肠破损修补，冲洗腹腔、骶前置管引流，不必粪便转流。

（4）对于时间超过6小时，直肠损伤严重、腹腔污染严重及高龄、全身状况差者，应行粪便转流性结肠造口、直肠伤口清创修补、远段肠道灌洗及骶前置管引流。

（5）腹膜反折以下直肠损伤，如破损口较小、局部污染轻，可经腹或会阴行直肠破损修补术，充分有效引流直肠周围间隙；对损伤严重、局部污染重的患者，仍需行粪便转流性结肠造口、直肠伤口清创修补、远段肠道灌洗及破损口前充分引流。

（6）如修补困难，可行粪便转流性结肠造口，局部充分引流，破口多可自行闭合。肛管损伤伤口较小的患者，可单纯行清创修补；若同时伴有括约肌断裂，则可用可吸收线Ⅰ期缝合、充分引流，多可获得满意疗效。

（7）严重肛门括约肌损伤，往往合并直肠损伤，可行结肠造口、远段肠道灌洗、括约肌修补及骶前间隙引流；亦可局部清创、引流，Ⅱ期修补括约肌。

（8）直肠肛管损伤术后处理主要是全身营养支持，应用广谱抗生素，保证引流通畅。肛门处行修补术患者要定期扩肛，加强功能锻炼，防治肛门失禁。

### 十、腹膜后血肿及大血管损伤

腹膜后血肿为腹腰部损伤的常见并发症，占10%～40%，可因直接或间接暴力造成。最常见原因是骨盆及脊柱骨折，约占2/3；其次是腹膜后脏器（肾、膀胱、十二指肠和胰腺等）破裂和大血管及软组织损伤。因其常合并严重复合伤、出血性休克等，死亡率可达35%～42%。腹膜后血肿因出血程度与范围各异，临床表现并不恒定，并常有合并损伤而被掩盖。一般说来，除部分伤者可有腰胁部瘀斑外，突出的表现是内出血征象、腰背痛和肠麻痹；伴尿路损伤者则常有血尿；血肿进入盆腔者可有里急后重感，并可借直肠指诊触及骶前区有伴波动感的隆起。

【诊断标准】

1. 临床表现

腹膜后血肿缺乏特征性临床表现，且随出血程度、血肿范围有较大差异。腹痛为最常见症状，部分患者有腹胀和腰背痛，合并出血性休克者占 1/3。血肿巨大或伴有渗入腹腔者可有腹肌紧张和反跳痛、肠鸣音减弱或消失。

腹部大血管(腹主动脉及下腔静脉)损伤引起的腹膜后血肿，90%以上由穿透伤所致。由于迅速大量出血，多数患者死于现场，送抵医院经抢救后死亡率亦达 70%。进行性腹胀和休克提示本诊断，应在积极抗休克的同时，立即剖腹控制出血。

2. 诊断要点

(1) 病因 有外伤史，如高处坠落、挤压、车祸等。

(2) 辅助检查

①白细胞计数升高；失血多时，红细胞计数、血红蛋白和红细胞比积下降。

②X 线检查可见脊柱或骨盆骨折、腰大肌阴影消失和肾影异常等征象，提示腹膜后血肿的可能。腹腔穿刺穿出血性液体或腹腔灌洗在灌洗液中有较多白细胞。

③腹部 B 超能发现血肿及腹主动脉瘤，但血肿与脓肿及其他液体积聚(如尿液)的鉴别常有一定困难。

④CT 检查能较清楚地显示出血肿与其他组织的关系。增强扫描时衰减值增加是活动性出血的证据。

⑤血管造影和同位素扫描能提示出血的位置。

⑥剖腹探查以确定诊断。

【治疗原则】

(1) 保守治疗 包括防治休克和感染，适用于：①随时 B 超检查，血肿局限不再继续扩大；②一般情况好，症状轻；③脉搏、血压、体温正常；④血白细胞计数正常。

(2) 剖腹探查适用于血肿继续扩大、病情不稳定甚至恶化者。

(3) 应尽可能明确血肿来源，术中发现上腹部或结肠旁的腹膜后血肿，必须切开探查，以除外有关脏器损伤。穿透性腹部损伤并发腹膜后血肿，在处理腹腔脏器伤后，应进一步探查血肿，因该类损伤常累及腹膜后脏器和大血管。上腹部腹膜后血肿常是腹膜后十二指肠或胰腺损伤的特征，应作 Kocher 切口，向左翻起十二指肠及胰头，探查十二指肠第一、二段，切断 Treitz 韧带，进一步探查十二指肠第三、四段及全胰腺。

(4) 对稳定型肾周围血肿不伴休克及大量血尿者，可予非手术治疗。必要时静脉肾盂造影明确诊断，如仍不能确诊或出血不止，肾动脉造影不失为诊断肾动脉及肾损伤的精确方法，且可兼行栓塞治疗，控制出血。非手术治疗无效者，应手术探查。

(5) 单纯骨盆骨折所致的腹膜后血肿，出血一般可自行停止，手术探查多无必要。若经积极抗休克治疗，循环仍不稳定，血肿继续增大，可考虑结扎一侧或双侧髂内动脉。若手术发现血肿局限于盆腔而又不再扩大，无须切开，以免引起严重而难以控制的出血。

(6) 对于大血管损伤性腹膜后血肿，在探查血肿前应做好充分准备，包括输血、血管阻断和修复吻合等。

（7）采用胸腹联合切口，可良好显露降主动脉下端和肾以上的主动脉。在迅速探明血管损伤情况后，阻断裂口近、远端的血流，进行修补。如主动脉壁缺损无法修补，宜行血管移植。

（8）下腔静脉单纯裂伤可予缝合修补。若缺损较大尤其是肾静脉水平以上的损伤，宜用血管补片修复。如下腔静脉损伤广泛，上述方法不适用，可行血管移植或下腔静脉结扎。

（申占龙）

# 第十四章　腹膜、网膜和腹膜后间隙疾病

## 第一节　急性腹膜炎

急性腹膜炎是腹膜壁层和(或)脏层因各种原因受到刺激或损害而发生的急性炎症反应，是一种常见的外科急腹症，病情多较危重，复杂多变，甚至危及生命。根据发病原因不同，可分为原发性腹膜炎和继发性腹膜炎；根据是否合并细菌感染，可分为细菌性和非细菌性两种；又可按照炎症波及的范围，分为弥漫性和局限性腹膜炎。

### 一、原发性腹膜炎

原发性腹膜炎又称自发性腹膜炎，是指腹腔内无原发性疾病或感染病灶存在而发生的细菌性腹膜炎。多发生于患有严重慢性病的儿童，如慢性肾病、肝硬化合并腹水、系统性红斑狼疮，也可见于脾切除术后；女性儿童稍多，成人较少发生。病原菌多为溶血性链球菌和肺炎双球菌。感染途径以血行为主，也可来自肠管的细菌移位或女性生殖系统感染的淋巴侵入。多表现为弥漫性腹膜炎。

【诊断标准】

1. 临床表现

(1) 发病前可能有上呼吸道感染。

(2) 突发腹痛，开始部位不定，很快弥漫至全腹，常伴高热、恶心、呕吐和腹胀。

(3) 全身感染中毒症状。

(4) 腹膜刺激征，移动性浊音阳性，肠鸣音减弱或消失。

2. 诊断要点

(1) 易患原发性腹膜炎的高危患者出现急性腹痛和腹膜炎表现。

(2) 女性患者要做妇科检查，了解有无生殖系统感染的病源。

(3) 白细胞计数增高。

(4) 腹腔穿刺液浑浊，无臭味，镜检含有大量白细胞，涂片多为革兰阳性球菌。

(5) 排除继发于腹腔原发病灶的继发性腹膜炎。

【治疗原则】

(1) 诊断明确者，可先采用非手术治疗，静脉给予抗生素为主要治疗方法。选用针对革兰阳性球菌的抗生素或广谱抗生素，同时进行营养支持。

(2) 非手术治疗无效、病情加重或不能除外继发性腹膜炎，应及时剖腹探查，明确诊断。如确为原发性腹膜炎，可先行腹腔引流，并根据脓液细菌培养结果采用敏感抗生素继续治疗。

(3) 积极治疗控制原发或伴随疾病。

### 二、继发性腹膜炎

继发性腹膜炎是指腹膜由于受到来自腹腔内感染病灶、炎性渗出以及胃肠道内容物的

直接刺激和损害而发生急性炎症，也可以由腹部外伤和手术并发症引起。常见的原因有空腔脏器的穿孔，如急性阑尾炎合并穿孔、溃疡病急性穿孔；脏器的急性病变可导致大量炎性渗出，也可以刺激腹膜发生炎症，如急性蜂窝织炎性阑尾炎、急性胰腺炎以及女性的急性附件炎；脏器缺血产生的渗出液同样可以刺激腹膜发炎，如绞窄性肠梗阻；腹腔出血也可导致腹膜炎，如肝癌破裂出血、宫外孕破裂等。

【诊断标准】

1. 临床表现

(1) 腹痛　为持续性。因病因不同，腹痛程度也不同。化学性腹膜炎腹痛最为剧烈，腹腔出血所致的腹痛最轻。腹痛的范围可局限，亦可弥漫，但均以原发病灶处最剧。

(2) 消化道症状　一般均有恶心、呕吐，因肠蠕动减弱，患者多无排气或排便。若盆腔腹膜炎或直肠受到渗出液或脓液刺激，患者可有里急后重的感觉。

(3) 体征　体温升高，脉搏增快，多超过 90 次/分钟。弥漫性腹膜炎晚期患者会出现感染中毒性休克的表现，腹式呼吸减弱甚至消失。腹膜刺激征视腹膜炎的范围和腹腔刺激物的性质而定，一般在原发病灶的部位压痛和腹肌紧张更为明显。肝浊音界缩小或消失，往往提示有空腔脏器(特别是上消化道)穿孔。当腹腔渗出液较多时，可出现移动性浊音，肠鸣音减弱或消失。

2. 诊断要点

(1) 详细准确地询问病史，了解原发疾病。

(2) 多从原发病灶处开始持续性腹痛，而后可向其他部位弥漫。

(3) 常伴有发热、恶心、呕吐、腹胀。

(4) 腹式呼吸减弱，有腹膜刺激征，压痛区以原发病灶处明显，肠鸣音减弱或消失。

(5) 白细胞计数增高，常在 $14 \times 10^9$/L 以上，中性粒细胞比例超过 85%。降钙素原在疾病初期即可升高，并可提示疾病严重程度及预后。

(6) 消化道空腔脏器穿孔时，X 线腹部检查可见膈下游离气体。

(7) 腹腔或后穹窿穿刺抽出脓液，镜检多为杆菌。

(8) 除外某些内科全身性疾病，如尿毒症、糖尿病危象、急性白血病等，以及原发性腹膜炎和腹膜后血肿或感染。

【治疗原则】

1. 非手术治疗

非手术治疗适用于腹膜炎初期，病因不明确，病情较轻，炎症局限者。

(1) 无休克状态下取半卧位。

(2) 禁食、胃肠减压。

(3) 静脉补液，注意预防酸碱平衡失调和电解质紊乱。

(4) 先经验性使用抗生素，选用广谱抗生素且联合用药，尽可能选择覆盖革兰阴性肠杆菌以及厌氧菌的抗生素；再根据细菌培养结果调整抗生素的使用。

(5) 密切观察病情变化，做好手术前准备。

2. 手术治疗

手术治疗适用于病因明确、病情较重或经非手术治疗后病情无好转甚至加重者。

(1) 于原发病灶附近选择手术切口，根据探查结果明确病因并对原发病灶进行相应处理；也可以选择腹腔镜探查病因，找到并处理感染来源。

（2）尽可能清除腹腔内渗出液及各种异物，并放置盆腔或腹腔引流管。术中如有可能，应留取脓液或组织进行微生物培养。

# 第二节 腹腔脓肿

腹腔脓肿是腹腔内感染的液体集聚于腹腔的某些间隙，逐渐被周围的纤维组织或脏器包裹而形成的脓肿，通常是化脓性腹膜炎的后遗症或是腹部污染或感染性手术的并发症。

## 一、膈下脓肿

膈下脓肿是指位于膈肌以下、横结肠及其系膜以上的脓肿，由于可形成脓肿的间隙较多，是腹腔脓肿中较常见且处理最为困难的一种。膈下脓肿的病因主要有三种：①弥漫性腹膜炎；②上腹部手术后的并发症；③邻近脏器的化脓性感染。腹腔感染性液体进入膈下间隙后，一般都可自行吸收。但如果患者抗感染能力下降，致病菌毒力强，间隙内积液不能及时排除，加上治疗不当，则约 1/3 的患者会形成膈下脓肿。脓液的性质因致病菌不同而异，一般为以大肠埃希菌为主的混合性感染，为有臭味的灰白色黏稠脓液。肝上间隙的脓肿膈胸膜可出现反应性渗出。

【诊断标准】

1. 临床表现

（1）原有疾病病情好转后又逐渐出现全身感染症状。

（2）上腹部胀满不适，上腹或下胸部隐痛，可牵扯肩背部或后腰部疼痛。

（3）脓肿刺激膈肌时，可出现顽固性呃逆。

（4）体温升高，开始为弛张热，渐变为稽留热。

（5）上腹部明显压痛和肌紧张者不足 50%，可有饱满感。

（6）肝区可有叩击痛，侧胸部或后腰有时出现指凹性水肿。

（7）患侧呼吸音减弱或出现湿啰音。

2. 诊断要点

（1）弥漫性腹膜炎、邻近脏器的化脓性感染以及腹部手术特别是上腹部手术后出现全身性感染中毒症状，如发热、乏力、消瘦。

（2）局部症状，如上腹或下胸部疼痛、牵涉痛及刺激症状等。

（3）患侧胸部及上腹部呼吸运动减退，局部深压痛或叩击痛，局部皮肤可凹性水肿。

（4）白细胞计数、降钙素原增高。

（5）X 线检查可见患侧膈肌上升、活动受限，并可见膈下气液面及胸腔积液。

（6）B 超可确定有无脓腔，并可帮助定位进行穿刺化验。CT 检查可确定脓肿部位。

（7）除外肝脓肿和脓胸。

【治疗原则】

（1）全身疗法 加强营养，补液，维持水、电解质平衡。静脉应用广谱抗生素和抗厌氧菌药物或根据脓液细菌培养结果选择抗生素。

（2）脓肿穿刺 行 B 超引导下经皮穿刺插管引流术，并经导管注入抗生素。

（3）手术引流　多数患者需手术引流，原则上选择腹膜外途径，以免污染腹腔和损伤肠管以及胸膜。

①经腹前壁切口引流：适用于右肝上、右肝下位置靠前以及左膈下位置靠前的脓肿。

②经后腰部切口引流：适用于右肝下、右膈下靠后的脓肿。

③经胸壁切口引流：适用于右肝上间隙高位脓肿。为避免进入胸膜，需分两期进行。

### 二、盆腔脓肿

下腹部及盆腔脏器的化脓性感染以及弥漫性腹膜炎或腹部手术后腹腔内有渗出，因体位原因，感染的液体易于向下流至盆腔的各间隙，形成盆腔脓肿，是较为常见的腹腔脓肿。

【诊断标准】

1. 临床表现

（1）可有发热、脉搏快、乏力等表现，但全身感染中毒症状较轻。

（2）直肠或膀胱刺激征：里急后重，大便次数增多、带有脓液，尿频、排尿困难等。

（3）下腹部深压痛。

（4）直肠指诊常可触及向直肠内膨出的有压痛的包块。

2. 诊断要点

（1）有弥漫性腹膜炎、特别是下腹部脏器的化脓性感染以及近期腹部手术史。

（2）全身感染症状。

（3）直肠或膀胱刺激症状。

（4）直肠指诊触及压痛性包块。

（5）女性患者盆腔检查除外妇科疾病引起的炎性包块。

（6）直肠或女性后穹窿穿刺可抽出脓液。

（7）B 超和 CT 检查可明确诊断和定位。

【治疗原则】

（1）主要采用全身性抗生素治疗，辅以热敷及物理疗法等。

（2）脓肿较大，感染症状重，而非手术治疗效果不佳时，可经直肠穿刺或切开引流，已婚妇女可采用后穹窿切开引流；脓肿位置高者可经耻骨上方引流。

### 三、腹腔内其他脓肿

腹腔内其他脓肿是指腹腔内感染性液体积聚在腹腔其他间隙形成的脓肿，如溃疡病穿孔、化脓性阑尾炎引起的右下腹脓肿，以及弥漫性腹膜炎的渗出液在肠管之间和肠管肠系膜之间形成的肠间隙脓肿等。

【诊断标准】

（1）急性腹膜炎恢复期或腹部手术后，出现体温持续增高或降后复升，以及全身感染症状。

（2）腹痛和（或）出现肠梗阻表现。

（3）脓肿部位可有压痛，脓肿较大时可触及包块。

（4）白细胞计数、中性粒细胞、降钙素原增高。

（5）B 超和 CT 检查有助于诊断和定位。

【治疗原则】

(1) 主要采用抗生素、腹部热敷、理疗及中药治疗，促进脓肿吸收。

(2) 对较大脓肿或上述治疗无效者可考虑剖腹探查引流。

# 第三节　大网膜疾病

## 一、大网膜囊肿

大网膜囊肿分为真性囊肿和假性囊肿。真性囊肿多数是由淋巴组织发展而成，内容物为浆液性；另一种是皮样囊肿，罕见。假性囊肿多在炎症反应以后发生，内容物较浑浊或含血性液。

【诊断标准】

(1) 一般无症状，囊肿较大时偶可出现腹部饱胀感；并发扭转或肠梗阻时，可发生剧烈腹痛。

(2) 触及无痛性、可移动肿块，多在上腹部。

(3) 腹部 B 超和 CT 检查有助于诊断。

【治疗原则】

手术切除囊肿或连同大网膜一并切除。

## 二、大网膜粘连综合征

腹部炎症或手术后，大网膜与下腹部的脏器或壁层腹膜(多为切口下)相粘连，网膜纤维化和短缩，从而压迫横结肠，牵拉横结肠向下移位，以及牵拉腹膜而引起一系列症状。

【诊断标准】

1. 临床表现

(1) 胃肠功能紊乱，如恶心、食后呕吐、腹胀。

(2) 横结肠梗阻，如便秘伴阵发性绞痛，蜷曲侧卧位常可缓解。

(3) 腹膜牵拉症状，如腹内牵拉感，不能伸直躯干。

(4) 下腹粘连处压痛，过度伸直躯干可引起切口瘢痕和上腹深部疼痛。

(5) 钡灌肠检查有可能见右半结肠扩张、固定。

2. 诊断要点

(1) 腹部炎症或腹部手术史。

(2) 具有上述临床症状和体征。

(3) 钡灌肠检查有助于诊断。

【治疗原则】

对症状明显及影响健康与活动者，可手术切除部分大网膜。

## 三、大网膜扭转

大网膜扭转分为原发性和继发性，原发性罕见，发病原因不清，可能与网膜解剖异常有关。在剧烈活动、突然改变体位、过饱后引起胃肠蠕动、腹腔内压力的改变是引起扭转的诱因。继发性扭转常常是大网膜和腹腔内的病变如肿物、炎性病灶粘连所致，通常按顺时针扭转一圈或数圈。大网膜扭转后可发生充血、水肿、坏死，而引起腹膜刺激症状。

【诊断标准】

1. 临床表现

(1) 突发腹部绞痛，逐渐加重，部位多开始于脐周或全腹，逐渐局限于右腹部，活动可使疼痛加剧。

(2) 腹部局限性压痛、反跳痛和肌紧张。

(3) 体温不高。

2. 诊断要点

(1) 常有腹腔炎症或体位突发改变史。

(2) 具有临床症状和体征。

(3) 白细胞计数中度升高。

(4) 需排除急性胆囊炎、急性阑尾炎、小肠扭转和卵巢囊肿蒂扭转等疾病。

【治疗原则】

常需剖腹探查，切除扭转网膜；继发性扭转则需同时治疗原发疾病。

# 第四节　肠系膜疾病

## 一、肠系膜囊肿

肠系膜囊肿临床上少见，可属于先天性发育异常，如肠源囊肿、结肠系膜浆液性囊肿、皮样囊肿；也可属于新生物类，如囊性淋巴管瘤；另外还有寄生虫性囊肿、外伤性囊肿等。肠源性囊肿有肠道的黏膜上皮和肠壁的其他各层组织，最多见于回肠系膜；浆液性囊肿覆有间皮细胞，多发生在横结肠系膜和乙状结肠系膜，一般为单发性单房囊肿，囊液通常为黄白色或草黄色透明液体；囊性淋巴管瘤由多个扩张的淋巴管所组成，大小从 1~2cm 到 10cm 不等，多发生在回肠系膜。

【诊断标准】

1. 临床表现

(1) 多见于儿童，一般无症状，囊肿增大、囊内出血或继发感染时可有隐痛或胀痛。

(2) 腹部可触及表面光滑无痛的肿物，一般活动度大。

2. 诊断要点

(1) 主要以临床表现为依据。

(2) X 线钡餐检查可表现为肠管受压移位。

(3) B 超和 CT 或 MRI 检查可确定肿物的部位和区别囊实性，但有时不易与大网膜囊肿鉴别。

【治疗原则】

孤立的囊肿可作摘除术；与肠管关系密切和与系膜血管粘连者，可连同小肠一起切除。

## 二、肠系膜肿瘤

肠系膜肿瘤大多为实性肿物，分为良性和恶性，恶性肿瘤占实性肿物的60%左右。良性肿瘤有神经纤维瘤、脂肪瘤、平滑肌瘤和血管瘤等；恶性肿瘤以恶性淋巴瘤最多见，其他主要是肉瘤。恶性肿瘤多发生在小肠系膜上。

【诊断标准】

1. 临床表现

(1) 多见于成人，可有腹部隐痛或胀痛，恶性肿瘤常伴有食欲减退、消瘦乏力、贫血和肠梗阻症状。

(2) 腹部可触及肿物，恶性肿瘤多为表面不平、结节状、质地较硬的实性肿物，活动性差，如破溃则可有腹膜炎表现。

2. 诊断要点

(1) 主要依据临床表现。

(2) X线钡餐检查显示肠管受压、移位，如肠壁僵硬、钡剂通过困难或缓慢，应考虑有恶性可能。

(3) 腹部B超和CT或MRI检查有助于定位和定性。

【治疗原则】

(1) 良性肿瘤可作肿瘤切除或连同相应的系膜及小肠一并切除。

(2) 恶性肿瘤应尽可能作根治切除术，包括周围系膜和小肠；如已有转移可行姑息切除，以预防或缓解梗阻；术后采用化疗和放疗。

## 三、非特异性肠系膜淋巴结炎

非特异性肠系膜淋巴结炎好发于儿童和青少年，病因不明，但发病前常有上呼吸道感染病史；由于末端回肠淋巴结丰富，因此是好发部位；病变淋巴结肿大、质软、呈孤立性分布，极少发生化脓。

【诊断标准】

1. 临床表现

(1) 腹痛是最主要的表现，多位于右下腹，常伴有发热，但一般不超过38.5℃，发热可先于腹痛出现。

(2) 腹部压痛，多在右下腹，位于麦氏点的内上方，并可随体位的改变而改变；肌紧张少见。

2. 诊断要点

(1) 多发生在近期有上呼吸道感染的儿童和青少年。

(2) 右下腹疼痛伴发热。

(3) B超检查可为诊断提供帮助。

(4) 需除外急性阑尾炎和急性克罗恩病，但往往难以鉴别。

【治疗原则】

主要采用抗感染治疗。如治疗无效或出现腹膜炎体征或不能除外腹腔肿瘤时，可考虑腹腔镜或者剖腹探查，术中注意有无克罗恩病。

# 第五节　原发性腹膜肿瘤

## 一、腹膜假性黏液瘤

【诊断标准】

(1) 常由卵巢假性黏液性囊肿或阑尾黏液囊肿破裂引起，是一种低度恶性的黏液腺癌。

(2) 早期可有腹痛、恶心、呕吐，后期常有腹胀、便秘、消瘦、腹部肿块、腹水等症状。

(3) 腹部膨隆，触诊时有揉面感；来自卵巢者妇科检查时可发现子宫附件有肿块或子宫直肠凹有肿物。

(4) 腹腔穿刺可抽出黏性胶样物，CT 可了解黏液性物质的分布情况。

【治疗原则】

(1) 手术切除原发病灶。

(2) 尽可能清除腹腔内假性黏液瘤及取出黏液状物，清除全部大网膜，必要时清除小网膜。

(3) 术中腹腔内置管，术后注入化疗药物或配合腹腔热灌注治疗。

(4) 肿瘤复发时可再次手术及腹腔内注射抗癌药物。

## 二、腹膜间皮细胞瘤

【诊断标准】

(1) 良性者表现为局限性、生长缓慢的肿瘤，多发生于盆腔，早期无症状，长大后有压迫症状。

(2) 恶性者呈弥漫性生长，有腹壁紧张、血性腹水等表现。

(3) 确诊需靠病理组织学检查。

【治疗原则】

良性者手术切除效果好；恶性者可进行手术切除与腹腔内化疗相结合，但效果不佳。

# 第六节　原发性腹膜后肿瘤

原发性腹膜后肿瘤主要来源于腹膜后间隙的脂肪、疏松结缔组织、筋膜以及肌肉、血管、神经、淋巴组织以及胚胎残留组织，约 80% 为恶性。良性肿瘤最常见的为纤维瘤，恶性肿瘤以神经纤维肉瘤、恶性神经鞘瘤及恶性淋巴瘤为多。

【诊断标准】

1. 临床表现

(1) 有占位症状，如腹部胀满感，上腹部巨大肿瘤可影响呼吸；如肿瘤内出血、坏死，肿瘤可突然增大使症状加重，并伴剧烈疼痛。

(2) 出现压迫症状，主要为刺激症状：刺激胃产生恶心、呕吐；刺激直肠产生排便次数增加，里急后重感；刺激膀胱产生尿频、排尿紧迫感；压迫肠道、泌尿系可引起肠梗阻和肾盂积水症状；压迫或侵犯脏器和神经可引起腹背部、会阴和下肢疼痛，也可出现神经支配区皮肤知觉减退、麻木；压迫静脉和淋巴管可引起回流障碍，出现阴囊、下肢水肿和腹壁静脉曲张。

(3) 全身症状为体重减轻，食欲下降，发热，乏力，恶病质。恶性肿瘤出现症状较早。

(4) 患者就诊时多可触及腹部或盆腔肿块，固定而深在；良性肿瘤体征少，恶性肿瘤可出现压痛、腹肌紧张、腹水、下肢浮肿等体征，个别可听到血管杂音。

2. 诊断要点

(1) 根据临床症状和体征可做出腹部包块的诊断。

(2) X 线胃肠钡餐造影、钡灌肠及泌尿系造影有助于确定肿瘤部位。

(3) B 超、CT、MRI 和血管造影对肿瘤的定性、定位有一定帮助。

(4) 确诊需做组织病理检查。

【治疗原则】

(1) 手术切除是主要的治疗方法。由于本病有易于复发的特点，对复发者如情况允许应再次行手术切除。

(2) 对一些原发的未分化癌、恶性淋巴瘤采用放疗有一定效果；化疗对恶性淋巴瘤有效。

(尹慕军)

# 第十五章　胃、十二指肠疾病

## 第一节　胃、十二指肠溃疡

胃、十二指肠溃疡又称溃疡病或消化性溃疡，是胃溃疡(GU)和十二指肠溃疡(DU)的总称。该病是一种常见的慢性病，与胃酸和(或)胃蛋白酶的消化作用有关，也与胃或十二指肠黏膜的屏障功能破坏有关，长时间的应激和心理因素有时也在该病的发展中有一定作用。溃疡病的主要症状是上腹部疼痛，疼痛与饮食有关，可因进食、饥饿、服药、酸性食物或饮料而诱发，亦可因进食、饮水、服用碱性食物而缓解。

【诊断标准】

1. 临床表现

溃疡病的主要症状是上腹部疼痛，其典型症状如下所述。

(1) 慢性过程，病史可达数年或数十年。

(2) 周期性发作，发作与自发缓解相交替；发作期和缓解期可长短不一，短者数周，长者数年；发作常呈季节性，也可因情绪不良或过劳而诱发。

(3) 发作时上腹痛呈节律性，腹痛可多为进食或服用抗酸药所缓解。胃溃疡疼痛多在进食后发生；十二指肠溃疡的疼痛则多在餐前或夜间出现，进食后疼痛可有所缓解。

2. 诊断要点

(1) 腹痛，以上腹疼痛多见；胃溃疡常为进食后疼痛，十二指肠溃疡常为饥饿时疼痛；但亦可有不典型腹痛。

(2) 可伴恶心、呕吐、呕血、黑便、贫血、乏力等。

(3) 左上腹或(和)剑突下压痛，可有贫血貌(如睑结膜、皮肤苍白)。

(4) 血常规检查可有血红蛋白降低。

(5) 上消化道造影可见龛影。

(6) 胃镜可见溃疡面，取病理可证实。

【治疗原则】

1. 内科治疗

应用质子泵抑制剂、胃黏膜保护剂与针对幽门螺杆菌的抗生素等联合治疗。

2. 外科治疗

(1) 手术适应证　内科规律治疗无效或复发的患者可选择外科治疗；合并穿孔、大出血、幽门梗阻等情况，或者怀疑溃疡恶变等其他情况可考虑外科治疗。

(2) 手术方式　手术方式的选择和患者病情严重程度、并发症种类等有关；急诊情况下无法明确诊断者，甚至需要结合术中探查才能最终决定手术方式。常见的手术方式有以下几种。

①迷走神经切断术(包括高选择性迷走神经切断术)：十二指肠溃疡、无幽门梗阻者可选择。

②远端胃大部切除术：溃疡病灶可切除者可以选择该术式，一般切除胃体积的 50%～75%，胃肠吻合方式根据情况可选择毕Ⅰ式(胃十二指肠吻合)、毕Ⅱ式(胃空肠吻合)，或者"Roux-en-Y"吻合术。

③溃疡旷置术(Bancroft 术)：十二指肠溃疡病变因炎症水肿、瘢痕组织形成与周围组织粘连成团时，由于界限不清，切除溃疡病灶有损伤胆总管或胰腺的危险。在这种情况下，不必强行切除，可采用溃疡旷置术。旷置的溃疡没有胃酸刺激会逐渐愈合；胃切断的部位应远离溃疡的瘢痕组织，以利于妥善关闭十二指肠残端；一般应保留网膜右血管或者胃右血管以保证局部血液供应，同时剥离胃窦部黏膜至幽门处。

# 第二节　胃、十二指肠溃疡穿孔

胃、十二指肠溃疡穿孔可发生于任何年龄，根据临床表现可分为急性、亚急性和慢性三种。十二指肠溃疡穿孔发生率高于胃溃疡。

【诊断标准】

(1) 多有溃疡病史，近期有溃疡活动症状。

(2) 突发上腹刀割样剧烈疼痛，迅速波及全腹，可有肩、肩胛部放射性疼痛。

(3) 急性痛苦面容，惧怕翻身活动及深呼吸。

(4) 可有恶心、呕吐等上消化道症状。

(5) 可有面色苍白、四肢发凉、出冷汗、脉搏细速、血压下降、呼吸短促等各种休克表现。

(6) 有腹膜炎体征(压痛、反跳痛、肌紧张)，典型者呈板状腹。

(7) 腹式呼吸受限，胃泡鼓音区缩小或消失，肝浊音界缩小或消失，肠鸣音减弱或消失。

(8) 立位腹平片可见膈下游离气体，或者 CT 扫描发现腹腔内气体影。

(9) 腹腔穿刺可见黄色或墨绿色浑浊液体。

(10) 对部分不典型患者或者难以明确诊断的患者，可应用水溶性造影剂行上消化道造影，可发现造影剂外溢。

【治疗原则】

1. 非手术治疗

(1) 适应证　空腹或者少量进食后穿孔，腹膜炎体征较轻，临床判断穿孔较小，腹腔渗出量不多等情况下可选择非手术治疗；患者年老体弱、不能耐受手术或无施行手术条件者也可选择非手术治疗；穿孔超过 72 小时、临床症状和体征明显减轻的患者也可选择非手术治疗。

(2) 非手术治疗方法

①禁食、持续胃肠减压，可给予斜坡卧位。溃疡穿孔的患者有时疼痛较为剧烈，可以在诊断明确的前提下，根据情况适当给予止痛药物以缓解疼痛。

②静脉补液，以维持水、电解质平衡，并可根据病情决定是否需要给予全肠道外营养。

③广谱抗生素应用。由于溃疡穿孔继发的细菌感染以口腔和咽部细菌污染为主，应选择适当的广谱抗生素。

④根据病情变化调整治疗方案，病情加重、全身情况恶化时应考虑手术治疗。

2. 手术治疗

(1) 适应证 症状重、腹痛剧烈的大量进食后穿孔患者，或者腹膜炎体征较重，或者在非手术治疗后症状和体征无缓解甚至加重的患者可以考虑手术治疗。

(2) 手术方式

①单纯穿孔修补术：适用于腹腔渗出较多、污染严重、体质较弱、一般情况差的患者。

②胃大部切除术：适用于穿孔时间<12 小时，以及探查时发现腹腔污染轻，胃壁水肿轻或有出血或幽门梗阻，或怀疑癌变的患者。

3. 术中、术后注意事项

术中尽量彻底冲洗腹腔，根据情况放置引流管；术后持续胃肠减压，并给予 $H_2$ 受体阻滞剂或质子泵抑制剂。

# 第三节 胃、十二指肠溃疡出血

胃、十二指肠溃疡出血是上消化道大出血中最常见的原因，约占 50%以上。患者常有呕血、柏油样便，往往合并休克前期症状或休克状态。

【诊断标准】

(1) 呕血、便血、柏油样便。

(2) 可伴有失血性休克表现。

(3) 腹部可有轻压痛、肠鸣音活跃。

(4) 血红蛋白降低。

(5) 急诊胃镜有助于诊断及判定出血部位。

(6) 可行血管造影检查，协助诊断及判断出血部位。

【治疗原则】

1. 非手术治疗

对于出血量相对少、生命体征可控制平稳或非持续性出血的患者可先试行非手术治疗，方法如下所述。

(1) 禁食、持续胃肠减压，观察出血情况。

(2) 应用止血药物，可全身应用或局部胃管注入去甲肾上腺素等方法。

(3) 给予输血，以纠正休克、补充血容量。

(4) 质子泵抑制剂和生长抑素持续泵入。

(5) 维持水、电解质平衡等基础治疗。

2. 手术治疗

(1) 内镜下治疗 生命体征平稳、低血容量状态已纠正的患者，可在内镜下采用电凝、夹闭出血血管、注射或喷洒止血药物等方法。

(2) 血管造影栓塞治疗 对于生命体征平稳，无法耐受手术的患者，可考虑血管栓塞治疗；但由于胃黏膜下血管网较为丰富，效果可能较差或者有再次出血和穿孔风险。

3. 外科手术

(1) 适应证

①失血速度快，迅速出现休克。

②快速输血输液，休克仍无法改善。

③年龄＞60岁，有冠状动脉硬化症者。

④有溃疡病史，近期内已有多次出血。

⑤经非手术治疗后再次出现大出血。

⑥内镜检查明确出血部位，但无法止血者或内镜下止血处理后再次大出血。

⑦血管造影栓塞治疗无法止血或栓塞后再次大出血或者并发穿孔者。

(2) 手术方式

①胃切开止血缝合术：尽量术前内镜定位，或者在条件允许情况下术中内镜定位。如术前因条件限制无法内镜定位，术中可切开胃前壁，明确出血溃疡的部位，缝扎止血。

②胃大部切除术：根据溃疡和出血位置，选择适当的胃大部切除术。

③其他手术方式：对十二指肠后壁穿透性溃疡出血，先切开十二指肠前壁，贯穿缝扎溃疡底部出血动脉，再行选择性迷走神经切断加胃窦切除或幽门成形术，或作旷置溃疡的毕Ⅱ式胃大部切除术外加胃十二指肠动脉、胰十二指肠上动脉结扎。难以耐受较长时间手术者，可采用溃疡底部贯穿缝扎止血的方法。

# 第四节　幽门梗阻

胃、十二指肠溃疡患者由于黏膜反复受损，在炎症和修复过程中纤维组织大量增生所形成的瘢痕可造成幽门梗阻，其在胃、十二指肠溃疡中发生率为10%，这其中包含水肿性幽门梗阻和瘢痕性幽门梗阻。本节主要探讨瘢痕性幽门梗阻。

【诊断标准】

(1) 有长期反复发作的溃疡病史。

(2) 呕吐呈自发性，且呕吐隔夜宿食。

(3) 合并营养不良。

(4) 上腹膨隆，可有胃型及蠕动波，并可闻振水音。

(5) 胃肠减压出大量胃内潴留物，每日减压量大，胃肠减压可缓解呕吐症状。

(6) 可有低钾低氯性碱中毒。

(7) 上消化道造影可见胃高度扩张，造影剂大量滞留于胃，无法进入或仅有少量进入十二指肠。

(8) CT、MRI检查可协助诊断。

【治疗原则】

以手术治疗为主。

1. 术前准备

(1) 纠正脱水、低钾、低氯、碱中毒。

(2) 改善营养不良。

(3) 给予 $H_2$ 受体阻滞剂或质子泵抑制剂。

(4) 持续胃肠减压。

(5) 术前根据情况给予高渗盐水洗胃，可减轻胃壁水肿。

2. 手术方式

(1) 胃大部切除术：切除溃疡及梗阻部位。

(2) 溃疡旷置术(Bancroft 术)。

(3) 胃空肠吻合术：可根据情况选择毕Ⅰ式(胃十二指肠吻合)、毕Ⅱ式(胃空肠吻合)、Roux－en－Y 吻合术或者毕Ⅱ式＋Braun(空肠空肠吻合)术。

# 第五节　应激性溃疡

应激性溃疡是患者在遭受休克、严重创伤、大手术、严重全身性感染时，或者处于其他危重情况下所发生的一种急性胃黏膜病变，以浅表糜烂或溃疡形成为主要特征，多伴有出血症状。

【诊断标准】

(1) 存在应激状态，如脑疾病或手术史、烧伤、大手术。

(2) 长期服用水杨酸制剂，如非甾体抗炎药等。

(3) 长期饮酒史。

(4) 呕血、便血，便潜血阳性。

(5) 出血量大者可有休克表现。

(6) 胃镜检查可见胃黏膜糜烂、渗血、表浅溃疡；少有溃疡侵蚀大血管引起大出血。

【治疗原则】

1. 非手术治疗

应激性溃疡首选非手术治疗，治疗措施如下所述。

(1) 解决应激状态，积极治疗原发疾病。

(2) 禁食。

(3) 胃肠减压，给予局部止血药物和胃黏膜保护剂。

(4) 给予抗酸剂，如 $H_2$ 受体阻滞剂、质子泵抑制剂等。

(5) 可给予生长抑素。

(6) 应用胃镜止血法。

(7) 可考虑血管造影栓塞治疗。

2. 手术治疗

(1) 适应证　内科治疗不能制止出血，血红蛋白(血色素)继续下降，以及休克状态无改善或反复发作性出血者。

(2) 手术方式　应激性溃疡多发于全身状态差或大手术后，因此手术方式需简单，原则上以止血为目的。

①胃切开烧灼或缝扎止血。

②胃周血管结扎术。

③胃大部切除术或全胃切除术。患者一般状态可耐受此手术或唯此手术可解决出血时可选择此方式。

# 第六节　胃　扭　转

胃扭转是指因胃正常位置的固定机制障碍或其邻近器官病变导致胃移位，使得胃本身沿不同轴向旋转，导致全胃或部分胃异常扭转，其临床表现与胃内容物排空障碍有关。该病不常见，可分为急性和慢性两类：急性胃扭转发展迅速，容易误诊而延误治疗；慢性胃扭转发展缓且症状不典型，因而不易被及时发现。

【诊断标准】

1. 急性胃扭转

(1) 突发上腹局限性、膨胀性疼痛。

(2) 干呕。

(3) 左上腹包块。

(4) 胃管不能置入。

(5) X 线立位腹平片可见扩大的充满气液体的胃影。

(6) CT 或 MRI 检查可协助诊断。

2. 慢性胃扭转

(1) 反复发作性腹痛、腹胀、呕吐。

(2) 上消化道造影是诊断此症的重要依据。器官轴扭转型：胃大小弯倒置，胃黏膜皱襞扭转；系膜轴扭转型：胃镜可见两个气液平面，贲门与幽门位置相近。

(3) CT 或 MRI 检查可协助诊断。

【治疗原则】

1. 非手术治疗

非手术治疗作为初始治疗；如治疗效果不好，也可为手术治疗做好术前准备。

(1) 尽可能放置胃管。

(2) 营养支持。

2. 手术治疗

(1) 适应证

①急性胃扭转无法放置胃管者。

②存在引起胃扭转的器质性病变，如胃溃疡、胃肿瘤、食管裂孔疝、膈疝、膈膨出等。

③慢性反复发作的胃扭转者。

(2) 手术方式

①如存在器质性病变，应治疗原发疾病。

②行胃固定术，利用胃周围韧带组织进行固定，如胃空肠缝合固定。

③可考虑胃大部切除术或全胃切除术。

# 第七节　急性胃扩张

急性胃扩张系指非机械性梗阻性胃和十二指肠腔急性极度扩大，伴其腔内容物大量潴留，其病因是由于各种不同原因所引起的胃、肠壁原发性麻痹，如手术牵拉、腹膜后血肿、大量食物过度撑张胃壁引起的神经反射作用等。

【诊断标准】

1. 临床表现

(1) 可发生于手术或过量进食后，持续性上腹饱胀感，可有阵发性加剧，程度不剧烈。

(2) 溢出性呕吐，呕吐量由小至多，呕吐后不缓解，并可因胃出血而呕出血性物。

（3）左上腹可见包块，腹部呈不对称膨胀，振水音阳性。

（4）晚期可出现胃壁坏死或者穿孔导致腹膜炎。

2. 诊断要点

（1）出现典型的临床表现应考虑急性胃扩张的可能。

（2）胃肠减压可吸出大量胃内容物，但也可能由于胃内容物的堵塞而无法吸出。

（3）实验室检查可有水、电解质及酸碱平衡紊乱。

（4）可因胃穿孔出现腹膜炎体征。

（5）立位腹平片可见巨大胃影。

（6）CT 或 MRI 检查可协助诊断。

【治疗原则】

1. 非手术治疗

急性胃扩张多首选非手术治疗，治疗措施如下所述。

（1）禁食、禁水、持续胃肠减压，直至呕吐、腹胀症状消失、肠鸣音恢复为止。

（2）可行温盐水洗胃，直至吸出正常胃液为止。

（3）营养支持，纠治水、电解质及酸碱平衡紊乱等基础治疗措施。

（4）症状缓解后可试进食流质饮食。

2. 手术治疗

（1）适应证

①过度饮食所致的经粗大胃管亦无法吸出胃内容物者。

②胃穿孔。

（2）手术方式　胃切开，清除胃内容物；可考虑行胃造瘘术。

# 第八节　胃、十二指肠吞咽异物

本病病因包括误咽和故意咽入。吞咽的异物形状大致分为三类，即圆形异物：对胃肠道黏膜损伤不大，易于自行排出；末端尖锐、长短不一物品：有可能刺破胃肠壁并导致腹腔感染；长形钝头物品：一般不容易通过十二指肠降段和水平段交界处、十二指肠空肠曲、回盲部等部位。

【诊断标准】

1. 临床表现

（1）可无任何自觉症状。

（2）锐性异物如损伤黏膜，可出现上腹痛、恶心、呕血等。

（3）异物嵌顿于十二指肠可引起部分梗阻的症状。

（4）锐性异物可刺破胃肠壁而形成急性腹膜炎或者局限性脓肿、肉芽肿，也可能穿透胃肠壁而逐渐移行至腹腔或身体其他部位。

2. 诊断要点

（1）有明确误咽或有吞咽异物史，应除外异物进入呼吸道的可能。

（2）常无自觉症状或出现相应的临床表现。

（3）X 线平片可发现金属性异物，非金属性异物可通过 X 线钡餐或内镜确诊。

（4）胃镜既可以用于诊断，也可以同时用于治疗。

（5）CT 或 MRI 检查可协助诊断。

【治疗原则】

（1）原则上使用胃镜或十二指肠镜取出异物。

（2）如异物较小，可给予粗纤维食物以帮助排出。

（3）密切观察大便情况，寻找有无异物排出。

（4）金属异物可定期摄腹平片观察异物位置。

（5）如异物持续存在及证实出现穿孔或梗阻等，可根据情况考虑手术。

（6）如异物位置无法确定，患者也无自觉症状，仍可继续观察。

# 第九节　胃　石　症

胃石是在胃内逐渐形成的异物团块。常见的胃石有两种：植物纤维团块，多为吃生柿子、山楂、黑枣过多产生；毛团块，由于反常行为如吞食头发等异物导致。

【诊断标准】

1. 临床表现

（1）可无任何症状。

（2）可出现上腹疼痛不适或沉坠胀满感，有时恶心、呕吐，一般无大量呕吐。

（3）胃黏膜损伤后，可出现类似胃溃疡的症状。

（4）胃石进入小肠内可引起小肠梗阻症状。

（5）病程较长的患者多有体重减轻和体力下降。

2. 诊断要点

（1）有进食柿子、黑枣史。

（2）有异食癖。

（3）可有餐后上腹不适、呕吐，呕吐物为黏液。

（4）可有胃炎表现。

（5）上腹压痛，可触及活动性包块。

（6）腹平片可见胃内不透光之团块影，上消化道造影可见能移动之充盈缺损。

（7）胃镜检查可明确诊断。

（8）CT 或 MRI 检查可协助诊断。

【治疗原则】

1. 非手术治疗

（1）口服制酸剂，如 $H_2$ 受体阻滞剂或质子泵抑制剂，以及胃蛋白酶合剂等，或给予碳酸氢钠溶液胃内滴注。

（2）利用胃镜捣碎团块后，用胃镜取出或经肠道排出。

2. 手术治疗

（1）适应证

①非手术治疗无效。

②胃石引起幽门梗阻。

（2）手术方式　胃切开取石。

# 第十节　胃　憩　室

胃憩室可分为真性和假性两类。假性胃憩室通常由于良性溃疡造成深度穿透或局限性穿孔而发生；真性胃憩室通常由胃壁的所有层次组成。

【诊断标准】

(1) 大部分病例无任何症状，多系上消化道例行检查时偶然发现。

(2) 临床症状不典型，可有上腹疼痛等。

(3) 如出现炎症，则疼痛明显。

(4) 偶有出血、穿孔并发症而出现便血或便潜血阳性及腹膜炎表现。

(5) 上消化道造影可见突出胃壁之光滑存钡区，胃黏膜皱襞可进入存钡区，是诊断的主要依据。

(6) 胃镜、CT 或 MRI 检查可协助诊断。

【治疗原则】

如无症状，可观察；如有症状，可选择单纯憩室切除术。

# 第十一节　十二指肠憩室

十二指肠憩室分为原发性和继发性。继发性憩室系由慢性十二指肠溃疡所致；原发性憩室是单个的，80%发生在十二指肠降部，多数发生于 50～65 岁，男女发生率几乎相等。

【诊断标准】

(1) 少有症状，可有上腹痛。

(2) 并发炎症、溃疡、结石时可有症状。

(3) 上消化道造影是明确诊断的重要方法，可见突出于肠腔外存钡的圆形或分叶状阴影。

(4) 十二指肠镜、CT 或 MRI 检查可协助诊断。

【治疗原则】

(1) 无症状者，可不予处理。

(2) 手术指征　除外肠腔内其他病变，并有明确的腹痛、恶心、呕吐等症状甚至出现黄疸，考虑与十二指肠憩室有关时。

(3) 手术术式

①对于非十二指肠乳头旁憩室可单纯行憩室切除术。

②对于十二指肠乳头旁憩室，从原则上讲，切除此部位憩室常需重建胆管和胰管，但此手术操作困难大，并发症多，故可考虑行憩室旷置术，即胃部分切除、胃空肠吻合术。

③对于憩室引起的胆道梗阻，可考虑行 Oddi 氏括约肌成型术或胆总管空肠吻合术。

# 第十二节　肠系膜上动脉压迫综合征

肠系膜上动脉综合征，又称威尔基病(Wilkie disease)、十二指肠动脉压迫综合征、良性十二指肠淤滞症。十二指肠走行于肠系膜上动脉与腹主动脉之间，如果以上两个血管之间夹角较小或者肠系膜上动脉发出位置较低，肠系膜上动脉及其分支则可能压迫十二指肠水平段而引发急、慢性肠梗阻。本病多发于 20～30 岁，女性约占 60%，以瘦长体型多见。

【诊断标准】

1. 临床表现

(1) 症状通常出现在餐后。

(2) 上腹疼痛、饱满及肿胀，呕吐时常发生，呕吐物中含前餐所进食物，常有臭味的嗳气。

(3) 症状可通过改变身体姿势而减轻，如左侧卧位或膝胸位。

2. 诊断要点

(1) 有典型的临床表现。

(2) 上消化道造影可见十二指肠扩张，有强逆蠕动，水平部可见整齐压迫和钡剂中断或钡剂通过缓慢，左侧卧位、俯卧位、膝胸位可促进钡剂通过。

(3) 血管造影或者 CT、MRI 血管三维重建，测量腹主动脉和肠系膜上动脉之间角度有助于诊断。

(4) 十二指肠镜检查可协助诊断。

【治疗原则】

1. 非手术治疗

急性梗阻发作期时采用此方法。

(1) 禁食，胃肠减压。

(2) 抗痉挛药物治疗。

(3) 营养支持。可考虑放置空肠营养管进行肠内营养支持，必要时可单独或同时给予全肠道外营养支持；部分患者肥胖后脂肪组织填充至腹主动脉和肠系膜动脉夹角，症状即可能缓解。

(4) 缓解紧张、焦虑情绪。

2. 手术治疗

手术虽然是解决此病的根本方法，但有时效果并不满意，必须慎重选择。

(1) 行十二指肠–空肠吻合术。吻合口位于梗阻部位近端，同时尽可能靠近梗阻部位。

(2) 切断十二指肠，于肠系膜上动脉前方重新吻合。

(3) 行胃–空肠吻合术。

# 第十三节　胃　息　肉

胃息肉通常是指高出胃周围黏膜、突向胃腔的病变。一般分为增生性息肉、胃底腺息肉、瘤样息肉或腺瘤、炎性纤维性息肉。

【诊断标准】

1. 临床表现

(1) 腹痛与不适　常由胃酸缺乏和胃酸低下所致。

(2) 恶心、厌食、消化不良　因肿瘤引起的梗阻或胃功能紊乱所致。

（3）出血、黑便　如息肉表面有糜烂、溃疡，可发生间歇性或持续性出血。

（4）梗阻　较大的息肉阻塞于幽门管或息肉样的胃窦黏膜进入十二指肠，可出现幽门梗阻症状。

2．诊断要点

（1）可有上腹痛、上腹不适、恶心、呕吐等典型症状。

（2）上消化道造影示充盈缺损。

（3）胃镜检查及活检病理有助于确定息肉性质。

（4）内镜下超声、CT 或 MRI 检查可协助诊断。

【治疗原则】

1．内镜治疗

电灼、套圈、黏膜下切除术等治疗。

2．手术治疗

（1）适应证

①息肉较大且内镜治疗风险大者。

②不能除外恶变者。

（2）术式

①对于单发或少量息肉，可行胃切开息肉黏膜下切除术。

②对于多发区域性息肉，可行胃部分切除术。

③对于多发、密布于全胃的息肉，行全胃切除，但原则上避免此术式；可考虑胃部分切除术加息肉切除术。

# 第十四节　胃肠间质瘤

胃肠间质瘤（GIST）是胃肠道最常见的间叶源性肿瘤，由突变的 c-kit 或血小板源性生长因子受体α（PDGFRA）基因驱动；组织学上多由梭形细胞、上皮样细胞，偶或多形性细胞，排列成束状或弥漫状图像；免疫组化检测通常为 CD117 或 DOG-1 表达阳性。胃肠间质瘤可发生在胃肠道或胃肠道外，胃是最常见的发病部位。

【诊断标准】

1．临床表现

（1）一般多无症状，较小的 GIST 大部分均为体检时发现。

（2）可有上腹不适。

（3）出血、黑便：因肿瘤表面黏膜出血、坏死所致。

（4）梗阻：因肿瘤生长于幽门及贲门所致。

（5）上腹部压痛：肿物较大时，上腹部可触及包块。

2．诊断要点

（1）对于组织学形态符合 GIST，同时 CD117 阳性的病例，可以做出 GIST 的诊断。

（2）对于组织学形态符合 GIST，但是 CD117 阴性和 DOG-1 阳性的肿瘤，可以做出 GIST 的诊断。

(3) 组织学形态符合 GIST，且 CD117 和 DOG-1 均为阴性的肿瘤，应交由专业的分子生物学实验室检测是否存在 c-kit 或 PDGFRA 基因的突变。如果存在该基因突变，则可做出 GIST 的诊断。

(4) 对于组织学形态符合 GIST，但 CD117 和 DOG-1 均为阴性，并且无 c-kit 或 PDGFRA 基因突变的病例，如果能除外平滑肌肿瘤、神经源性肿瘤等其他肿瘤，可以做出 GIST 可能的诊断。

【治疗原则】

1. 手术适应证

(1) 肿瘤最大径＞2cm 的局限性 GIST。

(2) 肿瘤最大径≤2cm 的可疑局限性 GIST，有症状者应进行手术。通过超声内镜确定风险分级，如合并不良因素，可考虑切除。

(3) 复发或转移性 GIST

①未经分子靶向治疗，估计能完整切除且风险不大，可考虑手术。

②分子靶向药物治疗有效，病灶可完整切除，可考虑手术。

③分子靶向药物治疗总体有效，单个或少数几个病灶进展，可考虑完整切除进展病灶，并尽可能切除更多的转移灶。

④姑息性减瘤手术只限于患者能耐受手术并预计手术能改善患者生活质量。

⑤GIST 引起完全性肠梗阻、消化道穿孔、保守治疗无效的消化道大出血以及肿瘤自发破裂引起腹腔大出血时，需行急诊手术。

2. 手术原则

争取达到 R0 切除，避免肿瘤破裂和术中播散，一般情况下不必常规清扫淋巴结。不推荐进行内镜下治疗。

3. 靶向治疗原则

(1) 术前治疗

①适应证：术前估计难以达到 R0 切除；肿瘤体积巨大，术中易出血、破裂，可能造成医源性播散；肿瘤位置特殊，容易造成重要脏器损害；手术风险大，术后复发率、死亡率较高；估计需要进行多脏器联合切除手术。

②术前治疗时，推荐伊马替尼的初始计量为 400mg/d。对于肿瘤进展患者，应综合评估病情，有可能完整切除病灶，应及时手术；不能手术者，可以按照复发转移患者采用二线治疗。

(2) 术后辅助治疗

①适应证：术后病理证实有中、高危复发风险者。

②剂量和时限：伊马替尼 400mg/d，连续用药。中危患者，至少用药 1 年；高危患者，治疗时间为 3 年。

(3) 转移复发和(或)不可切除 GIST 的治疗

①伊马替尼作为一线用药，如果治疗有效，应持续用药，直至疾病进展或出现不能耐受的毒性。

②如果伊马替尼治疗期间出现进一步进展，可考虑将伊马替尼加量应用或换用二线药物治疗，如舒尼替尼。

# 第十五节　原发性胃淋巴瘤

原发性胃淋巴瘤是一种少见肿瘤，但为结外型淋巴瘤中最常见者，占结外型淋巴瘤的20%～30%和胃肠道淋巴瘤的50%以上，其发病率近来有增高的趋势。近年来，随着对原发性胃淋巴瘤的研究不断深入，无论在病因、分子遗传学特征，还是在临床诊断和治疗方面，均发生了很大改变；该病发病机制尚不清楚，可能与幽门螺杆菌(HP)所致的慢性感染有关。几乎所有胃淋巴瘤患者的胃黏膜上均可发现 HP 存在。

【诊断标准】

1. 临床表现

(1) 最常见的症状为腹痛，多为钝痛。

(2) 恶心、呕吐及体重减轻常见。

(3) 部分患者可出现胃穿孔和梗阻症状。

(4) 约有 10%的患者无明显症状。

(5) 患者恶病质多见；腹部压痛，少数患者可触及左上腹包块。

2. 诊断要点

(1) 常见症状为上腹痛、食欲下降、消瘦。

(2) 可于左上腹触及包块。

(3) 上消化道造影典型表现为：①多数圆形不规则的充盈缺损之间存有正常黏膜，即"鹅卵石"征；②在不规则的充盈缺损周围伴有粗糙、扭曲而又肥大的环形病变。

(4) 胃镜检查可见病变常为片状，边缘不规则，表面凹凸不整，伴有多发性糜烂或浅溃疡，病灶表面常有糜烂、出血、结节隆起、浸润肥厚混杂而呈多彩性外观是胃淋巴瘤的形态特点。胃镜下取病理可明确诊断。

(5) 血常规、X 线胸片和腹部 B 超检查，甚至胸腹部 CT 或 MRI 检查、骨髓穿刺涂片或活检，排除继发性淋巴瘤。

(6) 原发性胃淋巴瘤的诊断(Dawson 1961 年)

①无表浅淋巴结肿大。

②白细胞计数及分类正常。

③胸片未见纵隔有肿大淋巴结。

④在手术中发现除胃及区域淋巴结受累，无其他肉眼可见肿瘤存在。

⑤肝、脾正常。

(7) 幽门螺杆菌检查可协助诊断。

(8) 胃黏膜相关淋巴组织淋巴瘤　指起源于胃黏膜淋巴滤泡边缘带上 B 细胞的肿瘤，有特异的病理组织学特征。

【治疗原则】

1. 根除幽门螺杆菌

根除 HP 需采取多药物联合治疗。

2. 放疗

根除幽门螺杆菌 3 个月后淋巴瘤残存且有症状，或 6 个月后淋巴瘤残存，无论有无症状均应行放疗。

3. 化疗和抗体疗法

进展期淋巴瘤可选择本疗法治疗，也可作为术前新辅助化疗或术后的辅助化疗。

4. 外科治疗

非外科治疗过程中出现大出血、穿孔、梗阻等并发症时，可给予抢救性的外科治疗。发生并发症的病例往往骨髓抑制严重，手术风险极大。手术方式应尽可能切除胃残留病灶，不必行系统淋巴结清扫；对于不适于化疗、放疗的患者，亦可行胃癌标准根治术。

# 第十六节  胃  癌

胃癌是全世界及我国常见的恶性肿瘤，其主要转移途径包括直接侵犯、淋巴结转移、血行转移、腹膜转移等。胃癌预后较差，总体 5 年生存率约为 40%；近年来由于早期胃癌检出率的提高，我国胃癌总体 5 年生存率有所上升，但合并肝脏等远处器官转移的Ⅳ期患者 5 年生存率仅为 9%。

【诊断标准】

1. 临床表现

(1) 胃部痛  初起时仅感上腹部不适，随后出现疼痛持续加重且向腰背部放射，常为胰腺受侵犯的晚期症状。

(2) 食欲减退、消瘦、乏力。

(3) 恶心、呕吐  早期可能仅有食后饱胀及轻度恶心感。

(4) 出血和黑便。

(5) 其他症状有腹泻、便秘及下腹不适，也可有发热；某些病例甚至可以先出现转移灶的症状，如卵巢肿块、脐部肿块等。

2. 诊断要点

(1) 左上腹痛，无规律，且与饮食无关。

(2) 食欲减退，消瘦。

(3) 黑便，便潜血阳性。

(4) 晚期可有腹部包块，左锁骨上淋巴结肿大。

(5) 上消化道造影可见肿物表面不光滑、边缘清晰的充盈缺损，以及周围胃黏膜紊乱。

(6) 胃镜检查可证实胃内肿物存在，取活检进行病理学诊断。

(7) CT 检查可了解病变范围以及病变与邻近脏器的关系。

(8) 腔内超声检查可显示肿瘤在壁内浸润的深度。

【治疗原则】

1. 内镜下治疗

肿瘤未突破黏膜肌层且无淋巴结转移的早期胃癌，可考虑行内镜下切除。

2. 外科治疗

(1) 胃癌根治术  开腹、腔镜、机器人三种手术方式均可选择。

①胃切除范围：距肿瘤边缘≥5cm，可根据肿瘤位置选择近端胃大部切除术、远端胃大部切除术、全胃切除术。

②淋巴结清扫范围：原则上达到 D2 清扫、R0 切除。

③联合脏器切除术：如肿瘤没有远处转移，且仅侵犯邻近组织或器官的，为了保证肿瘤的完整切除可施行该手术。

(2) 胃癌姑息性切除术

①转移性胃癌如合并严重贫血或者大出血、穿孔等并发症的，在患者身体状况能耐受的情况下，可切除原发灶，二期再根据情况处理转移病灶。

②不切除原发病灶的各种短路手术，可以起到解除梗阻、缓解症状、改善营养的作用。

③对于原发病灶的姑息性切除可作为探索性研究，部分研究结果认为有可能改善患者 5 年生存率。

3. 非手术治疗

(1) 术前化疗及放疗　一般用于局部进展期的胃癌，目的是降低期别，提高手术切除率和 R0 切除率，减少局部复发。

(2) 术后辅助化疗　一般常用的药物有氟尿嘧啶类、铂类，也可以根据病情及相关分子检测结果使用紫杉醇、多西紫杉醇、伊立替康等药物的联合方案。

(3) 腹腔热灌注化疗　对于病期较晚的已切除的胃癌，在术中或术后进行腹腔温热灌注化疗有可能提高疗效。

(4) 靶向治疗和免疫治疗　Her−2 阳性可选择相应单克隆抗体治疗，PD1、PDL1 也可应用。

# 第十七节　胃切除术后并发症

## 一、吻合口出血

【诊断标准】

(1) 发生于胃切除术后。

(2) 胃切除术后胃管内引流或者直接呕吐血性液体。

(3) 大量出血者常合并休克表现。

(4) 内镜检查可明确出血位置和原因。

(5) 可合并腹腔出血。

(6) 血管造影可协助诊断。

【治疗原则】

1. 非手术治疗

(1) 禁食，胃肠减压，营养支持，输血，维持水、电解质平衡等基础治疗。

(2) 术后 24 小时内<300ml 血性消化液，一般是吻合创面的少量渗血所致，属术后正常现象，仅需密切观察即可。

(3) 止血药物：全身或局部应用；局部应用多采用胃管注入。

2. 内镜下治疗

术后早期内镜检查有一定风险，其作用首先是明确诊断，同时可通过电凝、夹闭出血血管、注射或喷洒止血药物等方法止血。

3. 外科治疗

经积极保守治疗或内镜下治疗后患者吻合口出血量仍较大，或者迅速恶化至休克状态，应剖腹探查，明确出血原因，并采取相应手术方式处理。

## 二、腹腔出血

【诊断标准】

(1) 发生于胃切除术后。

(2) 腹腔引流管引流出血性液体或者腹腔穿刺出血性液体。

(3) 大量出血者常合并休克表现。

(4) 腹腔穿刺抽出不凝血。

(5) B 超、CT 检查可协助诊断。

【治疗原则】

1. 非手术治疗

(1) 禁食，胃肠减压，营养支持，输血，维持水、电解质平衡等基础治疗。

(2) 根据患者情况密切观察，综合考虑出血量、出血速度等，随时调整治疗策略。

(3) 应用止血药物。

2. 外科治疗

腹腔出血经积极保守治疗后患者出血量仍较大，或者迅速恶化至休克状态，应立即再次剖腹探查，明确出血原因。

## 三、吻合口梗阻

【诊断标准】

(1) 发生于胃大部切除术后。

(2) 进食后呕吐伴腹痛，呕吐物为大量所进食的食物，可含或不含胆汁。

(3) 上消化道造影显示造影剂不能或仅少量通过吻合口。

(4) 内镜、CT、MRI 检查可协助诊断。

【治疗原则】

1. 非手术治疗

禁食，胃肠减压，营养支持；适用于炎症性肠梗阻、吻合口炎症、水肿引起的胃排空障碍。

2. 手术治疗

适用于由于器质性或机械性原因引起的吻合口梗阻或非手术治疗无效的吻合口梗阻。根据手术探查发现梗阻原因，可考虑切除吻合口、重建吻合口或将毕Ⅰ式吻合改为毕Ⅱ式。

## 四、输入袢梗阻（输入袢综合征）

输入袢梗阻多见于毕Ⅱ式吻合术后，与输入袢扭曲、输入袢过长形成内疝等因素有关。

### (一) 急性完全性梗阻

【诊断标准】

(1) 发生于胃大部切除毕Ⅱ式吻合术后。

（2）突发上腹剧烈疼痛。

（3）呕吐频繁但量不大，呕吐物不含胆汁，呕吐后症状缓解。

（4）体检时上腹部有压痛，偶可扪及包块。

（5）上消化道造影有助于诊断。

（6）CT 或 MRI 检查可协助诊断。

【治疗原则】

（1）诊断明确或高度可疑时，可考虑手术治疗。

（2）术中根据造成梗阻的原因选择不同的手术方式：如为扭转则复位固定，如出现坏死则应切除重建。

（3）该手术复杂，死亡率高。

### （二）慢性不全性梗阻

输入袢慢性不全性梗阻与吻合口输入袢侧黏膜内翻过多，输入袢过短或过长，输入袢瘀滞，粘连成角等有关。

【诊断标准】

（1）胃大部切除毕 Ⅱ 式吻合术后。

（2）间歇性大量呕吐胆汁，多于餐后不久出现。

（3）腹痛，位于中上腹，常于呕吐前出现。

（4）体检时上腹部有压痛，偶可扪及包块。

（5）上消化道造影有助于诊断及鉴别诊断。

（6）CT 或 MRI 检查可协助诊断。

【治疗原则】

（1）在早期或考虑与吻合口处黏膜水肿、炎症有关时，应予禁食、胃肠减压、全肠道外营养支持等治疗。

（2）如症状持续不缓解及非手术治疗效果不好时，应行手术治疗。

（3）可将输入袢与输出袢行 Braun 吻合，或者将吻合方式更改为 Roux–en–Y 吻合。

## 五、输出袢梗阻

输出袢梗阻与输出段肠袢粘连、受压、大网膜水肿或结肠后吻合时横结肠系膜压迫有关。

【诊断标准】

（1）上腹胀、腹痛。

（2）恶心、呕吐　呕吐物含食物及胆汁，呕吐后腹胀、腹痛可缓解。

（3）体检可触及左上腹膨隆及包块。

（4）上消化道造影有助于诊断。

（5）CT 或 MRI 检查可协助诊断。

【治疗原则】

1. 非手术治疗

禁食、胃肠减压、营养支持等。

2. 手术治疗

适用于非手术治疗无效者，行吻合口重建。目的在于解除引起梗阻的原因，恢复输出段肠襻通畅。

## 六、十二指肠残端破裂或十二指肠残端瘘

【诊断标准】

(1) 术后 1～7 天，突然出现右上腹剧痛。

(2) 有腹膜炎体征和与溃疡穿孔类似。

(3) 可发热及黄疸。

(4) 可有白细胞计数升高。

(5) CT 或 MRI 检查可协助诊断。

【治疗原则】

(1) 可选择重新缝合残端，十二指肠残端内置引流管，残端周围置引流管，胃管减压，空肠营养管置入，以及肠内营养支持等。

(2) 也可选择行十二指肠残端内及残端周围引流并持续冲洗，胃管减压，空肠营养管置入，以及肠内营养支持等。

## 七、吻合口瘘

【诊断标准】

(1) 术后 3～7 天，腹腔引流管见胆汁、肠液或浑浊液体引出。

(2) 腹膜炎体征。

(3) 白细胞计数升高，伴发热等症状。

(4) 消化道注入美兰可确诊，或根据情况行消化道碘水造影确诊，也可内镜确诊。

【治疗原则】

(1) 预防感染。

(2) 充分引流，必要时可考虑使用双套管持续冲洗、引流，也可 B 超引导下或再次手术引流。

(3) 营养支持：早期可肠外营养支持，后期应转换为肠内营养支持，可内镜下放置空肠营养管至吻合口瘘远侧，或手术放置营养管。

(4) 根据瘘的大小、位置、引流情况、营养状况等决定引流管拔除时间。

（卫勃　陈凛）

# 第十六章 肠 疾 病

## 第一节 肠炎性疾病

### 一、急性出血性肠炎

本病为一种原因尚不明确的急性肠管炎症性病变，血便是临床主要症状之一。多见于儿童和青少年，也可以发生于任何年龄，男女比例为(2～3):1。由于在手术或尸检中可以观察到不同阶段的病变，发现有充血、水肿、出血、坏死等不同的病理改变，故又可称之为节段性出血坏死性肠炎。

【诊断标准】

1. 临床表现

(1) 急性腹痛，呈阵发性绞痛或持续性疼痛伴阵发性加重，多在脐周或遍及全腹。

(2) 腹泻，80%的患者有血便，呈血水样或果酱样腥臭便，有时为紫黑色血便；有部分患者腹痛不重而以血便症状为主。

(3) 寒战、发热，恶心、呕吐。

(4) 感染中毒性休克表现。

(5) 不同程度的腹胀、腹肌紧张和压痛；出现肠管坏死或穿孔时有腹膜刺激征，肠鸣音减弱或消失。

2. 诊断要点

(1) 发病急骤，开始以腹痛为主，多在脐周或遍及全腹，为阵发性绞痛或持续性疼痛伴阵发性加重。

(2) 腹泻和血便，呈血水样或果酱样，有时为紫黑色血便。

(3) 往往伴有寒战、发热和恶心、呕吐。

(4) 病程进展迅速，部分患者很快出现感染中毒性休克表现。

(5) 体检体征有不同程度的腹胀、腹肌紧张及压痛，肠鸣音一般呈减弱趋势，有时可触及压痛之包块。

(6) 实验室检查可见白细胞计数中度升高，大便潜血往往为阳性；部分患者大便培养有大肠埃希菌生长，厌氧培养可见到产气荚膜杆菌。

(7) X线腹部平片检查可见小肠扩张充气并有液平，肠间隙增宽显示腹腔内有积液。

(8) 腹腔穿刺可抽出血性液体。

(9) 需与肠套叠、克罗恩病、中毒性菌痢或急性肠梗阻等相鉴别。

【治疗原则】

1. 本病应以非手术治疗为主

(1) 禁食、水与胃肠减压，输液、输血及适当的静脉营养，以及维持内环境平衡，纠正水、电解质平衡紊乱。

(2) 应用广谱抗生素及甲硝唑以抑制肠道细菌特别是厌氧菌的生长。

(3) 防治脓毒血症和感染中毒性休克。

2. 手术疗法

(1) 手术指征　经非手术治疗，全身中毒症状不见好转且有休克倾向，局部体征加重者；有明显腹膜刺激征考虑有肠坏死穿孔者；有肠梗阻表现经非手术治疗不见好转者；反复肠道大出血非手术治疗无法控制者。

(2) 手术方式

①有肠穿孔或有不可控制的消化道出血且病变局限者可行一期切除吻合术。

②病变广泛，但远端肠管无坏死，可切除坏死肠段，行双腔造瘘，并待恢复后再行二期吻合；也可行一期吻合后远端做导管造瘘，待肠功能恢复后再将导管拔除。

## 二、抗生素相关性结肠炎

抗生素相关性结肠炎多发生在应用大量广谱抗生素的患者，主要表现为严重腹泻伴有明显的全身症状。轻症者停用抗生素可自愈，严重者可死亡。目前认为，抗生素相关性结肠炎主要致病菌是艰难梭状芽孢杆菌，该菌产生的毒素可以直接损伤肠壁细胞，使肠壁出血坏死。肠炎的病理变化主要在黏膜及黏膜下层，轻者只有黏膜充血、水肿，严重者黏膜有广泛的糜烂和灶状坏死，其上有一层由坏死组织、纤维蛋白、炎性细胞、红细胞、黏液和细菌构成的假膜所覆盖，假膜呈片状分布，为黄绿色或棕色，质软易脱落，因此以往称之为伪膜性肠炎。

【诊断标准】

1. 临床表现

(1) 水样便或黄色蛋花样或浅绿色水样便，可见脱落的假膜。

(2) 体检可见脱水及重病容，腹部膨胀、全腹肌抵抗和轻压痛，肠鸣音减弱。

(3) 重型患者可出现高热、腹胀和明显的中毒症状，如精神迷乱、呼吸深促、手足发凉及出现休克。

2. 诊断要点

(1) 有大型手术应激、广谱抗生素应用或化疗的病史。

(2) 突然出现高热、腹泻，排出大量黄绿色海水样或蛋花样便，便中可见有脱落的假膜。

(3) 大便涂片做革兰染色发现阳性球菌相对增多而阴性杆菌减少。

(4) 内窥镜检查见黏膜有急性炎症，且黏膜上有斑块或已融合成假膜。活检见假膜内含有坏死上皮、纤维蛋白及炎性细胞。

(5) 双酶梭状芽孢杆菌抗毒素中和法测定大便中有难辨梭状芽孢杆菌毒素的存在。

【治疗原则】

(1) 立即停用正在使用的抗生素；使用万古霉素或甲硝唑。

(2) 口服消胆胺，以利梭状芽孢杆菌毒素的排出。

(3) 用正常人大便与等渗盐水混悬液行保留灌肠。

(4) 补充液体及电解质。

(5) 如有中毒性休克，血容量恢复后仍不能维持血压时，可适当给予升压药物，同时给予肾上腺皮质激素以减少毒性反应。

### 三、溃疡性结肠炎

溃疡性结肠炎多发生于中青年，20～50 岁最多，男女比例为 0.8∶1。病变所累及的范围以乙状结肠和直肠多见，直肠几乎总是受累，也可累及升结肠和其他部位，严重时可累及整个结肠，少数病变可波及末端回肠。溃疡性结肠炎的病理变化主要在黏膜及黏膜下层，肌层基本不受累，表现为黏膜充血、水肿、糜烂和表浅小溃疡。肠隐窝内可见大量的中性粒细胞浸润，混有黏液和细菌，形成隐窝脓肿和黏膜下小脓肿。

【诊断标准】

1. 临床表现

(1) 慢性反复发作型表现为慢性反复发作性腹泻，黏液血便伴左下腹痛。

(2) 暴发型溃疡性结肠炎约占全部患者的 10%，发病急骤，腹泻次数可达每日 20 次以上，呈水样便且便中可伴血、黏液及脓液，肛门下坠及里急后重感明显。

(3) 重症患者表现有脱水、低钾血症、低蛋白血症、贫血以及发热等中毒症状。

(4) 肠外表现为口腔溃疡、皮肤结节性红斑、关节痛、眼结膜炎与虹膜睫状体炎等。

2. 诊断要点

(1) 慢性反复发作型表现为慢性反复发作性腹泻，排黏液血便伴左下腹痛。

(2) 暴发型溃疡性结肠炎发病急骤，腹泻次数可达每日 20 次以上，水样便，可伴血、黏液及脓液，肛门下坠及里急后重感明显。

(3) 虽大便中有血、脓及黏液，但常不能发现致病菌。

(4) 乙状结肠镜、纤维结肠镜检查可发现结肠、直肠黏膜弥漫性充血、水肿、粗糙呈颗粒状，脆易出血，散在大小深浅不一溃疡及假息肉样变。

(5) 钡剂灌肠可见肠壁边缘模糊、黏膜皱襞呈粗大迂行的条状形，结肠袋可消失。

【治疗原则】

1. 内科治疗

(1) 充分休息，避免劳累过度。

(2) 严格控制饮食，应给予易消化、无渣、少刺激性且富含营养饮食，同时暂停食用牛奶及乳制品。

(3) 药物治疗

①抗炎治疗：水杨酸偶氮磺胺吡啶，开始每次 0.5g，一日 3 次，以后增至 3～6g/d。

②激素治疗：5 日大剂量疗法，即氢化可的松 300～500mg/d，连续 5 日后改为口服强的松。

③止泻药物。

④免疫抑制剂。

⑤胃肠外营养。

⑥生物制剂，如抗 TNF-α 单抗(英夫利西单抗)。

2. 外科治疗

(1) 手术指征

①出现急性梗阻、大量出血、穿孔、中毒性巨结肠等并发症者需急诊手术。

②暴发型重症病例经内科治疗一周无效者。

③慢性病变并反复发作，严重影响工作及生活者。

④结肠已经成为纤维狭窄管状物，失去其正常功能者。

⑤已有癌变或黏膜已有间变者。

⑥肠外并发症特别是关节炎不断加重。

(2) 手术方式

①肠造瘘术：包括横结肠造瘘术及回肠造瘘术，适合于病情严重，不能耐受一期肠切除吻合术者。

②肠切除术：包括结肠大部切除术及全大肠切除、回肠造瘘术/回肠储袋−肛管吻合术。

## 四、克罗恩病

近年来，我国克罗恩病的发病率有所升高。其特征是累及肠壁全层的呈跳跃性分布的非特异性肉芽肿性炎症。病变位于末端回肠和回盲部的较多，也可在消化道的其他部位发生。病因不明，目前认为最可能的致病因素是感染和自身免疫机制。

【诊断标准】

1. 临床表现

(1) 该病可发生于全消化道，以末端回肠最常见。

(2) 多数患者表现为腹痛不适，呈间歇性发作，大便次数增多，常为不成形稀便，很少排黏液血便；其他症状有低热、乏力、食欲减退及消瘦等。

(3) 约10%患者发病较急，表现为中腹或右下腹痛伴有低热、恶心、呕吐、食欲减退、白细胞计数升高，偶有腹泻，右下腹可有压痛。

(4) 可合并有肛裂、肛瘘、肛门周围脓肿等肛门疾病。

(5) 肠外表现有口腔溃疡、皮肤结节性红斑、坏疽性脓皮病、游走性关节炎、眼结膜炎与虹膜睫状体炎、硬化性胆管炎等。

2. 诊断要点

(1) 反复发作的腹痛、腹泻，常伴有低热、乏力、食欲减退和消瘦。

(2) 急性起病者见于10%患者，症状体征与急性阑尾炎不易鉴别，探查时如发现阑尾正常而末端回肠充血水肿、系膜增厚，应考虑此诊断。

(3) 30%患者可有肠外表现，故消化道症状伴有肠外表现应考虑此诊断。

(4) 化验检查可发现贫血、γ−球蛋白增高、血沉增快及低蛋白血症。

(5) 消化道造影和钡灌肠是诊断本病的重要方法，可见黏膜皱襞增宽变平、走行紊乱，纵行或横行的线性溃疡呈现出刺状或线条状影像及"鹅卵石"征、"Kantor线状"征等典型表现。

(6) 内镜检查可见病变肠管黏膜肉芽肿增生、充血水肿或鹅卵石样黏膜，尤其是病变间出现正常黏膜。活组织检查显示为非干酪性增生性肉芽肿。

【治疗原则】

1. 内科治疗

(1) 充分休息。

(2) 饮食疗法，同时辅以大量维生素及抗贫血制剂；家庭肠内营养治疗对于内科治疗效果不佳又由于其他疾病原因不能行手术治疗的患者，因营养不良而出现生长迟缓的儿童，以及多次手术后出现短肠综合征的患者是较好的辅助治疗手段。

（3）药物治疗

①抗炎治疗：水杨酸偶氮磺胺吡啶，开始每次 0.5g，一日 3 次，以后增至 3～6g/d。

②肾上腺皮质激素治疗：对控制急性期症状有明显作用，5 日大剂量疗法，即氢化可的松 300～500mg/d，连续 5 日后改为口服强的松治疗。

③肠道抗菌药物。

④免疫抑制剂：在急性期配合肠道抗菌药物和肾上腺皮质激素可能获得较好疗效。

⑤胃肠外营养：急性期应用可使肠道休息，有利于病变的静止。

⑥生物制剂：如抗 TNF－α 单抗(英夫利西单抗)。

2．外科治疗

（1）适应证

①积极内科治疗无效者。

②反复发作症状较严重，影响生活及生长发育者。

③有内瘘或外瘘。

④有完全性或不完全性肠梗阻。

⑤有持续出血经一般治疗无效者。

⑥腹内或腹膜外脓肿。

⑦急性肠穿孔或慢性肠穿孔。

⑧肛门部病变。

（2）手术方式

①肠切除吻合术或肠成形术。

②单纯短路手术很少应用，目前只限用于克罗恩病病变广泛，如克罗恩病引起的十二指肠梗阻。

③肠造瘘术用于一般状况极差的中毒性巨结肠、急性广泛性肠道疾患，以及累及直肠肛门部严重病变不宜做切除者。

# 第二节 肠 梗 阻

任何原因引起的肠内容物通过肠管障碍均可称为肠梗阻。肠梗阻从病因学角度大致可分为机械性肠梗阻、动力性肠梗阻和血运性肠梗阻。

## 一、粘连性肠梗阻

粘连性肠梗阻是肠梗阻最常见的一种类型，占肠梗阻的 40%～60%。其中，手术后粘连是粘连性肠梗阻的主要原因，约 80%患者属于这一类型，如阑尾切除术，妇科手术等；其次为炎症后粘连，多继发于既往盆腔、腹腔内炎症，占 10%～20%。

【诊断标准】

1．临床表现

（1）腹痛　腹痛为阵发性剧烈绞痛，腹痛发作时患者常自觉肠道"窜气"，伴有肠鸣或腹部出现可移动的包块。

（2）腹胀　腹胀多发生于腹痛之后，低位肠梗阻腹胀更为明显，闭袢式肠梗阻可出现局限性腹胀。

（3）呕吐　高位肠梗阻呕吐发生较早，表现为频繁呕吐，初始为胃内容物，其后为胃液、十二指肠液和胆汁；低位肠梗阻呕吐出现较晚，初始为胃内容物，后期为带臭味的肠内容物。

（4）停止排便、排气　梗阻发生早期可以仍有排便、排气，随着疾病进展，完全停止排便、排气是完全性肠梗阻的表现。

（5）梗阻早期患者生命体征平稳，随着疾病进展，患者可能出现脱水甚至休克表现。

（6）体检可以观察到不同程度的腹胀，腹壁较薄患者可以见到肠型和蠕动波；有时在梗阻部位可有压痛，当梗阻近端积聚较多液体时可以听到振水音；腹部叩诊多呈鼓音；肠鸣音亢进，可伴有气过水声和高调的金属音。

2. 诊断要点

（1）以往有慢性梗阻症状和多次反复急性发作的病史。

（2）多数患者有腹腔手术、创伤、出血、异物或炎性疾病史。

（3）临床表现为阵发性腹痛，伴恶心、呕吐、腹胀及停止排气、排便等。

（4）全身情况在梗阻早期多无明显改变，晚期可出现体液丢失的体征；发生绞窄时可出现全身中毒症状及休克。

（5）腹部检查的注意事项

①有腹部手术史者可见腹壁切口瘢痕。

②患者可有腹胀且腹胀多不对称。

③多数可见肠型及蠕动波。

④腹部压痛在早期多不明显，随病情发展可出现明显压痛。

⑤梗阻肠袢较固定时可扪及压痛性包块。

⑥腹腔液增多或肠绞窄者可有腹膜刺激征或移动性浊音。

⑦肠梗阻发展至肠绞窄、肠麻痹前均表现肠鸣音亢进，并可闻气过水声或金属音。

（6）实验室检查在梗阻早期一般无异常发现，应常规检查白细胞计数，血红蛋白，红细胞压积，二氧化碳结合力，血清钾、钠、氯及尿、便常规。

（7）梗阻发生后的 4～6 小时，立位腹平片上即可见胀气的肠袢及多数有气液平面；如立位腹平片表现为一位置固定的咖啡豆样积气影，应警惕有肠绞窄的存在。

【治疗原则】

用最简单的方法在最短时间内解除梗阻，恢复肠道通畅，同时预防和纠正全身生理紊乱是治疗肠梗阻的基本原则。

1. 非手术疗法

对于单纯性、不完全性肠梗阻，特别是广泛粘连者，一般选用非手术治疗；对于单纯性肠梗阻可观察 24～48 小时；对于绞窄性肠梗阻应尽早进行手术治疗，一般观察不宜超过 4～6 小时。

基础疗法包括禁食及胃肠减压，纠正水、电解质紊乱及酸碱平衡失调，防治感染及毒血症；还可采用中药及针刺疗法。

2. 手术疗法

粘连性肠梗阻经非手术治疗病情不见好转或病情加重；或怀疑为绞窄性肠梗阻，特别是闭袢性肠梗阻；或粘连性肠梗阻反复频繁发作，严重影响患者的生活质量时，均应考虑手术治疗。

手术方式及其选择应按粘连的具体情况而定。

（1）粘连带或小片粘连行简单切断分离。

（2）小范围局限紧密粘连成团的肠袢无法分离或肠管已坏死者，可行肠切除吻合术；如肠管水肿明显，一期吻合困难或患者术中情况欠佳，可先行肠造瘘术。

（3）如患者情况极差或术中血压难以维持，可先行肠外置术。

（4）肠袢紧密粘连又不能切除和分离者，可行梗阻部位远、近端肠管侧侧吻合术。

（5）广泛粘连而反复引起梗阻者可行肠排列术。

## 二、绞窄性肠梗阻

无论何种原因导致的肠梗阻，伴随有肠管血液循环障碍者均称为绞窄性肠梗阻。肠管血液循环障碍可导致肠壁坏死、穿孔，继发弥漫性腹膜炎和严重的脓毒血症，病情危重且进展较快，如不及时处理，死亡率极高。

【诊断标准】

1. 临床表现

（1）腹痛为持续性剧烈腹痛，频繁阵发性加剧，无完全休止间歇，呕吐不能使腹痛、腹胀缓解。

（2）呕吐出现早且较频繁。

（3）早期即出现全身性变化，如脉率增快、体温升高、白细胞计数增高，或早期即有休克倾向。

（4）腹胀 低位小肠梗阻腹胀明显；闭袢性小肠梗阻呈不对称腹胀，可触及孤立胀大肠袢；不排气、排便。

（5）连续观察，有体温升高、脉搏加快、血压下降、意识障碍等感染性休克表现，肠鸣音从亢进转为减弱。

（6）明显的腹膜刺激征。

（7）呕吐物为血性或肛门排出血性液体。

（8）腹腔穿刺可抽出血性液体。

2. 诊断要点

（1）持续性剧烈腹痛，频繁阵发性加剧，无完全休止间歇。

（2）呕吐出现早且较频繁。

（3）闭袢性小肠梗阻呈不对称腹胀，可触及孤立胀大肠袢。

（4）早期即出现全身性变化，如脉率增快、体温升高、白细胞计数增高，或早期即有休克症状。

（5）腹膜刺激征。

（6）呕吐物或肛门排出血性液体和（或）腹部穿刺抽出血性液体。

（7）实验室检查可见白细胞计数升高、中性粒细胞左移、血液浓缩，代谢性酸中毒及水、电解质平衡紊乱，血清肌酸肌酶升高，血清淀粉酶可升高。

(8) 腹平片表现为固定孤立的肠袢，呈咖啡豆状、假肿瘤状及花瓣状，且肠间隙增宽。

【治疗原则】

(1) 绞窄性小肠梗阻一经明确诊断应立即手术治疗，术中根据绞窄原因决定手术方式。

(2) 如患者情况极严重，肠管已坏死，而术中血压不能维持，可行肠外置术，待病情好转再行二期肠管切除吻合。

## 三、肠扭转

肠扭转在我国是一种常见的肠梗阻类型，是指一段肠管甚至全部小肠及其系膜沿系膜轴扭转360°～720°，既有肠管本身受压的机械性梗阻，又有肠系膜血管受压造成的血运性梗阻。因此，受累肠管可能迅速发生坏死和穿孔，疾病进展迅速，有较高的死亡率和肠管缺失率。

### (一) 小肠扭转

【诊断标准】

1. 临床表现

(1) 突发持续性腹部剧痛，呈阵发性加重；脐周疼痛，可放射至腰背部。

(2) 呕吐频繁，出现较早。

(3) 腹胀明显，可表现为不均匀腹胀。

(4) 早期即可有腹部压痛，肌紧张不明显，伴肠鸣音减弱。

(5) 腹平片检查　全部小肠扭转，仅见胃十二指肠充气扩张，而小肠充气不多见；部分小肠扭转，见小肠普遍充气，并有多个液平面；或者巨大扩张的充气肠袢固定于腹部某一部位，并且有很长的液平面。

2. 诊断要点

(1) 多见于重体力劳动青壮年，有饭后即进行劳动、姿势体位突然改变等病史。

(2) 临床表现为突发持续性剧烈腹痛，伴阵发性加重，可放射至腰背部；早期腹痛在上腹和脐周，肠坏死、腹膜炎时有全腹疼痛，呕吐频繁，停止排气、排便。

(3) 扭转早期常无明显体征，扭转肠袢绞窄坏死可出现腹膜炎和休克。

(4) 典型的腹平片表现。

(5) 腹部 CT 扫描除可见到肠梗阻表现外，还可见到典型的系膜扭转表现。

【治疗原则】

(1) 早期可先试用非手术疗法

①胃肠减压：吸除梗阻近端胃肠内容物。

②手法复位：患者取膝胸卧位，按逆时针方向手法按摩。

(2) 小肠扭转的诊断明确后，如果尚未出现腹膜炎的症状或体征，亦应积极准备手术治疗。早期手术可以降低死亡率，更可减少大量小肠坏死切除后导致短肠综合征的发生率。

(3) 手术探查时先行手法复位，同时观察血运，可在肠系膜血管周围注射利多卡因或罂粟碱改善肠道血液循环，切除已经坏死的肠袢，行小肠端端一期吻合；如果肠管血运可疑，可先行肠外置，24 小时后再次探查，切除坏死肠管行肠吻合术。

## （二）乙状结肠扭转

【诊断标准】

1. 临床表现

(1) 突发腹痛，腹部持续胀痛且逐渐隆起。

(2) 呕吐出现较晚。

(3) 腹胀明显，表现为不均匀腹胀，下腹坠胀痛而不能停止排气、排便。

(4) 不均匀腹胀，上腹胀明显，叩诊鼓音，下腹空虚，左下腹压痛，肌紧张不明显。

(5) 腹平片可见双腔巨大的充气肠袢，伴有液平面。

2. 诊断要点

(1) 多见于有习惯性便秘的老年人，既往可以有过类似发作史。

(2) 临床表现为中下腹急性腹痛，持续性胀痛，无排气、排便；明显腹胀是突出特点。

(3) 体检见明显的不对称性腹胀，左下腹有明显压痛，扭转早期肠鸣音活跃；扭转肠袢绞窄坏死时出现腹膜炎和休克症状。

(4) 腹平片　腹部偏左可见一巨大的双腔充气孤立肠袢自盆腔直达上腹或膈肌，降、横、升结肠和小肠可有不同程度的胀气。

(5) 钡灌肠可见钡液止于直肠上端，呈典型的"鸟嘴"样或螺旋形狭窄。

【治疗原则】

(1) 非手术疗法

①禁食、胃肠减压。

②试用纤维结肠镜或金属乙状结肠镜通过梗阻部位，并置肛管减压。

③乙状结肠扭转经置管减压缓解后，应择期手术，切除冗长的乙状结肠。

(2) 手术疗法

①非手术疗法失败或疑及肠坏死，应及时手术。

②术中无肠坏死，可将扭转复位；而对过长的乙状结肠最好不行一期乙状结肠切除和吻合，以后择期乙状结肠部分切除术。

③已有肠坏死或穿孔，则切除坏死肠袢，近端外置造口，远端造口或缝闭，以后择期吻合手术，多不主张一期吻合；切除肠管远近端血运良好，吻合口张力不高，腹腔污染不严重，可行一期吻合。

## （三）盲肠扭转

【诊断标准】

1. 临床表现

(1) 突发右下腹持续性腹痛，阵发性加重。

(2) 呕吐频繁。

(3) 腹部不对称隆起，右下腹可触及压痛，上腹部触及一弹性包块，扭转早期肠鸣音活跃。

2. 诊断要点

(1) 中腹或右下腹急性腹痛，阵发性加重，伴恶心、呕吐，不排气、排便。

(2) 右下腹可触及压痛，腹部不对称隆起，上腹部可触及一弹性包块，扭转早期肠鸣音活跃。

(3) 腹平片示单个卵圆形胀大肠襻，左上腹有气液平，并可见小肠胀气，但无结肠胀气，钡灌肠可见钡剂在横结肠或肝区处受阻。

【治疗原则】

(1) 盲肠扭转应及时手术。

(2) 盲肠无坏死，可将其复位固定，或行盲肠插管造口，术后两周拔除插管。

(3) 盲肠已坏死，应切除盲肠，做回肠升结肠或横结肠吻合，必要时加做回肠插管造口术。

## 四、肠套叠

肠套叠是某段肠管进入邻近肠管内而引起的一种肠梗阻。虽然肠套叠可以发生于任何年龄，但是主要见于 1 岁以内婴儿，尤其出生后 5～9 个月的婴儿更为多见。肠套叠的病因仍不明了，80%～90%成人肠套叠可找到器质性病变，其中大多数为肿瘤；90%以上小儿肠套叠为特发性，其发病原因目前认为与腺病毒感染及回盲部集合淋巴小结增殖有关。

【诊断标准】

1. 临床表现

(1) 腹痛　出现腹痛者约占 90%以上，为阵发性，每次持续数分钟，间歇 10～20 分钟后重复发作。

(2) 呕吐　约有 80%的患儿出现呕吐，吐出奶汁、奶块或其他食物；成人肠套叠发生呕吐症状与套叠肠段部位有关，低位小肠套叠出现呕吐的症状较晚。

(3) 血便　多在起病 8～12 小时排出血便，呈黏稠的果酱样大便或血与黏液混合的脓状大便。

(4) 腹部包块　75%患儿可触及腹部腊肠样肿物，质地稍韧，轻微触痛。右髂窝可触及空虚感。

(5) 发生肠坏死时，患儿可出现精神萎靡、高热、脉率加快，体检可有腹部拒按、腹肌紧张等腹膜炎体征。

2. 诊断要点

(1) 多发于婴幼儿特别是 1 岁以内婴儿。

(2) 典型表现为腹痛、呕吐、血便及腹部包块。

(3) 成人肠套叠临床表现不如幼儿典型，往往表现为慢性反复发作腹痛与腹部包块，包块可自行消失，较少发生血便。成人肠套叠多与器质性疾病有关(尤其是肠道息肉和肠道肿瘤)。

(4) 空气或钡剂灌肠 X 线检查(压力 30～60mmHg)，可见空气或钡剂在套叠处受阻，受阻端钡剂呈"杯口状"，甚至呈"弹簧"状阴影。

(5) 超声波检查：肠套叠横切面声像图表现为同心圆或靶环征，纵切面声像图表现为套筒征或假肾征。

【治疗原则】

(1) 小儿肠套叠多为特发性，病程不超过 48 小时，全身状况良好，生命体征平稳，无中毒症状者可应用空气或钡剂灌肠法复位。空气灌肠复位压力为 100～200mmHg，钡剂灌肠复位压力约为 100cmH$_2$O。

(2) 灌肠法不能复位或怀疑有肠坏死，或为继发性肠套叠者(成人肠套叠多属此型)可行手术治疗，具体手术方法应根据探查情况决定：无肠坏死者行手术复位，有困难时切开外鞘颈部使之复位，然后修补肠壁；已有坏死或合并其他器质疾病者可行肠切除吻合术；病情危重，不能耐受一期吻合手术者可行肠造瘘或肠外置术，待病情稳定后再行造瘘还纳。

## 五、肠系膜血管阻塞

### (一) 急性肠系膜动脉栓塞

急性肠系膜动脉栓塞系来自心脏的栓子堵塞肠系膜上动脉所致的急性肠道缺血性疾病。肠道急性缺血导致肠壁缺血坏死，肠黏膜坏死脱落，肠腔出血；血管壁通透性增加，血浆渗出，血容量减少；缺血、缺氧致无氧代谢增加，代谢性酸中毒；出血导致血小板和凝血因子消耗，弥漫性血管内凝血；细菌移位致全身感染。初期症状与缺血性肠痉挛有关，表现为突发剧烈腹部绞痛和明显的排空症状，症状重而体征轻，待出现腹膜刺激征时，往往已出现肠坏死及休克表现，临床预后不佳。

【诊断标准】

1. 临床表现

(1) 初始症状为剧烈的腹部绞痛，难以用一般药物所缓解，可以是全腹痛也可见于脐旁、上腹、右下腹或耻骨上区，初期由于肠痉挛所致，出现肠坏死后疼痛转为持续性。

(2) 多数患者伴有频繁呕吐、腹胀等胃肠道排空症状。

(3) 初期无明显阳性体征，肠鸣音活跃；但疾病进展迅速，数小时后患者就可能出现麻痹性肠梗阻，此时有明显的腹部膨胀、压痛和腹肌紧张、肠鸣音减弱或消失等腹膜炎的表现和低血容量性休克或感染性休克表现。

2. 诊断要点

(1) 多有风湿性心脏病、房颤、心内膜炎、心肌梗死、瓣膜疾病和瓣膜置换术等病史。

(2) 突发剧烈腹部绞痛，不能用药物缓解；早期腹软不胀，肠鸣音活跃，症状与体征不符是早期病变特征。

(3) 病变进展迅速，很快出现绞窄性小肠梗阻表现及体征，呕吐及腹泻血样物。

(4) 较早出现休克。

(5) 实验室检查可见白细胞计数明显增高，达 $20 \times 10^9$/L 以上，呈血液浓缩及代谢性酸中毒。

(6) 腹平片见小肠及结肠中等或轻度充气和腹腔积液影像。

(7) 选择性动脉造影可明确诊断。

(8) 超声多普勒检查与 CT 检查有辅助诊断意义。

【治疗原则】

(1) 非手术疗法

①积极治疗控制原发疾病。

②动脉造影后，动脉持续输注罂粟碱 30～60mg/h，并试用尿激酶或克栓酶动脉溶栓治疗。

(2) 手术治疗

①栓塞位于某一分支，累及局部肠管坏死，行肠段切除吻合术。

②栓塞位于肠系膜上动脉主干，全部小肠和右半结肠已坏死，则行全部小肠、右半结肠切除术，术后肠外营养支持。

③栓塞位于肠系膜上动脉主干，肠管未坏死，行动脉切开取栓术。

④如取栓后肠系膜上动脉上段无血或流出血较少，则应行自体大隐静脉或人工血管在腹主动脉或髂总动脉与肠系膜上动脉间搭桥吻合术。

⑤如累及范围广泛，取栓后不能确定肠管切除范围，可先切除确定坏死的肠管，将血运可疑的肠管外置，待 24～48 小时后再次探查，切除坏死肠管，行肠吻合术。

⑥术后积极抗凝和充分的支持治疗。

### (二) 慢性肠系膜血管闭塞

慢性肠系膜血管闭塞缺血多发生于中老年人，常伴有冠状动脉粥样硬化性心脏病、脑动脉和外周动脉缺血疾病或主动脉瘤等。由于肠系膜动脉供血不足，在进食后肠管消化吸收活动耗氧增加时，出现功能性肠缺血，表现为间歇性弥漫性腹痛，多在饭后半小时左右感到上腹或脐周疼痛，腹痛程度与进食量一致，患者因而避免饱食，饥饿日久可致消瘦、虚弱。虽然老年人肠系膜动脉硬化较常见，但发生本病者并不多；由于腹腔动脉、肠系膜上及肠系膜下动脉之间可形成侧支循环，故本病不至于发生肠坏死。

【诊断标准】

1. 临床表现

(1) 进食后出现弥漫性腹部绞痛，可伴有恶心、呕吐，严重程度与进食量有关，症状进行性加重。

(2) 慢性腹泻，泡沫样大便，吸收不良，体重下降。

(3) 起病早期腹软、腹平坦、压痛轻微，肠鸣音活跃。

2. 诊断要点

(1) 患者常伴有冠状动脉粥样硬化性心脏病、脑动脉和外周动脉缺血性疾病或主动脉瘤等病史。

(2) 进食后出现弥漫性腹部绞痛，可伴有恶心、呕吐，严重程度与进食量有关，症状进行性加重。

(3) 慢性腹泻，泡沫样大便，吸收不良，体重下降。

(4) 大便检查显示含有较多脂质和大量未消化食物。

(5) 选择性动脉造影侧位像可见腹腔动脉和肠系膜上动脉出口处有狭窄甚至闭塞。

【治疗原则】

(1) 非手术疗法　少食、多餐，口服维生素 C、维生素 E 及血管扩张药物，静脉滴注低分子右旋糖酐等。

(2) 手术疗法

①血栓内膜剥脱术。

②越过狭窄段行自体静脉搭桥手术。

③将肠系膜上动脉狭窄段切除，然后将该动脉再植入主动脉。

④肠系膜上动脉出口处狭窄，行自体静脉在结肠中动脉开口以下与肾动脉水平以下腹主动脉之间搭桥手术。

### (三) 肠系膜静脉血栓形成

肠系膜静脉血栓形成多继发于腹腔内化脓感染、外伤或手术创伤、真性红细胞增多症等血液病和长期口服避孕药所致的高凝状态，以及肝硬化门静脉高压症造成的静脉充血和肠系膜静脉系统的淤血状态。少数患者无明显诱因，称为原发性肠系膜静脉血栓形成。少数患者可有周围静脉血栓性静脉炎病史。血栓形成多数累及肠系膜上静脉及门静脉，其中仅累及一段空肠或回肠静脉者较为多见，累及肠系膜下静脉者少见。血栓形成后血液回流受阻，肠壁充血水肿，肠壁增厚，伴有浆膜下出血，肠腔内充满暗红色血性液体，同时因肠系膜充血水肿，大量浆液性和血性液体渗至腹腔可致循环血量明显减少。慢性起病患者往往已有侧支循环形成，肠坏死发生率较低；急性起病患者往往造成大段肠管坏死，病死率高。

【诊断标准】

1. 临床表现

（1）早期腹痛较轻或仅感腹部不适、食欲不振、排便规律失常及出现便秘或腹泻。

（2）轻度腹胀，压痛较轻，肠鸣音减弱。

（3）反复发作，腹痛逐渐加重，出现恶心、呕吐、呕血及便血，常有发热。

（4）腹胀明显，可见肠型；腹部有压痛、腹膜刺激征，肠鸣音消失；腹腔穿刺可抽出血性液体，提示肠管已有坏死。

2. 诊断要点

（1）多有腹腔化脓性感染、肝硬化门静脉高压、真性红细胞增多症、口服避孕药和外伤手术史；约1/4患者发病时无明显诱因。

（2）多有腹痛、腹部不适、排便规律改变等前驱症状，后突发剧烈腹痛伴有呕吐，可有血便及腹泻。

（3）绞窄性肠梗阻临床表现；腹腔穿刺可抽出血性液体。

（4）腹平片示大、小肠充气及气液平面。

（5）CT检查可见肠系膜增厚影像特征，有时可见静脉血栓，有诊断意义。

【治疗原则】

（1）一经诊断，应积极手术治疗，切除受累肠管并包括有静脉血栓的全部系膜；切除范围适当放宽，避免血栓蔓延。

（2）术后继续抗凝治疗6～8周。

## 六、非闭塞性急性肠缺血

本病多发生于有动脉硬化患者，常继发于心肌梗死、充血性心力衰竭、心律不齐、败血症、休克，利尿脱水剂引起血浓缩所导致的血容量降低、低血压，或应用血管收缩药物后及腹部大手术或心脏手术后。在这些情况下，在动脉硬化基础上，心排量减少，内脏血管持续收缩，肠管处于低灌压及低灌流状态，由于血流量锐减，引起肠管缺血、低氧，进而造成肠黏膜乃至肠壁深层发生缺血坏死，可伴溃疡形成，晚期可发生穿孔。本病的肉眼与显微镜所见类似于急性肠系膜上动脉（SMA）闭塞，但其病变更广泛，可累及全部小肠与结肠，有时缺血亦可呈片状或节段性表现。

【诊断标准】

1. 临床表现

（1）出现腹部不适、乏力等前驱期症状几天之后，突发腹部剧烈绞痛，伴有呕吐、腹泻、血便等消化道排空症状。

（2）疾病进展可很快出现休克。

(3) 腹部表现弥漫性腹膜炎, 有腹膜刺激征。

2. 诊断要点

(1) 多存在心力衰竭、心肌梗死、心律不齐、休克等病史, 大多数患者有动脉硬化史。

(2) 腹部不适、乏力等前驱期症状几天之后, 突发腹部剧烈绞痛, 伴有呕吐, 可有腹泻、血便, 很快出现休克。

(3) 腹部表现弥漫性腹膜炎, 有腹膜刺激征。

(4) 腹穿可抽出血性液体。

(5) 选择性动脉造影显示无动脉闭塞, 仅示中小动脉散在的节段性狭窄, 提示动脉硬化。

【治疗原则】

(1) 治疗原发病, 改善循环低灌注状态。

(2) 动脉输注血管扩张剂, 如妥拉苏林、异丙肾上腺素、罂粟碱等。罂粟碱稀释成 1mg/ml, 以每小时 30~60ml 的速度持续滴注。对有心力衰竭等需限制输液量的患者可提高药物浓度。

(3) 如腹部体征未能消失, 诊断不够明确或提示肠缺血不可逆转, 则以及时手术为宜, 切除坏死肠管, 视情况行一期吻合或二期吻合。

(4) 术后继续补充血容量, 给予血管扩张药物及广谱抗生素, 并积极处理再灌注损伤。

# 第三节　肠息肉及肠息肉病

## 一、结肠息肉

任何结肠黏膜上的隆起性病变均可称为结肠息肉, 按照病理学特征可以分为新生物性息肉、错构瘤性息肉、炎症性息肉、化生性息肉等多种不同的病理类型。

【诊断标准】

1. 临床表现

(1) 大多结肠息肉无自觉症状。

(2) 便血或便潜血阳性; 长期便血可导致缺铁性贫血。

(3) 较大的息肉可出现腹痛, 或引起肠套叠, 出现相应症状。

(4) 带蒂的直肠息肉可排出肛门外。

2. 诊断要点

(1) 临床表现为间歇性便鲜血, 量少、不与大便相混, 或大便侧有凹陷压迹, 或息肉自肛门脱出。

(2) 肛门指诊可触及有蒂、圆形或卵圆形、可移动、表面光滑、质软小肿物。

(3) 乙状结肠镜、纤维结肠镜检查, 可明确诊断。

(4) 结肠钡剂灌肠检查, 有助于多发结肠息肉的诊断。

(5) 纤维结肠镜检查及活检, 可明确诊断与病理类型。

【治疗原则】

(1) 带蒂息肉可经纤维结肠镜圈套电灼切除。

(2) 无蒂息肉直径在 1.5cm 以下, 可经纤维结肠镜电灼烧除。

(3) 距肛门 8cm 以内、直径＞1.5cm 广基息肉，在麻醉下行局部切除，术后根据病理检查结果决定是否行根治性手术。

(4) 对需要切除而又无法以肛门局部手术或经结肠镜切除的息肉，根据息肉部位采用经骶骨后位或经腹切除，局部切除后冰冻切片病理检查决定是否行根治性手术。

(5) 如息肉已癌变，病理报告已浸透黏膜层到黏膜下层，发展为浸润癌，则不论是广基还是带蒂息肉，原则上按大肠癌行根治性切除。

## 二、家族性腺瘤性息肉病

家族性腺瘤性息肉病是一种常染色体显性遗传性疾病，表现为整个大肠布满大小不一的腺瘤，如不及时治疗，终将发生癌变。其外显率为 95%，患者的下一代中有 50% 的人发病；一般认为如 40 岁尚未出现腺瘤者，虽有家族史，亦不会发病。

【诊断标准】

1. 临床表现

(1) 早期可无自觉症状。

(2) 便血或便潜血阳性，长期失血可导致缺铁性贫血、消瘦、乏力等症状。

(3) 较大的息肉可出现腹痛、腹胀等不全梗阻症状。

(4) 带蒂的直肠息肉可排出肛门外。

(5) 有胃肠道外表现，如 Gardner 综合征(合并皮肤囊性病变、骨瘤、纤维组织肿瘤、胃十二指肠息肉、十二指肠或壶腹周围癌、甲状腺乳头状癌、先天性视网膜色素上皮肥大、牙齿畸形等)、Turcot 综合征(合并中枢神经系统肿瘤)。

2. 诊断要点

(1) 有家族遗传史，发病自 12～13 岁开始，至 20 余岁息肉已遍及全大肠。

(2) 临床表现主要是大便带血及黏液便，有腹泻、乏力、消瘦、贫血，有时有带蒂息肉脱出肛门有诊断意义。

(3) 肛门指诊可触及多个葡萄串样大小息肉。

(4) 纤维结肠镜检可见多发腺瘤样息肉，难以见到正常黏膜，息肉仅累及大肠。

(5) 气、钡双重对比灌肠检查可了解结肠受累范围。

【治疗原则】

(1) 家族性息肉病 40 岁后会发展为癌，故一经诊断应积极手术治疗。理想的手术时间是在 20 岁之前。

(2) 结直肠全切除，永久性末端回肠造口术。

(3) 全结肠切除，回直肠吻合术；结直肠次全切除，升结肠直肠吻合术；结肠全切除，直肠黏膜剥除，回肠袋肛管吻合术。

## 三、黑斑息肉病

黑斑息肉的主要特点是胃肠道有多发息肉，并于唇、颊黏膜、鼻孔和眼周、指趾和手、足掌有黑色素沉着，是一种较少见的家族性疾病。本病由常染色体显性遗传，故有很高的外显性，约 50% 患者在家族中可找到同类患者。本病息肉与一般腺瘤样息肉不同，不含任何突出的细胞成分，由正常的肠黏膜腺体组成，属于错构瘤。

【诊断标准】

1. 临床表现

(1) 间歇性腹痛，常在脐周部，持续时间不定，排气后缓解。

(2) 腹痛发作时可摸到腹部包块，腹痛缓解时消失。

(3) 便血或便潜血阳性。

(4) 口腔黏膜、口唇、双侧手掌和足底有色素沉着。

2. 诊断要点

(1) 青少年多见，30%～50%患者的家族中有同样的病变。

(2) 口腔黏膜、口唇、双侧手掌和足底有色素沉着以及胃肠道有多发息肉。息肉可以发生在胃到直肠的任何部位，以空肠及回肠最多见。

(3) 脐周部阵发性绞痛，持续时间不定而自行消失；腹部有时可触及包块伴有压痛，多为套叠的肠袢；此外还有肠鸣音亢进等肠梗阻的表现。

(4) 化验检查大便有血或潜血。

(5) 钡餐、钡灌肠造影可见胃肠道多发性息肉。

(6) 纤维胃镜与结肠纤维镜检查可直接观察到胃、结肠多发性息肉。

【治疗原则】

有下列情况时可以考虑手术治疗。手术目的主要为解决临床症状而不是进行根治。手术方式包括息肉切除术、肠套叠复位术、肠切除吻合术。

(1) 肠套叠合并有肠梗阻者。

(2) 反复性发作较大量的肠道出血者。

(3) 发现有孤立较大的息肉，或多发性息肉密集于某一肠段合并有反复发作腹部剧烈绞痛者。

# 第四节 小 肠 肿 瘤

原发性小肠恶性肿瘤发病率低，仅占消化道肿瘤的 2%，小肠恶性肿瘤仅占消化道恶性肿瘤的 1%～2%。原发性小肠恶性肿瘤以腺癌最为常见，大多位于十二指肠和空肠；其次为神经内分泌肿瘤（包括类癌），大多位于回盲部；小肠淋巴瘤仅次于腺癌和类癌，好发于回肠，表现为孤立病变或累及多段肠管。

【诊断标准】

1. 临床表现

(1) 腹痛　根据肿瘤部位和大小可表现为轻微腹痛、腹部不适或间断性绞痛。

(2) 便血、黑便。

(3) 呕吐、腹胀、停止排气、排便等肠梗阻症状。

(4) 贫血、消瘦、乏力、营养不良等肿瘤消耗症状。

(5) 黄疸　约25%十二指肠癌患者可出现黄疸。

(6) 腹部包块　质硬，伴压痛，活动度好。

2. 诊断要点

(1) 腹痛、肠梗阻、消化道出血、腹部肿物等症状。

（2）体检可见贫血、消瘦、营养不良等肿瘤消耗表现，腹部偶可触及可移动的腹部肿物，质硬，常伴有压痛。

（3）全消化道造影　对小肠进行逐段检查，易于发现病变。

（4）纤维十二指肠镜、纤维小肠镜检查以助诊断。

（5）血管造影对以消化道出血为主要表现的富含血管的小肠肿瘤诊断有帮助。

（6）实验室检查　大便有血或潜血；血常规检查血红蛋白、红细胞计数减少，贫血。

【治疗原则】

（1）行小肠恶性肿瘤根治切除术　将肿瘤连同近肠管系膜及区域淋巴结一并整块切除；为清除区域淋巴结，小肠可做较广泛的切除，一般两端各距肿瘤不少于 10～15cm 为宜。

（2）如肿瘤已与周围组织浸润固定不宜切除时，行短路（捷径分流）手术以缓解梗阻。

（3）十二指肠癌宜行胰十二指肠切除（Whipple 手术）。

（4）术后根据情况给予化疗、放疗，以及中医中药治疗等。

# 第五节　结　肠　癌

结肠癌是常见的恶性肿瘤之一。近年来，随着人们生活水平的不断提高、饮食习惯和饮食结构的改变以及人口老龄化，我国结肠癌的发病率和死亡率均呈上升趋势。

【诊断标准】

1. 临床表现

（1）症状　早期结直肠癌可无明显症状，病情发展到一定程度才出现下列症状：①排便习惯改变；②大便性状改变（变细，呈血便、黏液便等）；③腹痛或腹部不适；④腹部肿块；⑤肠梗阻；⑥贫血及全身症状，如消瘦、乏力、低热等。

（2）体征　需进行一般状况评价；触诊全身浅表淋巴结情况；腹部体检检查有无肠型、肠蠕动波、腹部肿块；凡疑似结直肠癌者必须常规作肛门直肠指诊，需了解肿瘤大小、质地、占肠壁周径的范围、基底部活动度、距肛缘的距离、肿瘤向肠外浸润状况、与周围脏器的关系等，观察指套是否血染。

（3）实验室检查　血常规检查了解有无贫血；尿常规检查观察有无血尿，并结合泌尿系影像学检查了解肿瘤是否侵犯泌尿系统；大便常规检查有无红细胞、脓细胞；粪便隐血试验对消化道少量出血的诊断有重要价值；生化检查了解肝肾功能；血清肿瘤标志物检测在诊断、治疗前及评价疗效、随访时非常重要，必须检测癌胚抗原（CEA）和 CA19-9，并建议检测 CA242、CA72-4；有肝转移者建议检测 AFP，有卵巢转移者建议检测 CA125。

（4）内镜检查　直肠镜和乙状结肠镜适用于病变位置较低的结直肠病变。所有疑似结直肠癌患者均推荐纤维结肠镜或电子结肠镜检查，并进行病理活检，但以下情况除外：一般状况不佳，难以耐受；急性腹膜炎、肠穿孔、腹腔内广泛粘连以及完全性肠梗阻；肛周或严重肠道感染、放射性肠炎；妇女妊娠期和月经期。

（5）影像学检查

①结肠钡剂灌肠检查：特别是气、钡双重造影检查是诊断结直肠癌的重要手段，但疑有肠梗阻的患者应当谨慎选择。

②B 超：超声检查可了解患者有无复发转移。

③CT 检查：其作用在于明确病变侵犯肠壁的深度，以及向壁外蔓延的范围和远处转移的部位。

④MRI 检查：推荐以下情况首选 MRI 检查：直肠癌的术前分期；结直肠癌肝转移病灶的评价；怀疑腹膜以及肝被膜下病灶。

⑤PET－CT 检查：不推荐常规使用，但对于常规检查无法明确的转移复发病灶可作为有效的辅助检查。

⑥排泄性尿路造影：不推荐术前常规检查，仅适用于肿瘤较大可能侵及尿路的患者。

2. 诊断要点

(1) 本病诊断要点

①排便习惯改变和大便带血，腹部隐痛或胀气，贫血、消瘦等全身消耗性症状，部分患者可触及腹部肿块，中晚期可出现急性或慢性肠梗阻表现。右半结肠癌以贫血、消瘦等表现为主，而左半结肠癌则以肿瘤梗阻表现更为突出。

②腹部偶可触及质硬、表面不光滑、活动度小的肿块。

③大便潜血为阳性，CEA 可升高。

④钡剂灌肠可见结肠有充盈缺损、黏膜破坏、肠壁僵硬、肠腔狭窄等征象。

⑤内镜检查和活检可明确诊断。

⑥B 超检查可初步了解有无腹部肿块及有无肝转移。

⑦CT 扫描可明确病变侵犯肠壁的深度，向壁外蔓延的范围和远处转移的部位。必要时 MRI 检查协助诊断。

(2) 鉴别诊断要点　结肠癌应当主要与以下疾病进行鉴别。

①溃疡性结肠炎：症状相似，纤维结肠镜检查及活检是有效的鉴别方法。

②阑尾炎：回盲部癌可因局部疼痛和压痛而误诊为阑尾炎；特别是晚期回盲部癌常被诊断为阑尾脓肿，需注意鉴别。

③肠结核：好发部位在回肠末端、盲肠及升结肠；常见症状与结肠癌症状相似，但肠结核患者全身症状更加明显，如午后低热或不规则发热、盗汗、消瘦、乏力等。

④结肠息肉：其主要症状是可有便血、脓血样便，与结肠癌相似，钡剂灌肠检查可表现为充盈缺损，因此行纤维结肠镜检查并取活组织送病理检查是有效的鉴别方法。

⑤血吸虫性肉芽肿：多见于流行区，目前已少见。可结合血吸虫感染病史、粪便中虫卵检查以及钡剂灌肠、纤维结肠镜检查及活检，可与结肠癌进行鉴别。

⑥阿米巴肉芽肿：可有肠梗阻症状或体检扣及腹部肿块，与结肠癌相似。但本病患者行粪便检查时可找到阿米巴滋养体及包囊，钡剂灌肠检查常可见巨大的单边缺损或圆形切迹。

3. 分期

分期的目的在于了解肿瘤发展过程，指导拟定治疗方案及评价预后。结肠癌的分期方法不止一种，如经典的 Duke's 分期和 UICC/AJCC 制定的 TNM 分期法。目前 TNM 分期已更新至第八版。

(1) T、N、M 的定义

①T 代表原发肿瘤浸润深度。Tx 为原发肿瘤无法评价；无原发肿瘤证据为 T0；原位癌（或称黏膜内癌，肿瘤侵犯黏膜固有层但未突破黏膜肌层）为 Tis；肿瘤侵犯黏膜下层为 T1；侵犯固有肌层为 T2；穿透肌层至浆膜下或侵犯无腹膜覆盖的结直肠旁组织为 T3；穿透脏层

腹膜为 T4a；直接侵犯或附着于邻近器官或结构为 T4b。

②N 为区域淋巴结。Nx 为区域淋巴结无法评价；无区域淋巴结转移为 N0；1～3 枚区域淋巴结转移为 N1；4 枚及以上区域淋巴结转移为 N2。

③M 是指远处转移。其临床分期是：Mx 为远处转移无法评价；无远处转移为 M0；凡有远处转移为 M1。

(2) 临床病理分期　TisN0M0 为 0 期；T1～T2N0M0 为 Ⅰ 期；T3～T4N0M0 为 Ⅱ 期；任何 TN+M0 为Ⅲ期，任何 T 任何 N+M1 为Ⅳ期。

【治疗原则】

1. 手术治疗

(1) 根治性切除术　适用于病变无远处转移者。

①右半结肠切除术：适用于盲肠、升结肠和结肠肝曲之肿瘤。切除范围应包括回肠末端、盲肠、升结肠肝区和部分横结肠以及系膜、系膜供应血管根部周围的系膜淋巴结，成整块切除。

②左半结肠切除术：适用于结肠脾区、降结肠或乙状结肠之肿瘤。切除范围包括横结肠左半侧、降结肠和乙状结肠以及系膜、系膜供应血管根部周围的系膜淋巴结，成整块切除。

(2) 姑息性切除术　在存在如远处转移等不适宜手术的情况下，如原发灶引起出血、梗阻或穿孔等并发症需急诊手术者，可考虑行减瘤手术、造口术或旁路手术。

2. 化疗

Ⅰ 期结肠癌根治术后无需辅助化疗；Ⅲ 期结肠癌根治术后应行辅助化疗；Ⅱ 期患者术后需评估临床高危因素和 MSI 状态，决定是否需要辅助化疗；Ⅳ 期结肠癌应行以全身治疗为主的综合治疗。

3. 放疗

可用于转移性肿瘤(如肝、肺、骨转移的)，以控制肿瘤生长并改善症状。

4. 靶向药物治疗

用于晚期和(或)转移性结肠癌治疗。

# 第六节　小肠憩室病

## 一、空肠憩室病

空肠憩室常发生在 Treitz 韧带附近，可单发，但常为多发。

【诊断标准】

1. 临床表现

(1) 症状　空肠憩室无任何特异症状。可有消化功能障碍如腹痛、腹泻、恶心等一般消化道症状；可有营养吸收不良如脂肪泻、贫血等症状；出现并发症时可有相应的表现，如并发消化道出血、肠梗阻、急性憩室炎合并穿孔。

(2) 体征　空肠憩室本身无特异性体征。

(3) 实验室检查　在无出血和炎症的情况下，实验室检查无特殊意义。

(4) 影像学检查　小肠气、钡双重造影检查有较高的确诊率。对消化道出血疑为本病者，进行核素检查、选择性肠系膜上动脉造影等可协助诊断。

(5) 并发症

①憩室炎：当憩室较大尤其开口较窄时，食物进入腔内且不易排出而引发炎症，患者可感腹痛。

②憩室穿孔：憩室炎严重时，可发生憩室壁穿孔出现腹膜炎、腹腔脓肿，并可继发肠外瘘或内瘘。

③肠梗阻：因憩室周围炎粘连、肠扭转或套叠，或胀大的憩室压迫肠管引起。

④消化道出血：由憩室炎出现肠黏膜溃疡出血，多次反复发生。

⑤盲袢综合征：由于憩室较大而出口较窄，其内可发生慢性细菌感染而继发吸收不良、维生素 $B_{12}$ 缺乏等盲袢综合征症状。

2. 诊断要点

(1) 空肠憩室无任何特异症状。可有消化功能障碍、营养吸收不良等症状。出现并发症时，有相应的表现，如并发消化道出血、肠梗阻、急性憩室炎合并穿孔。

(2) 空肠憩室本身无特异性体征。

(3) 上消化道气、钡造影可发现憩室。

(4) 由于并发症而手术时可在术中得到确诊。

【治疗原则】

(1) 对没有明显临床症状的小肠憩室，可不进行治疗。对有轻度盲袢综合征的患者，可给予广谱抗生素。

(2) 症状持续加重或有其他并发症时，应将病变肠管切除，行空肠–空肠端端吻合术。

## 二、回肠憩室（美克耳憩室）

回肠远端憩室又称美克尔憩室（Meckel 憩室），是先天性真性憩室中最为常见的一种，通常位于回肠末端 200cm 以内（多数为 10～100cm），发生合并症者占 20%，男性比女性多 2～4 倍。

1. 临床表现

(1) 症状　多数终身无症状。婴幼儿脐部可有黏液样分泌物甚或大便样物。婴儿期易发生并发症而出现各种症状，表现为肠梗阻、消化道出血或急性憩室炎。

(2) 体征

①婴幼儿脐部有皮肤糜烂，有时可见鲜红色息肉样黏液。

②有卵黄管囊肿时，于脐部可触及囊性肿物，基底部活动稍大。

③出现并发症时有相应的体征。

(3) 实验室检查　无特殊。

(4) 影像学检查

①X 线小肠钡餐造影或钡灌肠检查可发现憩室。

②注射 $^{99m}Tc$ 标记的高锝酸盐进行核素扫描，可显示异位胃黏膜的憩室影。

(5) 并发症

①肠梗阻：常见者为肠套叠，其次为肠扭转，以固定在脐部的纤维索带与腹壁或脏器相连，小肠穿过其间发生绞窄，或被压迫引起血运障碍，或因憩室炎引起粘连性肠梗阻。

②出血：大量便血，发病突然而又无腹痛，或多次复发，均应考虑本病。大量便血可致休克，腹部体征少，脐右侧轻压痛。

③憩室炎：出现慢性右下腹痛；急性憩室炎可引起坏死及穿孔。

2. 诊断要点

单纯 Meckel 憩室无临床症状时较难确诊，一旦出现并发症又与其他急腹症难以鉴别。有低位小肠出血、回肠机械性肠梗阻或有中下腹腹膜炎症表现都应考虑本病。X 线钡餐检查可协助诊断。注射 $^{99m}Tc$ 标记的高锝酸盐进行核素扫描，可显示异位胃黏膜的憩室影。

下列临床情况更应警惕本病的存在。

(1) 急性阑尾炎手术中发现阑尾正常，应探查 100cm 范围内的末端回肠。

(2) 多次反复发作的右中下腹牵拉性疼痛，并有低位小肠梗阻表现且临床无腹腔疾病和腹部手术史者，应怀疑 Meckel 憩室的可能性。

(3) 婴幼儿童出现血便，如排除结–直肠息肉性出血，或多次出现的肠套叠，需考虑本病。

【治疗原则】

本病主要是采取手术治疗。

(1) 憩室切除术。

(2) 病变累及回肠时，应将部分回肠切除，并行回肠–回肠端端吻合术。

# 第七节　结肠憩室病

结肠憩室病是指结肠的黏膜和黏膜下层经肌层向外突出的袋状结构，乙状结肠、降结肠最常受累。结肠憩室分为两类，即真性憩室和假性憩室。真性憩室包括结肠全层，较少见；大多数结肠憩室无肌层属假性憩室。

【诊断标准】

1. 临床表现

(1) 症状和体征　单纯的憩室病一般不引起症状，发生并发症时可引起症状和体征，主要并发症是炎症及出血。

(2) 实验室检查　单纯的憩室病无特殊，发生并发症时可有相应表现。

(3) 影像学检查

①钡灌肠可见肠壁不整齐及肠腔外钡影。

②选择性肠系膜上或下动脉造影可明确憩室出血部位。

③CT 扫描：一般可以确证临床怀疑的憩室炎，并可发现憩室脓肿或瘘管。

(4) 并发症

①憩室炎：急性发作时有程度不同的局限性腹部疼痛；炎症邻接膀胱可产生尿频、尿急；此外还可伴有恶心和呕吐。

②憩室出血：老年人憩室病患者多伴有动脉硬化以及动脉血管畸形、化学性或机械性损害等，易发生憩室出血。

③憩室炎并发脓肿：发生脓肿或蜂窝组织炎为急性憩室炎最常见的并发症，可以位于肠系膜、腹膜、盆腔、腹腔后、臀部或阴囊。常可在腹部或盆腔直肠指检时扪及一具触痛的肿块，可伴有不同程度的脓毒症表现。

④憩室并发穿孔：憩室游离穿孔入腹腔后，可造成化脓性或粪性腹膜炎。这类患者大多数表现为急腹症和不同程度的脓毒性休克症。

⑤憩室并发肠梗阻：憩室穿孔可引起结肠壁和结肠周围的局限性炎症和包块，并与其他部位肠管发生粘连而形成梗阻。

2. 诊断要点

单纯的憩室病一般不引起症状，发生并发症时可引起症状，主要并发症是炎症及出血。钡灌肠检查可见肠壁不整齐及肠腔外钡影；选择性肠系膜上动脉或下动脉造影以明确憩室出血部位；CT 扫描一般可以确诊临床怀疑的憩室炎，并可发现憩室脓肿或瘘管。

【治疗原则】

(1) 单纯憩室病一般无症状，不需治疗。

(2) 急性憩室炎的治疗以非手术疗法为主，如使用抗生素等综合疗法，以及憩室出血给予输血止血治疗等。

(3) 结肠憩室出现急性穿孔、炎性肿块形成腹腔脓肿、并发大量便血时，可考虑手术治疗，手术方法包括以下几个方面。

①穿孔缝合加引流。

②腹腔脓肿引流。

③脓肿引流加横结肠造口。

④切除病变结肠，近端结肠造口，远端缝闭或造口，行二期结肠吻合术。

⑤切除病变结肠，行一期结肠吻合术。

⑥憩室出血，在行选择性肠系膜上动脉或下动脉造影后，可经导管直接滴注加压素止血。

# 第八节　盲袢综合征

本病是由于肠道内容物长期淤滞和细菌过度繁殖而引起，是由于肠道因不同原因存在着盲袢而引发。

【诊断标准】

1. 临床表现

(1) 症状和体征

①患者有慢性腹泻和脂肪泻，伴有脂溶性维生素丢失。

②贫血、体重减轻和营养不良。

③可出现低钙表现。

④不全性肠梗阻表现。

⑤盲袢中肠内容物淤积和细菌感染可引起炎症出血或破溃形成局限性脓肿及肠瘘。

(2) 辅助检查

①应用 Schilling 试验可帮助诊断；口服维生素 $B_{12}$ 后尿排出量低于正常，而当给予内因子后维生素 $B_{12}$ 排出量无改变。

②$^{14}C$ – 木糖试验：木糖在近端小肠内被细菌分解，口服 $^{14}C$ – 木糖 $1g/3.7 \times 10^5 Bq$ 后 60 分钟，即可从呼吸中测得 $^{14}CO_2$ 量增加，而其他原因引起的吸收不良患者或正常人均无此现象。

③X 线造影或 CT 检查：在有些病例可显示出盲袢、狭窄、瘘管等小肠病变而有助于诊断的确立。

2. 诊断要点

根据病史尤其是手术史，集合细致的 X 线造影，显示盲袢或盲袋的存在，可以诊断。

【治疗原则】

(1) 给予支持疗法，如纠正低蛋白血症和贫血，补充多种维生素及矿物质，可经胃肠外途径给予维生素 $B_{12}$，同时应给予足量抗生素。

(2) 如有内瘘、肠盲袢、肠憩室等，应行手术治疗。能一期切除的尽量一期切除吻合。外科原因所致的盲袢综合征经手术纠正后症状多能解除。

# 第九节　短肠综合征

短肠综合征是肠衰竭的主要原因之一，是由于各种病因行广泛小肠切除后，小肠消化、吸收面积骤然显著减少，残余肠道无法吸收足够的营养物质以维持患者生理代谢的需要而导致整个机体处于营养不足和水、电解质平衡紊乱的状况，继而出现器官功能衰退、代谢功能障碍、免疫功能下降而产生的系列综合征。

【诊断标准】

1. 临床表现

主要为早期的腹泻和后期的严重营养障碍，如体重减轻、肌肉消耗、乏力、贫血、低蛋白血症、维生素缺乏及微量元素缺乏。钙、镁缺乏可使神经、肌肉兴奋性增强和手足搐搦，长期缺钙还可引起骨质疏松。回肠切除后如结肠完整，10%患者可出现草酸钙泌尿系结石。水样便及镜下大量脂肪球。胃酸量明显增加。小肠黏膜增生。

2. 诊断要点

多有小肠广泛切除手术史，具有吸收不良症状，不难鉴别。

【治疗原则】

(1) 早期胃肠外营养，维持氮平衡及水、电解质、酸碱平衡；辅以减少肠道运动的药物。

(2) 2~3 周后，胃肠内营养，以单糖、氨基酸、中链三酰甘油等易消化、吸收的营养物质为主，少量多次，进口饮食应等渗，热量主要由静脉补充。

(3) 8~10 周后，完全胃肠内营养，注意维生素及钙、镁的补充。

(4) 少数患者需终生胃肠外营养。

# 第十节　肠　　瘘

肠瘘是指肠管与其他脏器、肠管与腹壁外出现病理性通道，造成肠内容物流出肠腔，引起感染、体液丢失、营养不良和器官功能障碍等一系列病理生理改变。前者为肠内瘘，后者为肠外瘘。

【诊断标准】

1. 临床表现

(1) 症状和体征　肠外瘘主要症状是有肠内容物自瘘口流出，流出物的性质和容量决定于瘘的部位，以及瘘口的大小。主要症状包括瘘口局部症状、内稳态失衡、营养缺乏、感染和多器官功能障碍。

①十二指肠瘘流出物为含有胆汁、消化酶的稀薄液体，每日流出量可达4000ml，如患者仍进食，亦可看见由瘘口流出。瘘周围的皮肤糜烂、潮红，全身常发生水、电解质紊乱、酸碱平衡失调及恶液质症状。

②空肠瘘流出物为黄色稀蛋花样液，无大量胆汁，其体液失衡、营养消耗、皮肤糜烂虽较十二指肠瘘轻，但仍相当严重。

③回肠瘘流出物多为半稀浆糊状，对全身和皮肤的影响较小。

④结肠瘘排出物为半成形或成形粪便，如瘘很小可能仅有气体排出，对全身健康无妨碍，如注意局部清洁，皮肤亦不致糜烂。

(2) 辅助检查　判定是否有肠瘘可用以下方法。

①口服碳末或美蓝、靛胭脂：注意观察在瘘口排出物内是否出现，以及自口服至瘘口出现的时间长短，可以确定是否有肠瘘及其大致的部位，此方法适用于肠瘘形成的急性期。

②瘘管造影检查：可以确定是否有肠瘘的存在，以及瘘的大小、肠管有无病变、肠瘘下有无脓腔等问题。瘘管造影只适用于慢性期瘘管细小的病例。

③钡餐或钡剂灌肠检查：可以更可靠地确定肠管有无病变及肠腔是否狭窄。

④CT检查：是临床诊断肠瘘及其并发腹腔、盆腔脓肿的理想方法。

⑤必要时瘘管内采取组织，做病理切片检查。

2. 诊断要点

当有肠液从引流物或创口中流出时，肠瘘的诊断很容易成立。注意有无腹部外伤、手术等创伤性因素，以及急性阑尾炎、肠梗阻、十二指肠溃疡穿孔、肿瘤、肠结核、克罗恩病、溃疡性结肠炎等病理性原因。应详询有关病史、肠瘘的发生过程与治疗情况，结合辅助检查，明确肠瘘的部位与瘘管情况。

【治疗原则】

1. 纠正并维持水和电解质的平衡及营养情况

静脉输液、输血、胃肠外营养。在高位肠瘘可设法将内瘘口流出的肠液还纳于肠腔内，可施行瘘远端空肠造瘘术，以应用肠内营养等。

2. 瘘口局部处理

可以用凡士林纱布填塞或用医用黏合胶注入法堵塞肠瘘，以及瘘管内外橡皮片堵压法等，低位瘘或小瘘可以自行愈合。保护瘘口周围皮肤，在瘘口下放一多孔橡皮管或双层套管，持续性将流出物吸引至瓶内，使其不接触皮肤，收集肠液计量后可还纳至远端肠管内。瘘口周围皮肤涂抹氧化锌、氢氧化铝或其他软膏(中药膏)等，防止皮肤糜烂、潮红、感染。

3. 手术治疗

适用于不能自行愈合的肠瘘，手术方法如下所述。

(1) 直接缝合瘘孔　适用于慢性单纯性小瘘，切除瘘道后缝合瘘孔。

(2) 切除有瘘的肠段　适用于较大的唇状瘘、病理性肠瘘、伴有肠腔狭窄的肠瘘，切除有瘘的肠段对端吻合。

(3) 改变肠道方向　因有瘘的肠段不能切除，在肠瘘的近端切断肠段，远端切端闭合，近切端吻合于瘘远侧的正常肠袢口，最好距离瘘较远些(约30cm左右)采用端侧吻合，防止肠内容物仍可以流至瘘处，瘘可以自行愈合。

# 第十一节　先天性巨结肠症

先天性巨结肠症（赫希施普隆病）是小儿外科最常见的消化道畸形之一。病变肠段神经节细胞缺失，肠壁肌层有痉挛性收缩，肠蠕动功能紊乱、失去推动性和节律性运动。

【诊断标准】

1. 临床表现

（1）典型的临床表现为间断或进行性腹胀、排便困难，严重时出现不全肠梗阻表现；长时间不能正常进食又导致水、电解质失衡；合并肠炎后会发生局部及全身感染中毒性症状，甚至出现巨结肠危象，延误治疗可以因剧烈腹胀造成肠穿孔、腹膜炎、败血症，病情会迅速恶化，最终导致死亡。

体检常见肠型或蠕动波，下腹可扪及粪块。直肠指检时壶腹部空虚，拔出手指后可有大量气体及粪便排出。

（2）辅助检查

①X线钡灌肠可见痉挛性狭窄肠段移行为巨大扩张肠段。

②直肠肛管测压示压力增高，且不出现直肠肛管松弛反射。

③扩张肠段黏膜以及红细胞的乙酰胆碱酯酶活性增高。

④病变肠壁肌电图检查确诊。

⑤扩张肠段活检示神经节细胞减少或缺乏。

2. 诊断要点

（1）患儿出生后不久即发生顽固性便秘，继而有腹胀、呕吐、食欲不振、体重减轻、营养不良等症状且逐日加重。

（2）腹部膨隆，常可见肠型及蠕动波；肠鸣音可亢进，下腹部常可扪及粪块，直肠指诊示壶腹部空虚。

（3）X线钡剂灌肠见巨大扩张的结肠。

（4）直肠肛管测压示内括约肌持续痉挛，收缩时间较外括约肌为长，直肠肛管内压力增高。

（5）扩张肠段黏膜，以及红细胞的乙酰胆碱酯酶活性增高。

（6）病变肠壁肌电图检查确诊。

（7）扩张肠段活检示神经节细胞减少或缺乏。

【治疗原则】

本病原则上应手术治疗。当症状不显著、诊断不明确，或短段型时可试行非手术疗法。

（甘霖　周静　尹慕军　叶颖江）

# 第十七章　阑　尾　疾　病

## 第一节　急性阑尾炎

急性阑尾炎是外科常见的急腹症，发病年龄高峰为 11～30 岁，男女发病率基本相同。阑尾位于盲肠末端，管腔狭小，其黏膜下层有丰富的淋巴组织。由于阑尾是一个细长的管状结构，远端为盲端，因此，一旦有阑尾腔的梗阻，阑尾就极易继发感染导致炎症，因而梗阻是阑尾炎发病的基础。阑尾腔梗阻的原因包括腔内异物如粪石、蛔虫等，以及肠壁改变如淋巴组织肿大致阑尾腔狭窄等。

【诊断标准】

1. 临床表现

(1) 症状　急性阑尾炎的典型症状为转移性右下腹疼痛伴胃肠道症状，也可伴全身症状。腹痛最初通常定位于上腹部或脐周，程度一般不重，多持续数小时；当炎症波及局部腹膜表面时，疼痛转化为躯体型疼痛，表现为持续疼痛且程度较前加重，通常转移定位于右下腹。由于阑尾解剖位置的变异，急性阑尾炎的症状可有差异。

(2) 体征　典型体征为右下腹局限性固定压痛，多位于麦氏点附近；严重者可有肌紧张及反跳痛。

①右下腹压痛：是急性阑尾炎最常见的重要体征。压痛点通常位于麦氏点，可随阑尾位置的变异而改变，但压痛点始终在一个固定的位置上；当炎症加重，压痛的范围也随之扩大；当阑尾穿孔时，疼痛和压痛的范围可波及全腹。

②腹膜刺激征：反跳痛、肌紧张、肠鸣音减弱或消失等是壁层腹膜受炎症刺激出现的防卫性反应，提示阑尾炎症加重，出现化脓、坏疽或穿孔等病理改变。

③右下腹包块：如体检发现右下腹饱满，扪及一压痛性包块，边界不清、固定，应考虑阑尾周围脓肿的诊断。

④其他体征检查：包括结肠充气试验、腰大肌试验、闭孔内肌试验、经肛门直肠指诊等检查。

(3) 实验室检查　多数急性阑尾炎患者的白细胞计数和中性粒细胞比例增高。

(4) 影像学检查　部分患者行腹部 X 线平片可见盲肠扩张和液气平面，偶然可见钙化的粪石和异物影；腹部 CT 和 B 超检查有时可见肿大的阑尾或脓肿。这些检查在急性阑尾炎的诊断中不是必需的，但有助于鉴别诊断。

(5) 并发症

①急性弥漫性腹膜炎：常见于急性坏疽性阑尾炎穿孔。

②腹腔脓肿：可发生于盆腔、膈下和肠间等处。

③消化道内、外瘘形成：少数病例脓肿可向小肠或大肠内穿破，亦可向膀胱、阴道或腹壁穿破，形成各种内瘘或外瘘。

④门静脉炎：少见，临床表现为寒战、高热、轻度黄疸、肝肿大、肝区叩痛等。

2. 诊断要点

(1) 急性阑尾炎的诊断主要依靠病史、临床症状、体征和实验室检查　转移性右下腹痛、腹膜刺激征(压痛、反跳痛、肌紧张)和炎性反应指标(粒细胞计数及中性多形核细胞比例、白细胞计数、C反应蛋白浓度)是急性阑尾炎诊断的可靠证据。

(2) 急性阑尾炎通常需与以下疾病进行鉴别诊断

①外科疾病：胃、十二指肠溃疡急性穿孔、急性胆囊炎、美克尔憩室炎穿孔、回盲部肿瘤、肠套叠等。

②泌尿系统疾病：右侧输尿管结石、右侧肾盂积水、急性肾盂肾炎等。

③妇科疾病：宫外孕破裂、卵巢滤泡或黄体囊肿破裂、卵巢囊肿蒂扭转、急性盆腔炎、附件炎等。

④内科疾病：急性胃肠炎、急性肠系膜淋巴结炎、美克尔憩室炎、局限性回肠炎、右侧肺炎及胸膜炎、过敏性紫癜、铅中毒等。

【治疗原则】

急性阑尾炎的治疗方法主要为手术切除阑尾。确定急性阑尾炎的诊断即为手术指征。

1. 保守治疗

保守治疗仅适用于单纯性阑尾炎、客观条件不允许或伴有其他严重器质性疾病有手术禁忌证者，具体措施包括卧床、禁食、静脉补液、补充电解质和热量、抗炎、对症治疗等。

2. 手术治疗

(1) 绝大多数急性阑尾炎一旦确诊应及早施行阑尾切除术　阑尾切除术可以通过开腹或者腹腔镜途径完成，按照阑尾解剖位置选择顺行或逆行切除。

(2) 切口一期缝合，术后一般不常规放置引流　对于局部有脓液或阑尾残端处理不满意及处理困难者可考虑放置引流。

(3) 术后继续应用抗生素(广谱抗生素联合抗厌氧菌抗生素)治疗。

(4) 对于病程超过3～5天，在腹部发现可触及肿物，考虑阑尾周围脓肿的患者，原则上应保守治疗，给予广谱抗生素、静脉补液、休息等治疗，待炎症消退(一般3个月)后再行阑尾切除手术。如肿物逐渐增大、保守治疗无效、患者感染症状加重，可考虑超声引导下穿刺抽脓、冲洗或置管引流，或者手术切开引流。术后加强支持治疗，合理应用抗生素。

# 第二节　慢性阑尾炎

绝大多数慢性阑尾炎继发于急性阑尾炎，少数患者也可初始即呈慢性炎症过程。长期慢性炎症导致阑尾壁不同程度的纤维化、管壁增厚，多数患者阑尾腔内有粪石、阑尾扭曲粘连、淋巴滤泡过度增生，导致阑尾腔狭窄，从而影响阑尾排空，压迫肠壁内神经产生疼痛不适症状。

【诊断标准】

1. 临床表现

(1) 症状　常有急性阑尾炎发作病史，部分患者无急性发作史，症状较轻且不典型。可有消化不良、腹泻、腹胀等症状。多数患者常出现间断或持续右下腹疼痛，部分患者仅表现为局部不适，剧烈运动、饮食不当或劳累后可诱发症状加重。部分患者有反复急性发作病史。

（2）体征　主要体征表现为右下腹局限性固定压痛且压痛常持续存在。部分患者左侧卧位时触诊右下腹可扪及条索样阑尾。

2. 诊断要点

慢性阑尾炎的诊断主要依靠病史、临床症状、体征，X 线钡剂灌肠透视检查有助于明确诊断。既往急性阑尾炎病史、长期慢性右下腹疼痛、右下腹长期固定压痛点，X 线钡剂灌肠透视检查提示阑尾腔变细、不规则、间断充盈、扭曲、固定或阑尾不充盈、充盈不全，72 小时后透视阑尾腔内仍残留钡剂，即可诊断慢性阑尾炎。

【治疗原则】

诊断明确后需行阑尾切除术，并送病理检查证实此诊断。

# 第三节　阑尾周围炎及阑尾周围脓肿

多见于急性阑尾炎晚期病程超过 3～5 天以上患者。由于急性阑尾炎病程进展、坏疽穿孔等情况，阑尾被周围组织包裹（常见于大网膜、肠脂垂、肠系膜等）形成炎性包块。

【诊断标准】

1. 临床表现

多数患者表现为右下腹疼痛，部分患者出现持续性高热。体检右下腹可扪及压痛性包块，可伴有局限性或弥漫性腹膜刺激症状。

2. 诊断要点

阑尾周围脓肿是急性阑尾炎最常见的并发症之一，病程超过 3～5 天的急性阑尾炎病史、右下腹压痛性包块、可伴有持续高热等临床症状、体征；腹部 B 超检查有助于明确诊断并评估脓肿大小，常提示右下腹肿物，多为囊实性；炎性反应指标（粒细胞计数及中性多形核细胞比例、白细胞计数、C 反应蛋白浓度）常持续升高。

【治疗原则】

1. 非手术治疗

原则上非手术治疗。给予患者禁食、抗生素（广谱抗生素联合抗厌氧菌抗生素）治疗，补液纠正电解质紊乱以及营养支持等。

2. 手术治疗

（1）手术指征包括　①非手术治疗 7 天，体温仍无下降，局部体征无改善或脓肿形成；②非手术治疗 3 天，体温升高，局部压痛加重，甚至出现休克的早期表现。

（2）手术方式可根据术中情况决定　①脓肿引流术+阑尾切除术适用于阑尾水肿不明显，盲肠壁水肿轻者；②对于阑尾切除困难者，可行单纯脓肿引流术，待炎症控制消退后（一般需 3 个月）切除阑尾。

（3）非手术治疗好转或脓肿引流术后三个月，炎症控制消退后应考虑行阑尾切除术。

# 第四节　阑尾黏液囊肿

阑尾黏液囊肿表现为阑尾腔内黏液物质积聚而引起阑尾肿胀阻塞阑尾口，阑尾呈囊状结构或含有黏液的阑尾呈囊状扩张。绝大多数阑尾黏液囊肿为良性囊腺瘤，特别是直径小于 2cm 的肿瘤，少数为黏液腺癌。

【诊断标准】

1. 临床表现

症状常不典型或无不适症状；部分患者可扪及无痛性包块，常在体检行腹部 B 超或 CT 偶然发现；如继发感染亦可表现为急性阑尾炎症状；体检部分患者可扪及右下腹无痛性类圆形包块。

2. 诊断要点

长期慢性右下腹痛病史；右下腹扪及无痛性肿物，表面光滑应考虑该诊断；行 X 线钡剂灌肠透视检查有助于诊断；可见回盲肠间隙扩大，一般可见光滑的压迹；腹部 B 超及 CT 检查亦有助于鉴别诊断。

【治疗原则】

一般可通过阑尾切除术治愈，应尽可能保证切除时黏液囊肿完整。对于囊肿直径较大的患者，可考虑阑尾系膜随阑尾一并切除，以便于确定淋巴结情况。

# 第五节　阑尾假性黏液瘤

阑尾假性黏液瘤是阑尾分泌黏液的细胞在腹腔内种植的结果。黏液囊肿破裂可导致黏液中上皮细胞遍布腹膜腔，形成腹膜假性黏液瘤。其具有恶性肿瘤的特点，但一般不会发生淋巴结或肝脏转移。

【诊断标准】

1. 临床表现

症状多不典型，常表现为类似慢性阑尾炎的症状和体征。

2. 诊断要点

该病临床少见，临床表现不典型，缺乏特异性的检查方法，所以术前诊断较困难。目前应用 B 超、CT 检查对于诊断有一定的帮助。

【治疗原则】

首先应切除原发病灶阑尾组织，一般选用回盲部切除。对于播散种植于腹腔的结节亦应尽可能彻底清除，一般多需要反复多次手术处理。对于腹腔播散的患者可考虑彻底的去瘤手术伴辅助性腹腔热灌注化疗治疗。

# 第六节　阑 尾 类 癌

阑尾是消化道类癌最常见的发病部位。阑尾类癌属神经内分泌肿瘤，起源于肠嗜铬细胞，常见于 40 岁左右患者。尽管此类肿瘤被分类为恶性肿瘤，但绝大多数阑尾类癌表现为良性生物学行为，主要位于阑尾的黏膜下层，大多数阑尾类癌直径小于 1cm。

【诊断标准】

1. 临床表现

阑尾未产生梗阻前，症状多不典型或无临床不适。因类癌发生阑尾腔梗阻时可表现为急性阑尾炎症状和体征。常于可疑阑尾炎标本切除后，病理检查意外发现。

2. 诊断要点

临床多无明显症状，大多数因有急性阑尾炎临床表现而在术中发现或术后病理证实。

【治疗原则】

(1) 对于局限于阑尾、最大直径小于 1cm 无转移的类癌，应行阑尾切除手术。

(2) 对于最大直径大于 2cm、位于阑尾根部并侵及盲肠、阑尾系膜、回盲部，有病理证实的区域淋巴结转移的阑尾类癌患者应行根治性右半结肠切除术。

(3) 术中未发现而术后病理证实为类癌者，如符合根治性右半结肠切除术标准者，可再次手术行根治性右半结肠切除术。

# 第七节　阑　尾　腺　癌

原发性阑尾腺癌是一种极为罕见的恶性肿瘤，分为结肠型和黏液型两种类型。结肠型腺癌恶性程度高，极易出现播散转移；而黏液型腺癌预后相对较好，很少发生转移。常见于 50 岁以上中老年患者。

【诊断标准】

1. 临床表现

症状不典型，多类似急性阑尾炎或慢性阑尾炎的症状及体征。

2. 诊断要点

原发性阑尾腺癌常无特殊症状和体征，缺少特异的影像学诊断依据，术前极易误诊。X 线钡剂灌肠透视检查、腹部 B 超及 CT 检查对于诊断有一定帮助：X 线钡剂灌肠透视检查可见回盲肠间有不规则占位性病变，阑尾变短或不显影；B 超及 CT 检查可证实右下腹肿物的存在。

【治疗原则】

阑尾腺癌的治疗首选手术治疗。对于无浸润、阑尾尖端的黏液型腺癌可考虑行阑尾切除术；而对于结肠型腺癌和病变浸润生长的病灶，应行右半结肠根治性切除。术中冰冻切片诊断有利于指导外科手术方式，特别是术中发现阑尾炎症不明显而合并有腹腔积液时，以及对于有急性阑尾炎症状的中老年患者均应特别警惕是否有阑尾腺癌的可能。

对于单纯阑尾切除术后而病理证实阑尾腺癌的患者，是否行二次右半结肠切除手术，原则同上。

根据病理情况，对于结肠型以及病变浸润生长，低分化、淋巴结转移或有脉管受侵的患者，建议进行术后辅助化疗。

（高志冬　王杉）

# 第十八章　直肠、肛管疾病

## 第一节　先天性直肠、肛管疾病

胎儿发育过程中肛管直肠区域结构复杂，故疾病发生率也较高。如泄殖腔分隔不全，可形成直肠与膀胱、尿道或阴道瘘；肛管与直肠融合贯通不全，可形成肛门狭窄或闭锁；而病变肠段神经节细胞的缺失，则将导致先天性巨结肠症。

【诊断标准】

1. 临床表现

(1) 症状与体征

①先天性直肠、肛管畸形：患儿出生后无胎粪，合并有瘘管者可从瘘管排出胎粪，表现为低位肠梗阻症状，出现腹胀、呕吐。体检患儿无肛门，男孩可有尿道瘘，女孩可有阴道瘘。

②先天性巨结肠：患儿出生后无胎粪或仅有少量排出，逐渐出现腹胀和便秘，排气或排便后症状短暂缓解，肠梗阻症状随年龄增长而加重，最终可表现为完全性肠梗阻。

(2) 辅助检查

①肛门视诊及指诊：可发现肛管或直肠闭锁、先天性瘘管的存在，必要时行瘘管造影以明确位置。如肛管内无狭窄，直肠内空虚，退出手指可有大量气体及粪便排出，腹胀即刻缓解则应考虑先天巨结肠可能。

②X 线检查：倒立位 X 线观察直肠盲端在骨盆内的位置及其与肛门闭锁处皮肤间的距离；腹平片显示低位肠梗阻、肠管积气、扩张，钡灌肠见狭窄部移行到扩张肠管的位置和肠蠕动的变化且 24 小时后仍有钡剂残留均提示先天巨结肠存在之可能。

③瘘管造影：找到瘘口插入探针了解瘘管走向，并注入造影剂以明确位置。

④直肠肛管测压：由于内括约肌痉挛持续存在，增加先天性巨结肠患儿肛管内压力时，看不到直肠肛管松弛反射发生，直肠肛管内压力随之增高。

2. 诊断要点

(1) 患儿出生时，表现哭闹，腹胀，排气、排便困难，应想到先天性巨结肠。

(2) 先天性巨结肠时可表现为低位不全或完全性肠梗阻，加之肛门指诊退指时可有大量气体及粪便排出，钡灌肠时病变肠管狭窄、近端肠管扩张及直肠肛管测压检查等均支持先天性巨结肠的诊断。而肛门视诊、指诊发现先天窦道并实施窦道造影检查有助于先天性畸形的诊断。

【治疗原则】

1. 先天性直肠、肛管畸形

诊断明确的患儿及无瘘管者生后应尽早手术，主要目的是恢复有正常控制力的排便功能。手术方式分为骶尾路肛门成形术、腹会阴联合肛门成形术、会阴肛门成形术。对于一般情况不好的患儿，可先行结肠造口术，二期行肛管直肠成形术。

2. 先天性巨结肠

（1）保守治疗　除超短型和类缘性疾病以及手术前准备需采用保守治疗外，多以手术治疗为主。保守治疗的目的在于缓解腹胀，维持水、电解质平衡和改善全身营养状况。

（2）手术治疗　手术切除的范围包括狭窄的病变肠管和近端明显扩张肥厚的结肠。主要手术方式如下。

①病变肠段切除，拖出型结肠、直肠端-端吻合术。

②直肠后结肠拖出，侧-侧吻合术。

③直肠黏膜剥除，结肠经直肠肌鞘拖出与肛管吻合术。对病情严重者应先作结肠造瘘，二期行根治手术。

# 第二节　肛管、直肠损伤

肛管、直肠损伤的特点是致伤原因复杂，较易误诊或漏诊，容易造成污染及严重的感染而危及生命，并容易造成肛管直肠内、外瘘及肛门狭窄或失禁等并发症。

【诊断标准】

1. 临床表现

（1）症状与体征　受伤部位不同，其症状与体征也有所不同。

①肛管损伤：肛门括约肌或肛门周围皮肤可见创面，无腹膜炎表现。

②腹膜外直肠损伤：容易合并较严重的感染；多由厌氧菌引起，可向周围间隙扩散；可有腹痛，但无腹膜炎表现。

③腹膜内直肠损伤：较早出现腹膜炎体征，压痛、反跳痛、腹肌紧张明显。

（2）辅助检查

①直肠指诊：在低位直肠损伤时，可触及到破口，损伤区触痛明显，指套染血。

②X 线检查：病情允许时，可拍摄腹部及盆腔 X 线片，可了解有无膈下游离气体或骨盆骨折。

③直肠镜检：直肠指诊未发现创口，但不能除外直肠损伤时，在患者情况允许时应小心行直肠镜检查。

2. 诊断要点

问清损伤的原因、途径、部位等病史及致病因素，并结合直肠指诊、X 线检查排除骨盆骨折等情况，通常能对外伤做出正确判断。

【治疗原则】

肛管、直肠损伤诊断明确后均应早期手术，根据受伤部位不同，采取不同的方法。

1. 肛管损伤

较轻的损伤，只需行单纯清创缝合术；较重的损伤累及肛管、直肠时，应行结肠造口术。

2. 腹膜外直肠损伤

一般在剖腹探查术的同时行结肠造瘘，然后再经会阴修补直肠损伤，行直肠周围间隙引流。

3. 腹膜内直肠损伤

修补直肠损伤，行乙状结肠造口术，引流直肠后间隙。

# 第三节　直肠及肛管周围脓肿

直肠、肛管周围脓肿是指该部位的软组织感染，主要来源于肛隐窝的感染，少数可来源于外伤、痔及肛裂等的感染。来源于皮肤的感染常可培养出金黄色葡萄球菌，很少发生肛瘘；而来源于直肠的感染常为大肠埃希菌等的混合感染，也易发生肛瘘。脓肿可扩散至括约肌间、坐骨直肠间隙、肛提肌以上间隙、皮下浅部等不同部位，最终破溃后演变为不同部位的肛瘘。

【诊断标准】

1. 临床表现

(1) 症状与体征

①肛门周围脓肿：肛门周围持续性跳痛，排便或行走时加重；局部有红肿及触痛，全身症状可以不明显。

②坐骨直肠间隙脓肿：较常见；感染从开始时就出现发热等全身症状，局部从胀痛演变为跳痛，但早期局部体征不明显，可有里急后重或排尿困难的症状。

③骨盆直肠间隙脓肿：较少见；全身感染症状明显，可伴有高烧、全身不适等，局部可有会阴部下坠感或排便不畅。

④其他少见脓肿：例如直肠后间隙脓肿、括约肌间隙脓肿等；因脓肿位置较深，多以全身症状为主，局部可有下坠感。

(2) 辅助检查

①直肠指诊：肛门周围有硬结或肿块，局部有温度增高、压痛或有波动；位于肛提肌以上的脓肿，直肠指检可触及痛性肿块，直肠内穿刺可抽出脓液。

②B超检查：可探及脓腔。

③实验室检查：血白细胞及中性粒细胞计数增多。

④其他检查：不典型脓肿或较深在脓肿诊断不清或需除外肿瘤性病变时，可行直肠内超声或盆底核磁检查。

2. 诊断要点

浅部感染表现为局部明显红、肿、热、痛、波动感等；而深部感染则更多表现为坠胀不适、疼痛、肛门刺激症状及全身感染中毒症状。结合血白细胞计数及中性粒细胞升高、定位穿刺抽脓、肛门指诊及必要的直肠内超声或核磁检查，可做出正确判断。

【治疗原则】

1. 一般治疗

(1) 全身应用抗生素。

(2) 局部坐浴；口服缓泻剂。

2. 手术治疗

切开引流因位置不同手术方式也不同。

(1) 肛门周围脓肿　在局麻下进行，以波动感明显处作放射形切口。

(2) 坐骨直肠间隙脓肿　在鞍麻或骶麻下切开，应距肛缘 3～5cm 作弧形切口。

(3) 骨盆直肠间隙脓肿　在硬膜外麻醉或全麻下应先做诊断性穿刺，钝性分离肛提肌，脓液引流后，放置多孔的乳胶管或烟卷引流，也可以经直肠切开引流。

（4）其他如直肠后间隙脓肿、括约肌间隙脓肿　向直肠内突出的，可经直肠切开引流。

# 第四节　痔

痔是一种常见病，是肛垫病理性肥大、下移，以及肛周皮下血管丛血液淤滞形成的团块儿。其致病原因目前有肛垫下移学说、静脉曲张学说及遗传、种族和饮食因素等。以齿状线为界，其内侧的为内痔，外侧的为外痔，二者同时存在的为混合痔。其中内痔以脱垂的程度不同分为四期：一期，只有出血无脱垂；二期，排便时痔脱出，但可自行还纳；三期，痔脱出后无法自行还纳，需手法还纳；四期，排便后即使以手还纳，但过后又复脱出者。而外痔则可分为静脉曲张性外痔、血栓性外痔及结缔组织性外痔。不同部位及程度的痔可表现为不同程度的出血、疼痛、痔块脱出及肛门瘙痒等。

【诊断标准】

1. 临床表现

（1）症状与体征

①便血：无痛性少量便血，鲜红色，不与粪便相混杂或便后滴血，便后出血停止。

②痔块脱出：排便时痔团脱出肛门外，数目不等，严重者呈环状脱出或需用手托回。

③疼痛：单纯性内痔无疼痛，内痔合并炎症、静脉血栓形成和出现痔脱垂、嵌顿时可有不同程度的疼痛。

④瘙痒：内痔因常有分泌物流出，刺激肛门周围皮肤而出现瘙痒。

⑤血栓性外痔时，患者肛门出现暗紫色卵圆形肿块伴较重的疼痛，活动及排便时加重。肛诊可及较硬、触痛包块。

（2）辅助检查

①肛门视诊：可见脱出的内痔（包括大小、数量等）。

②直肠指诊：无血栓或纤维化的内痔不易扪出，但需除外直肠内其他病变。

③肛门镜检：除外直肠内其他疾患，明确痔核的部位、大小与数目。

2. 诊断要点

结合上述临床表现及辅助检查结果通常可做出正确判断。但应注意：痔通常为便后坠胀及不同程度的胀痛，如果为排便时刀割样疼痛需除外有肛裂的存在；排便习惯改变及大便性状改变、便频、里急后重、便中带黏液等需警惕肠道肿瘤存在的可能性，此时应考虑行结肠镜检查。

【治疗原则】

需要强调的是，无症状的痔无需治疗，而有症状的痔也仅仅是不同程度地尽可能缓解存在的症状，根除的提法一般不妥。

1. 一般性治疗

保持大便定时，软便，热水坐浴，肛门内使用消炎止痛、保护黏膜减轻水肿的栓剂。痔脱垂并有水肿及感染者，一般先行非手术疗法，适当应用镇静止痛药物；脱出的痔应尽可能尽早还纳。

2. 硬化剂注射

适用于无并发症的内痔，有炎症、溃疡、血栓形成者忌用。可分为经肛门镜硬化剂注射法及局麻下扩肛后硬化剂注射疗法两种。

3. 液氮冷冻

液氮低温达 -196℃，通过探头与痔块接触治疗，使痔组织冻结坏死、脱落而痊愈。

4. 红外线照射疗法

通过红外线照射，产生黏膜下纤维化，减轻脱垂。

5. 激光切除

6. 手术治疗

(1) 结扎法　在痔块深部贯穿结扎，使痔块缺血脱落。

(2) 胶圈套扎疗法　以二期及三期的内痔最适宜。以胶圈套扎于痔核基底部，使痔缺血、坏死、脱落而痊愈。

(3) 手术切除　适用于反复脱出、症状较重的内痔及混合痔。可采用外剥内扎术。目前根据肛垫下移学说，对二期反复出血及三期以上痔可考虑行经吻合器法的直肠黏膜环形切除(PPH)或 STARR 手术，主要是恢复肛垫的原有尺寸及位置并固定，阻断部分痔静脉血流，从而达到治疗效果。

(4) 血栓性外痔急性期(1～3 天之内)在局麻下切开，取血栓减压，而后每日换药并坐浴(高锰酸钾液)；较轻或非急性期以热敷、热水坐浴为主。

# 第五节　肛　瘘

肛瘘是肛管或直肠与会阴皮肤相通的慢性感染性窦道，多由肛周脓肿破溃或引流后未完全愈合而形成。它由两端的一个或多个内口、外口及中间的一个或多个炎性肉芽组织窦道组成，内口多位于齿线处，也可位于直肠。由炎性肠病等引起的肛瘘为特异性肛瘘，其余由普通感染所导致的肛瘘则为非特异性肛瘘；按瘘管内外口及瘘管本身数量、位置及形状的不同可将肛瘘分为单口瘘、内外瘘、高位瘘、低位瘘、直瘘、弯瘘、马蹄形瘘、单纯瘘及复杂瘘等；临床经常被引用的 Parks 分类为括约肌间瘘、经括约肌瘘(高位或低位)、括约肌上瘘(高位)及括约肌外瘘(肛管直肠瘘)。其中以单纯低位直瘘较多见。

【诊断标准】

1. 临床表现

(1) 症状与体征

①多有肛管直肠周围感染或肛旁脓肿病史。

②肛周反复肿胀、疼痛、流脓或有分泌物、瘙痒感，肛旁皮肤瘘口有脓性分泌物或粪渣溢出，也可短时间封闭后再次破溃，外口闭合后局部可有红、肿、痛等炎症反应。

③肛周可见一个或多个外口及肉芽组织。沿外口向肛门皮下可触及条索状物或硬结，挤压可有轻微疼痛，外口有分泌物溢出。

④以探针自外口轻轻插入，经瘘管可能达内口处。

(2) 辅助检查

①直肠指诊：可触及硬条索状瘘管，有时能扪到内口，对于表浅肛瘘，直肠指诊即可

明确诊断。

②探针检查：一般不用于诊断，容易穿破管壁，造成假道。

③CT、MRI、经直肠超声检查：在确认深部脓肿、复发性肛瘘以及肛周克罗恩病时这些影像学检查是有效的；MRI优于CT是因为它对肛周脓肿和肛瘘辨识的完整性。

④X线造影：以碘油行窦道造影，可协助明确复杂瘘的瘘管走行和内口的位置。

上述多种诊断技术的联合应用可以进一步提高诊断的准确性。

2. 诊断要点

结合上述临床表现及辅助检查通常可做出正确判断，但需问清是否有炎性肠病等病史以确定是否有特异性肛瘘存在，从而为治疗做好充分准备。

【治疗原则】

1. 非手术治疗

包括局部理疗、热水坐浴。只适合脓肿形成初期和术前准备。

2. 手术治疗

(1) 挂线疗法　用于单纯性高位肛瘘。手术在局麻下进行，先明确瘘管与括约肌的关系，然后再挂线。

(2) 瘘管切开术　用于单纯性低位肛瘘。手术在骶麻或局麻下进行，将瘘管全部切开，切除瘢痕组织，通畅引流。

(3) 肛瘘切除术　用于肛门括约肌功能正常的单纯性低位肛瘘。将瘘管全部切除直至正常组织。切除肛瘘后遗留的创面一般以开放换药为原则。简单的表浅性低位肛瘘，切除瘘管后可考虑将创口一期缝合。

对于复杂性肛瘘，需合并应用几种手术方法，如先使之成为单纯性肛瘘，再用挂线法处理。

# 第六节　肛　　裂

肛裂为肛管的纵行小溃疡性裂口，男性青壮年较多见，常由于解剖、外伤、慢性便秘、腹泻、感染等因素所造成。急性早期肛裂为较浅新鲜的裂口，而慢性长期肛裂则可见纤维组织瘢痕形成处的裂口，常较深不易愈合。慢性肛裂可表现为典型的肛裂三联症，即肛乳头肥大、肛裂及前哨痔。

【诊断标准】

1. 临床表现

(1) 症状与体征

①疼痛：排便时剧烈疼痛，也常有便后由于内括约肌痉挛又产生剧痛。

②便秘：患者因肛门疼痛不愿意排便而引起便秘，并形成恶性循环。

③出血：排便使肛裂创面受损而引起出血，附着在粪便表面或卫生纸上，为鲜红色。

(2) 辅助检查

①肛门视诊：将肛门周围皮肤向两侧分开，肛门见一椭圆形或梭形肛管皮肤的溃疡创面，多为后正中位，其下缘可有皮垂，即"哨兵痔"。溃疡内侧可有肛乳头肥大，检查时可感到外括约肌痉挛。

②肛门指诊：明确肛裂后，不宜再行指诊或肛门镜检查，以免引起剧痛。

2．诊断要点

肛裂常好发于肛管的正后方，也有一部分人可见肛管正前方的肛裂。但应注意发生于侧方的或不止一个肛裂，应认真检查以除外直肠癌、炎性肠病、结核、肛管癌及梅毒性溃疡等，必要时应做活检。

【治疗原则】

1．非手术治疗

(1) 保持大便通畅，口服缓泻剂，纠正便秘的发生。

(2) 局部热水坐浴，保持局部清洁。

(3) 局麻下扩张肛管，去除括约肌痉挛。

(4) 必要时给予镇静剂或镇痛药止痛。

2．手术治疗

(1) 肛裂切除术　在局麻或腰麻下，全部切除前哨痔、肥大的肛乳头、肛裂及周围不健康组织，必要时垂直切断部分外括约肌。

(2) 内括约肌侧方切断术　在局麻下行侧位内括约肌或侧位皮下内括约肌切断术，以解除由内括约肌痉挛引起的疼痛。

# 第七节　肛门失禁

肛门失禁是指肛门因各种原因不能自控造成的气体及粪便溢出的情况。影响肛门失禁的常见原因有肛门先天性发育畸形、括约肌外伤、神经系统病变及肛管直肠疾病。按失禁程度可将其分为不完全性肛门失禁及完全性肛门失禁；根据失禁的性质可分为感觉性失禁及运动性失禁。

【诊断标准】

(1) 完全失禁　完全不能控制排泄粪便和气体，经常有粪便和肠液流出，肛周潮湿。多见于严重的肛管直肠外伤、肛瘘、痔环形切除术后、先天性肛管直肠疾病及中枢神经性疾病患者。

(2) 不完全失禁　能控制干粪便，不能控制稀粪便。

(3) 感觉性失禁　中枢神经或骶尾部神经损伤后排便前有少量粪便溢出，腹泻时加重。

(4) 肛门视诊指诊　可见肛门畸形或缺损、闭合不紧；指诊可及肛管直肠环和括约肌松弛，但感觉性失禁此项无异常。

(5) 肛管直肠压力测定　可了解基础压力及收缩压力。

(6) 排粪造影　可了解排便时肛直角变钝及肠腔变细等情况。

(7) 盆底肌电图检查　了解括约肌缺损部位及范围。

(8) 肛管超声及核磁检查　也可了解括约肌缺损的部位和程度。

【治疗原则】

1．治疗原发病

解除由直肠脱垂或内痔脱出引起的肛门失禁。

2. 手术治疗

通过手术，恢复直肠、肛管、肌肉和肛管皮肤的正常解剖学和生理状态，重建肛管和直肠的角度，修补肌肉或移植肛管皮肤。根据发病原因、损伤范围不同，采取以下不同的手术方法。

(1) 肛管括约肌修补术　切除括约肌断端的瘢痕，将肌肉缝合。

(2) 括约肌折叠术　将括约肌折叠缝合，收紧肛管。

(3) Parks 肛门后方盆底修补术　恢复肛直角正常角度，缝合缩短括约肌。

(4) 括约肌成形术　用股薄肌和臀大肌移植于肛管周围，加强括约肌功能。

(5) 皮肤移植肛管成形术　切除肛管黏膜，移植皮片于肛管内，恢复肛管感觉。

# 第八节　肛管及直肠脱垂

直肠脱垂是指肛管、直肠甚至部分下端乙状结肠向下移位脱出至肛门外。通常所指为直肠全层的脱出，而仅有直肠黏膜层的脱出则可叫做直肠黏膜脱垂，或见于直肠的不完全脱出。解剖学因素异常如先天骶骨发育不全或骶尾骨曲度不够，直肠支持的软组织软弱或受损如老年肌肉萎缩及经产妇会阴撕裂伤，长期腹压增高如长期咳嗽、便秘、慢性腹泻等均可能是造成直肠脱垂的因素。

【诊断标准】

1. 临床表现

(1) 不完全性脱垂　直肠下端黏膜脱出，直肠黏膜呈"放射状"皱襞，脱垂部由两层黏膜组成。

(2) 完全性脱垂　直肠全层脱出，直肠黏膜皱襞呈环状，脱垂部由两层肠壁组成。

(3) 肛门视诊　排便时肿物脱出肛门外，令患者蹲位做排便动作时可见，或"同心环状"皱襞、黏膜表面充血、水肿、溃疡等。

(4) 直肠指诊　直肠指诊感括约肌松弛无力，直肠壶腹可触及折叠黏膜，柔软且上下活动。

(5) 直肠镜检查　直肠内有折叠黏膜。

2. 诊断要点

仔细询问与引起直肠脱垂相关的各种因素，嘱患者做排便样动作或蹲位做排便动作观察是否直肠脱出，此时应注意鉴别痔脱垂及直肠息肉的脱出。

【治疗原则】

1. 非手术治疗

(1) 治疗直肠脱垂的诱因，如营养不良、包茎、长期便秘、咳嗽等引起腹压升高的因素；发生脱垂应及时送回原位。

(2) 硬化剂注射治疗　于脱垂处的直肠黏膜下或直肠周围注射 1 周，使直肠与周围粘连固定。

2. 手术治疗

成人完全直肠脱垂以手术治疗为主。

(1) 经腹部手术治疗脱垂　Goldberg 手术，即直肠缝合固定加乙状结肠切除吻合术。

(2) 直肠悬吊固定术　Ripstein 手术；Ivalon 海绵置入术；直肠悬吊于骶骨，直肠前壁折叠术。

(3) 脱垂肛管切除术　经会阴直肠乙状结肠切除术，前切除术，肛门缩小术。

# 第九节　直　肠　息　肉

直肠息肉是直肠内的隆起性病变。它可以为炎性，也可以为肿瘤性。其中肿瘤性息肉主要类型为管状腺瘤、绒毛状腺瘤及绒毛管状腺瘤。随时间可发生恶变，故应尤其受到重视。

【诊断标准】

1. 临床表现

(1) 症状与体征

①大便带血，色鲜红，出血量不多，常附在粪便表面；有的粪便表面有沟槽。

②息肉可随排便而脱出肛门外，可伴有黏液便或黏液血便。

③息肉合并感染时，可出现黏液脓血便和里急后重。

④息肉恶变具有与恶性肿瘤一样的特点。

(2) 辅助检查

①直肠指检：大多能触及圆形、质软、有弹性、带蒂大小不等、单个或多个肿物。

②直肠镜或乙状结肠镜检查：不仅能直视肿物，而且能取组织活检，明确肿物性质。

③X 线检查：钡剂灌肠可确定息肉部位及数目。

④结肠镜检查：用以明确结肠其他部位是否存在息肉。

【治疗原则】

1. 电灼法

经直肠镜或乙状结肠镜在直视下电灼切除。

2. 切除法

根据情况局部切除；如有恶变，则可考虑行扩大手术。

# 第十节　直　肠　癌

大肠癌发病近年来逐年上升，其发病率已仅次于胃癌及肝癌；其中直肠癌发病率占大肠癌总发病率的 50%～60%，且以发生于腹膜反折以下的中低位直肠癌占大多数，容易被直肠指诊及乙状结肠镜检所发现，故临床上争取早发现、早治疗有非常积极的意义。直肠癌发病与饮食因素中高脂肪、高蛋白、低纤维素饮食相关，有些可能为直肠腺瘤恶变，或与遗传性、大肠炎性疾病有关；其病理类型可分为高、中、低分化腺癌、黏液腺癌、未分化癌及腺鳞癌等；可分别经直接浸润、淋巴途径、血液途径及种植播散等途径转移至邻近、所属肠系膜淋巴结、肝、肺及附近器官等；其病理分期可有 Dukes 分期、改良 Dukes 分期及 TNM 分期等。

【诊断标准】

1. 临床表现

(1) 症状与体征

①肠刺激症状：排便习惯改变，大便次数增多或便秘。

②感染破溃症状：大便性状改变，大便带血或黏液血便、脓血便，有大便后不净感；大便变细。

③慢性低位肠梗阻症状。

④肿物局部侵犯和远处转移症状：直肠内或骶部剧痛，向下腹腰部和下肢放射；尿频、尿痛；腹水、肝肿大、黄疸等表现。

⑤直肠指诊：约90%直肠癌经仔细的直肠指诊能触及直肠肿块，形状不规则、高低不平、质硬，指套可染脓血。可发现肿块位置、范围、固定程度。

（2）辅助检查

①直肠镜和结肠镜检查：可直视肿瘤型态，并可取组织活检确定性质。

②X线检查：钡剂灌肠能显示充盈缺损、黏膜破坏、肠腔狭窄、僵硬或局部梗阻等征象。

③盆腔CT、盆腔MRI、直肠内超声检查：对于术前直肠癌局部分期有明确的作用。其中，直肠内超声对于早期病变的分辨率较高，盆腔MRI较CT分期更为准确。

④胸腹CT、上腹部MRI及PET/CT检查：可用于评估远处转移病灶。

⑤肿瘤标志物：CEA及CA19-9用于直肠癌疗效监测及术后随访，相较于影像学手段，有可能早期发现。

2. 诊断要点

（1）定性诊断　采取结肠镜或硬质直乙镜下活检+病理检测。

（2）定位诊断　主要是判断肿瘤下缘距肛门或齿状线的距离。可以利用硬质直乙镜、直肠指诊、盆腔MRI或CT检查进行评估。

（3）分期诊断　主要利用影像学方法在术前进行疾病分期。

【治疗原则】

直肠癌一旦诊断，手术是唯一根治手段。术前术后可给予放疗、化疗、免疫治疗、中药等辅助性治疗。

1. 手术治疗

（1）根治性手术

①腹会阴联合切除术（Miles术）：适合于距肛门齿状线5cm以内的直肠癌。

②直肠前切除（Dixon手术）：适合于直肠癌下缘距肛门齿状线5cm以上。

③经腹肛拖出式直肠癌切除术（Bacon手术）：适合于直肠癌下缘距肛门齿状线5～8cm内的中下段直肠癌。

④其他低位保肛术式：如ISR手术、经肛手术（taTME）等，推荐具备条件的医院开展。

（2）对于合并肿瘤并发症的病例（如活动性出血、穿孔、梗阻），无论是否存在远处转移，均应考虑优先手术治疗。

（3）直肠癌局部侵犯严重与周围组织固定、已不能作局部切除时，可行乙状结肠单腔造瘘术，以解除梗阻。

2. 放射治疗

对于无法直接手术切除的局部进展期直肠癌，术前进行放疗或者放化疗，可以将部分不可切除的病灶转化为可切除，提高手术切除率。对于部分腹膜反折以下的可切除直肠癌，术前行放疗或放化疗，可以降低局部复发率。

3. 化学药物(传统化疗药及靶向药物)治疗

对于局部进展期直肠癌，围手术期进行化疗，可以杀死残存肿瘤细胞，减少复发或转移的概率；对于进展期无法根治手术切除的患者，可通过化疗达到延长生存期、控制肿瘤相关症状等目的。

4. 免疫治疗

对于某些局部条件的进展期直肠癌，可以考虑使用免疫治疗药物。

# 第十一节　肛管及肛门周围恶性肿瘤

肛管癌一般为鳞癌，可能与肛管及肛周慢性炎症、慢性炎性肠病等相关；也可发生其他少见的恶性肿瘤如一穴肛原癌、肛周 Paget 病、恶性黑色素瘤等。

【诊断标准】

1. 临床表现

(1)便血：色呈鲜红或暗红，或混有脓液和黏液，有时出现血块或坏死组织。

(2)肛管癌可破坏肛管，使之僵硬变形，故大便变细。癌症侵及括约肌时，引起肛门失禁、肛门渗液、漏便。

(3)疼痛：肛管的鳞状上皮受体神经支配，患肛管癌时出现明显疼痛，尤其以排便时更甚，因此患者常拒绝指诊。

(4)晚期侵犯周围脏器，可出现尿疼、尿频、骶部疼痛、肛瘘、肛门周围皮肤结节、腹股沟淋巴结肿大。

(5)直肠指诊：能触及肛管肿块，形状不规则、高低不平、质硬，指套可染脓血。可发现肿块位置、范围及其固定程度。

2. 辅助检查

(1) 直肠镜：可直视肿瘤型态，并可取组织活检确定性质。

(2) 盆腔 CT、直肠腔内超声检查、阴道检查、CEA 检查等对诊断具有辅助价值。

3. 诊断要点

病史中明显的疼痛、较易发现的病灶及大便性状改变等可帮助诊断；但应注意，对于较长时间不愈合的病灶应及时进行活检，以免漏诊疾病。

【治疗原则】

肛管鳞癌以放化疗为首选治疗；手术治疗适用于肿瘤体积较大，放化疗后肿瘤残留或复发者。手术方式如下：①局部切除；②经腹会阴联合切除。

(郭鹏　王有利)

# 第十九章 肝 疾 病

## 第一节 细菌性肝脓肿

细菌性肝脓肿是指由化脓性细菌侵入肝脏形成的肝内化脓性感染灶。本病多见于男性，男女之比约为 2:1。临床上以寒战、高热、肝区疼痛、肝大和压痛为主要表现。

【诊断标准】

1. 临床表现

通常继发于某种感染性疾病，也有一些原因不明的肝脓肿；起病较急，主要症状是寒战、高热、肝区疼痛和肝肿大。

(1) 寒战、高热，体温常可高达 39～40℃，多表现为弛张热。

(2) 肝区钝痛或胀痛多为持续性，有的可伴右肩牵涉痛及刺激性咳嗽和呼吸困难，右下胸及肝区叩击痛；肿大的肝有压痛；如脓肿在肝前下缘比较表浅部位时，可伴有右上腹肌紧张和局部明显触痛。

(3) 巨大的肝脓肿可使肝脏显著增大，体检时可发现右季肋呈饱满状态，有时甚至可见局限性隆起，局部皮肤可出现凹陷性水肿，触诊可及肿大的肝脏甚至波动性肿块。

(4) 患者可出现食欲不振、全身乏力等症状，严重时或并发于胆道梗阻者可出现黄疸。

2. 诊断要点

(1) 继发于全身性细菌感染、腹腔内或胆道感染后，出现突发寒战、高热、肝区疼痛，伴乏力、食欲不振。

(2) 肝脏肿大，可有明显触痛及肝区叩击痛，甚至右肋缘下局限性肌紧张及压痛，局部皮肤水肿。

(3) 血白细胞及中性粒细胞计数增多。

(4) 肝功能轻度或中度损害，可能出现肉眼可见的黄疸。

(5) 超声检查显示肝内多发或单发液性暗区，CT 检查显示肝内低密度灶，MRI、选择性肝动脉造影及放射性核素扫描亦有助于诊断。

(6) X 线胸片可见右侧膈肌升高，活动受限，肝阴影增大或膈肌外形有局部隆起，有时可见右侧反应性胸膜肥厚或右侧胸腔积液；左叶肝脓肿常有胃小弯受压征象。

(7) 肝脏穿刺抽出脓液，多为灰黄色或黄色，细菌学检查确定致病菌。

【治疗原则】

1. 非手术治疗

(1) 全身支持治疗 给予充分营养，纠正水及电解质平衡紊乱，补充维生素；高热时给予物理降温，疼痛及呕吐给予对症处理；必要时，多次小量输血或血浆；合并糖尿病患者应严格控制血糖。

(2) 大剂量抗生素治疗 细菌性肝脓肿的致病菌以大肠埃希菌、金黄色葡萄球菌和厌氧菌为常见，在未确定病原菌以前，应首选对此类细菌有效的抗生素；应行脓液细菌培养或多次血培养检查，然后根据细菌培养及抗生素敏感测试结果选用有效的抗生素。疗程宜长，直到症状控制、发热消退之后仍继续应用 3～5 天。

(3) 对于单个较大的或者多个中体积最大的化脓性肝脓肿，可以考虑行 CT 或 B 超定位引导下的经皮经肝脓肿穿刺置管引流术，必要时可经引流管冲洗脓腔和注入抗菌药，待脓肿缩小、无脓液引出后再行拔除。

2. 手术治疗

(1) 对于较大的脓肿，估计有穿破可能，或者已经穿破并引起腹膜炎或者脓胸者，宜施行切开引流，有条件的单位可以行腹腔镜手术。

(2) 慢性局限性厚壁脓肿、肝脓肿切开引流后脓肿壁不塌陷、留有死腔或窦道长期不愈合、肝内胆管结石合并肝叶萎缩及肝脓肿，也可行肝叶切除术。

(3) 多发性小脓肿一般不宜手术治疗，但对其中较大的脓肿，也可切开引流。

(4) 手术中应注意　脓肿已向胸腔破溃者，应同时引流胸腔；胆道感染引起的肝脓肿，应同时行胆道引流；血源性肝脓肿，应积极治疗原发病灶。

# 第二节　阿米巴性肝脓肿

阿米巴性肝脓肿是指由阿米巴原虫侵及肝脏所形成的肝脓肿。通常并发于治疗不及时的阿米巴肠病，主要见于热带、亚热带地区。近年来，由于对阿米巴肠病诊断和治疗方面的进步，在我国阿米巴性肝脓肿已越来越少。阿米巴性肝脓肿多为单发，以肝右叶尤其是右顶叶常见。典型的阿米巴性肝脓肿，其脓液呈巧克力样，无臭味，由坏死、液化的肝组织和白细胞组成，其内很少能找到阿米巴滋养体，阿米巴滋养体主要位于脓肿壁上。当阿米巴性肝脓肿合并细菌感染时，其脓液为黄色或黄绿色，常有恶臭。

【诊断标准】

1. 临床表现

阿米巴性肝脓肿的临床表现与病程、脓肿大小及部位、有无并发症有关。常有食欲不振、腹胀、恶心、呕吐、腹泻、痢疾等症状。较为特异的表现如下所述。

(1) 大多缓慢起病，有不规则发热、盗汗等症状，发热常为弛张热或间歇热，有并发症时体温常达 39℃ 以上，并可呈双峰热。体温大多午后上升，傍晚达高峰，夜间热退时伴大汗。

(2) 肝区痛为本病的重要症状，呈持续性钝痛，深呼吸及体位变更时疼痛增剧，夜间疼痛常更明显。右叶顶部脓肿可刺激右侧膈肌，引起右肩痛，或压迫右下肺引起肺炎或胸膜炎征象，如气急、咳嗽、肺底浊音界升高、肺底闻及湿啰音，局部有胸膜摩擦音等。脓肿位于肝下部时可引起右上腹痛和右腰痛。

(3) 肝脏往往呈弥漫性肿大，病变所在部位有明显的局限性压痛及叩击痛，肝脏下缘钝圆、质韧。

(4) 黄疸少见且多轻微；多发性脓肿中黄疸的发生率较高。

(5) 慢性病例呈衰竭状态，如消瘦、贫血、营养性水肿，发热反不明显。部分晚期患者肝肿大、质坚、局部隆起，易误为肝癌。

2. 诊断要点

(1) 继发于阿米巴痢疾后，有一部分患者痢疾史不明显。

（2）起病较缓慢，病程较长，表现为长期不规则发热、乏力、肝区疼痛；体检可发现肝肿大、肝区叩痛，贫血较明显。

（3）如无继发细菌感染、血液细菌培养为阴性，但血清学阿米巴抗体检测为阳性者。

（4）反复检查新鲜大便，部分患者新鲜粪便中可找到阿米巴滋养体；肝穿刺常可抽得棕褐色脓液，有时可找到阿米巴滋养体，若无混合感染，细菌培养为阴性。

（5）抗阿米巴药物治疗有效。

（6）结肠镜检查可见结肠黏膜有特征性凸凹不平的坏死溃疡灶或愈合后瘢痕，自溃疡面取材做镜检可找到阿米巴滋养体。

（7）腹部 B 超检查可见肝内不均质的液性暗区且与周围肝组织分界清楚。

（8）除外细菌性肝脓肿及肝癌。

【治疗原则】

1. 首先应考虑非手术治疗

以抗阿米巴药物治疗和支持治疗为主，常用的药物有甲硝唑、氯喹啉和盐酸吐根碱。对脓肿较大、症状较重者，应在抗阿米巴药物治疗下反复行肝穿刺吸脓。

2. 手术治疗

（1）闭式引流术　对病情较重、脓腔较大、积脓较多者，脓肿位于右半肝表浅部位者，或多次穿刺吸脓后脓液不见减少者，可在抗阿米巴药物治疗的同时行闭式引流术。

（2）切开引流术　适用于：①经抗阿米巴药物治疗及穿刺排脓后高热不退者；②伴有继发性细菌感染，经综合治疗不能控制者；③脓肿穿破入胸腔或腹腔，并发脓胸及腹膜炎者；④左外叶肝脓肿，穿刺易损伤腹腔内脏器或污染腹腔者；⑤脓肿位置较深，不易穿刺吸脓者。

（3）肝叶切除术　对慢性厚壁脓肿、切开引流后腔壁不易塌陷而药物治疗效果不佳者，或脓肿切开引流后形成难以治愈的残留死腔或者窦道者，可行肝叶切除术。

# 第三节　肝棘球蚴病（肝包虫病）

肝包虫病是牧区较常见的寄生虫，也称肝棘球蚴病。在中国主要流行于畜牧业发达的新疆、青海、宁夏、甘肃、内蒙古和西藏等省区。绝大多数是细粒棘球绦虫（犬绦虫）侵入人体肝内所致，少数由泡状棘球绦虫所致。犬绦虫寄生在狗的小肠内，随粪便排出的虫卵常黏附在狗、羊的毛上，人吞食被虫卵污染的食物后即被感染。虫卵经肠内消化液作用，蚴脱壳而出，穿过肠黏膜，进入门静脉系统，大部分被阻留于肝脏内。蚴在体内经 3 周便发育为包虫囊。包虫囊肿在肝内逐渐长大，依所在部位引起邻近脏器的压迫症状，并可发生感染、破裂播散及空腔脏器阻塞等并发症。

【诊断标准】

1. 临床表现

（1）潜伏期长达 5~30 年。患者常具有多年病史，病程呈渐进性发展，就诊年龄以 20~40 岁为最多。

（2）初期症状不明显，可于偶然中发现上腹包块开始引起注意，发展至一定阶段时，可出现上腹部胀满感，轻微疼痛或压迫邻近器官所引起的相应症状。

（3）肿块压迫胃肠道时，可有上腹不适、食欲减退、恶心、呕吐和腹胀等。位于肝顶部的囊肿可使膈肌向上抬高，压迫肺而影响呼吸；位于肝下部的囊肿可压迫胆道，引起阻塞性黄疸；压迫门静脉可产生腹水。

（4）更常见的情况是患者因各种并发症而就诊，如因过敏反应而有皮肤瘙痒、荨麻疹以及呼吸困难、咳嗽、发绀、呕吐、腹痛等。

（5）囊肿的继发性感染是很常见的症状。

（6）体检肝区多能扪及圆形、光滑、弹性强的囊性肿物。当囊腔大于 10cm，因子囊互相撞击或碰撞囊壁，常有震颤感，称包囊性震颤。若囊腔钙化，则可触及质地坚硬的实质性肿块。

2. 诊断要点

（1）有牧区工作或居住史，或有与犬密切接触史。

（2）病程较长，发展缓慢；可有上腹饱胀、不适和隐痛，或有邻近器官压迫症状；常有过敏症状。

（3）体检可扪及右上腹圆形肿块，光滑、有弹性，肝浊音界可扩大。

（4）包虫皮内试验（Casoni test）多为阳性；若棘球蚴已死或囊肿破裂，补体结合试验为阳性。血嗜酸性粒细胞计数增高。

（5）B超检查可见肝内液性暗区，外囊壁肥厚，钙化时呈弧形回声伴声影，有时暗区内可见漂浮光点反射。CT检查亦示肝内囊性肿物。如怀疑包虫囊肿可能，不应做诊断性穿刺，以免囊液外漏。

（6）X线检查示右侧膈肌抬高、肝内密度均匀、边界整齐的肿块影，周围有絮状钙化影。

【治疗原则】

1. 目前仍以手术治疗为主

手术原则为充分暴露术野，囊肿安全减压，彻底清除内囊，防止囊液外溢污染，消灭外囊残腔，探查处理囊肿–胆管交通和预防感染。是否手术应根据患者全身情况和囊肿的特征而定。

2. 主要手术方式

（1）无并发症者可行单纯内囊摘除术，术中可以 15%～20%盐水及 75%～95%乙醇、0.1%～1.5%溴烷胺等溶液杀灭头节。

（2）残腔的处理原则是尽量消灭残腔，常用的方法有单纯囊肿缝合、囊腔敞开、外引流、袋状造口术、囊肿内翻缝合、大网膜填塞、Roux–en–Y囊肿空肠吻合及肝切除术等。

（3）根治性手术包括闭合式或开放式沿周围囊全囊肿切除术、肝叶切除术、肝移植术等。肝叶切除术用于局限于肝叶的多发囊肿、孤立巨大的厚壁囊肿伴病侧肝组织萎缩者、囊肿合并感染形成厚壁的慢性脓肿者、经引流后囊腔经久不愈、遗留瘘管者，或患局限的肝泡状棘球蚴病者。

3. 药物治疗

手术不彻底、不能手术或术后复发的肝包虫病，应选用药物治疗。常用的药物有甲苯咪唑、丙硫咪唑和吡喹酮。

# 第四节　原发性肝癌

原发性肝癌是常见的恶性肿瘤，严重威胁我国人民的生命和健康。由于起病隐匿，早期没有症状或症状不明显，但进展迅速，确诊时大多数患者已经达到局部晚期或发生远处转移，治疗困难，预后很差，如果仅采取支持对症治疗，自然生存时间很短。原发性肝癌主要包括肝细胞癌、肝内胆管细胞癌和肝细胞癌–肝内胆管细胞癌混合型等不同病理类型，在其发病机制、生物学行为、组织学形态、临床表现、治疗方法以及预后等方面均有明显的不同；由于其中肝细胞癌占到90%以上，故本节所指的"肝癌"主要是指肝细胞癌。

【诊断标准】

1. 临床表现

在肝癌早期，多数患者没有明显的症状和体征，随着疾病进展可出现轻度肝肿大、黄疸和皮肤瘙痒等非特异性表现。中晚期肝癌，常见肝区疼痛、黄疸、肝脏肿大(质地硬、表面不平、伴有或不伴结节，血管杂音)和腹腔积液等。如果原有肝炎、肝硬化的背景，可以发现肝掌、蜘蛛痣、红痣、腹壁静脉曲张及脾脏肿大等。

(1) 在肝癌的亚临床前期，即指从病变开始至诊断亚临床肝癌之前，患者没有临床症状与体征，临床上难以发现，通常为10个月。

(2) 在肝癌亚临床期(早期)，瘤体3～5cm，大多数患者仍无典型症状，诊断仍较困难，多为血清AFP普查发现，平均8个月左右，期间少数患者可以有上腹闷胀、腹痛、乏力和食欲不振等慢性基础肝病的相关症状。因此，对于具备高危因素且发生上述情况者，应该警惕肝癌的可能性。

(3) 在肝癌的临床期，即典型症状、体征出现后，诊断并不困难，但病程常已较晚。此时，病情发展迅速，共3～6个月，其主要表现如下所述。

①肝区疼痛：上腹疼痛最常见，为本病的重要症状。常为间歇性或持续性隐痛、钝痛或胀痛，随着病情发展加剧。

②消化道症状：如食欲减退、腹胀、消化不良、恶心、呕吐和腹泻等症状，因缺乏特异性，容易被忽视。

③全身症状乏力、消瘦、身体衰弱，少数晚期患者可呈现恶液质状况。

④发热：多为持续性低热，37.5～38℃，也可呈不规则或间歇性、持续性或者弛张型高热。

⑤肝外转移灶症状：如肺部转移可以引起咳嗽、咯血；胸膜转移可以引起胸痛和血性胸腔积液；骨转移可以引起骨痛或病理性骨折等。

⑥旁癌综合征：即肝癌组织本身代谢异常或癌组织对机体产生的多种影响引起的内分泌或代谢紊乱的症候群，临床表现多样且缺乏特异性。常见的有自发性低血糖症，红细胞增多症；其他有高脂血症、高钙血症、性早熟、促性腺激素分泌综合征、皮肤卟啉症、异常纤维蛋白原血症和类癌综合征等，但比较少见。

⑦晚期患者常出现黄疸、出血倾向(牙龈、鼻出血及皮下瘀斑等)、上消化道出血、肝性脑病以及肝肾功能衰竭等。

2. 诊断要点

(1) 病理学诊断标准　肝脏占位病灶或者肝外转移灶活检或手术切除组织标本，经病理组织学和(或)细胞学检查诊断为 HCC，此为金标准。

(2) 临床诊断标准　主要取决于三大因素，即慢性肝病背景、影像学检查(包括动态增强 MRI、动态增强 CT、超声造影及普美显动态增强 MRI)结果以及血清 AFP 水平。结合我国的国情、既往的国内标准和临床实际，中国《原发性肝癌诊疗规范(2019 版)》临床诊断要求如下。

①具有 HBV 和(或)HCV 感染(抗原阳性)的证据以及任何原因引起的肝硬化。

②典型的 HCC 影像学特征：动脉期病灶明显强化、门静脉或延迟期强化下降的"快进快出"的肝癌典型特征。

a. 如果肝脏占位直径≥2cm，上述 4 种影像学检查中有 1 项显示肝脏占位具有上述肝癌的特征，即可诊断 HCC。

b. 如果肝脏占位直径为 1～2cm，则需要上述 4 种影像学检查有两项都显示肝脏占位具有上述肝癌的特征，方可诊断 HCC。

c. 有乙型肝炎或丙型肝炎，或者有任何原因引起肝硬化者，随访发现肝内直径≤2cm，上述 4 种影像学检查中无或只有 1 项检查有典型的肝癌特征，可进行肝穿刺活检或每 2～3 个月密切的影像学随访以确立诊断；对于发现肝内直径＞2cm 的结节，上述 4 种影像学检查无典型的肝癌特征，则需行肝穿刺活检以确立诊断。

③有乙型肝炎或丙型肝炎，或者有任何原因引起肝硬化者，如 AFP 升高，特别是持续增高，应该进行上述 4 种影像学检查以确立肝癌的诊断；如未发现肝内结节，在排除妊娠、活动性肝病、生殖胚胎源性肿瘤以及上消化道癌的前提下，应该密切随访 AFP 水平并且每隔 2～3 月行 1 次影像学复查。

【治疗原则】

对肝癌特别是小肝癌进行"早期治疗"是改善肝癌预后的最主要因素；对不能切除的大肝癌进行多模式的"综合治疗"和二期切除、对复发癌进行再手术等"积极治疗"可提高肝癌的生存率。

1. 手术切除

手术治疗仍为能实际延长肝癌生存期的首选治疗方法。

(1) 手术适应证

①全身情况良好，无明显黄疸、腹水、下肢水肿或远处转移者。

②肝功能正常或处于代偿期。

③不伴有严重的心、肺、肾功能障碍，能耐受肝脏手术者。

④病变局限于半肝以内，未侵及肝门及下腔静脉。

(2) 术前肝功能储备的评估　在术前应对患者的全身情况及肝功能储备进行全面评价：常采用美国东部肿瘤协作组提出的功能状态评分(ECOGPS)来评估患者的全身情况；采用 Child-Pugh 评分、吲哚氰绿(ICG)清除试验或瞬时弹性成像测定肝脏硬度评价肝功能储备情况；如预期保留肝组织体积较小，则采用 CT 和(或)MRI 测定剩余肝脏体积，并计算剩余肝脏体积占标准肝脏体积的百分比。一般认为，Child-Pugh A 级、ICG 15＜20%～30% 是实施手术切除的必要条件；剩余肝脏体积需占标准肝脏体积的 40% 以上(肝硬化患者)，或30%以上（无肝硬化患者）也是实施手术切除的必要条件。

（3）手术方式　包括局部切除、肝段切除、肝叶切除、半肝切除、左三叶和右三叶切除术等。采取何种术式应根据肿瘤大小、生长部位、肝硬化程度以及患者的全身状况决定。可以根据肿瘤情况，结合术中射频消融、门静脉切开取栓、淋巴结清扫及联合脏器切除等方法，尽量提高手术的疗效。

（4）不能切除的肝癌经综合治疗，如 HAL+HAI、经皮选择性肝动脉插管灌注化疗及栓塞治疗（TACE）、经门静脉栓塞（PVE）或门静脉结扎（PVL）放疗、靶向治疗等使肿瘤缩小后，可行二期手术切除肿瘤。联合肝脏分隔和门静脉结扎的二步肝切除术（ALPPS）是近年来发展的新技术。

（5）肝癌手术后经复查 AFP 以及行 B 超、CT、MRI 等影像学检查发现肿瘤复发，估计病变局限有可能切除，且患者能够耐受手术的，可再次行手术治疗。

2. 肝移植

肝移植是肝癌根治性治疗手段之一。与肝部分切除术治疗肝癌相比，肝移植不仅切除了肝癌，也切除了肝癌多中心发生的土壤——肝硬变，具有理论上的优越性，尤其适用于有失代偿性肝硬化背景、不适合切除的小肝癌患者。对于肝移植的适应证，国际上主要采用米兰标准、UCSF 标准等，国内尚无统一标准，常用的包括杭州标准、复旦标准等。早期肝癌的疗效较好，对晚期肝癌亦有一定疗效。

3. 局部消融治疗

局部消融治疗是借助医学影像技术的引导对肿瘤靶向定位，局部采用物理或化学的方法直接杀灭肿瘤组织的一类治疗手段，近年来广泛应用，具有创伤小、疗效确切的特点，使一些不耐受手术切除的肝癌患者亦可获得根治的机会。主要包括射频消融、微波消融、冷冻治疗、高功率超声聚焦消融以及无水乙醇注射治疗等。目前最常用的热消融治疗为射频消融和微波消融。

局部消融治疗适用于单个肿瘤直径≤5cm；或肿瘤结节不超过 3 个、最大肿瘤直径≤3cm；无血管、胆管和邻近器官侵犯以及远处转移，肝功能分级为 Child – Pugh A 级或 B 级的肝癌患者，可获得根治性的治疗效果。对于不能手术切除的直径为 3～7cm 的单发肿瘤或多发肿瘤，可联合 TACE。

4. 非外科治疗

（1）经皮选择性肝动脉插管灌注化疗及栓塞治疗（TACE）　可大大提高肿瘤内的药物浓度，切断肿瘤的营养来源，促使肿瘤缺血坏死。凡不能手术切除的肝癌均可用 TACE 治疗，但门静脉主干有癌栓、肝硬变严重、肝功能严重失代偿及有黄疸、腹水、肾功能不全者不宜应用。肝段 TACE，即将微导管超选至供养肿瘤的肝动脉段级分支行化疗后，再以过量碘油行肝段性栓塞，可同时栓塞肝肿瘤的供血动脉、微血管和瘤周小静脉分支，不但可达到肝动脉、门静脉联合栓塞，产生类似外科肝段切除的效果，而且副作用小，肝功能不受损害或很轻。

（2）B 超导引下经皮肝穿刺瘤内注射无水乙醇（PEI）　肿瘤直径＜3cm 或复发性肝癌及肝硬化严重、不能耐受手术切除的小肝癌，可行 B 超导引下经皮肝穿刺瘤内注射无水乙醇治疗。

（3）分子靶向治疗　近年来索拉菲尼、乐伐替尼、瑞格菲尼等分子靶向药物应用于肝癌的治疗并取得了一定的效果；但是此类药物价格昂贵、副作用大，应根据患者具体情况谨慎选择。

(4) 其他　除上述治疗方法外，还可选用全身化疗、免疫治疗、放射治疗、中医药治疗和对症治疗等。

5. 紧急处理

肝癌破裂内出血时需行紧急抢救处理，包括输血、应用止血药物、抗休克等；急诊 CT 检查证实为局限性病灶时，可考虑行急诊剖腹探查并行肝癌切除，病灶不能切除的可试用肝动脉结扎、栓塞或填塞止血等急救措施。

# 第五节　转移性肝癌

转移性肝癌系由全身各脏器的癌肿转移至肝脏形成。由于肝脏接受肝动脉和门静脉双重血供，血流量异常丰富，全身各脏器的恶性肿瘤大都可转移至肝脏，但以肺、乳腺、结肠、胰腺和胃部肿瘤最为常见。在原发性肝癌发病率低的区域，如北美和西北欧等地，继发性肝癌的发病率相对较高，为原发性肝癌的 20 倍以上，中国二者发生率为(2～4):1。继发性肝癌有时与原发性肝癌不易区别，当原发癌灶比较隐匿时，亚临床期继发性肝癌的早期诊断较为困难。

【诊断标准】

1. 临床表现

(1) 继发性肝癌的临床表现与原发性肝癌相似，但因无肝硬化，常较后者发展缓慢，症状也较轻。

(2) 早期主要为原发灶的症状，肝脏本身的症状并不明显，大多在原发癌术前检查、术后随访或剖腹探查时被发现。

(3) 随着病情发展、肿瘤增大，肝脏的症状才逐渐表现出来，如肝区痛、闷胀不适、乏力、消瘦、发热、食欲不振及上腹肿块等。

(4) 晚期则出现黄疸、腹水、恶病质。

(5) 少数患者(主要是来源于胃肠、胰腺等)肝转移癌症状明显，而原发病灶隐匿不明显。

2. 诊断要点

(1) 常有原发癌病史，常见者为结直肠癌、胰腺癌、胃癌等。

(2) 临床上以原发癌的表现为主，少数可仅有转移性肝癌的征象如肝肿大、肝结节、肝区疼痛、黄疸等。

(3) 常无肝病背景，HBV 和 HCV 检测常为阴性。

(4) 触诊时肿瘤结节较硬而肝脏质地较软。

(5) 癌胚抗原(CEA)常升高。

(6) CT 等影像学检查示肝脏散在多发病灶，超声显像示"牛眼征"，动脉造影示血管较少，$^{99m}Tc$－吡哆醛－5－甲基色氨酸($^{99m}Tc$－PMT)扫描为阴性。

(7) 除个别来源于胃、胰腺的转移性肝癌外，血清 AFP 多为阴性。

【治疗原则】

(1) 对肝转移癌患者建议进行多学科团队(MDT)治疗模式。根据患者体力、年龄、器官功能及合并症等状况进行评估，针对不同的治疗目标，给予患者最合理的检查和最恰当的综合治疗方案。

（2）转移性肝癌仅累及一叶肝脏或病灶局限者，若其原发病灶可以或已经被切除，可将受累部分肝脏切除，可结合术中射频消融或采用"二步法"进行肝脏手术。

（3）当肝脏病灶不能被切除时，可行肝动脉结扎、肝动脉插管化疗、肝动脉栓塞加化疗、全身化疗、体内放射性微球放疗、体外放疗、靶向治疗、免疫治疗、区域性射频消融治疗或中药治疗。

（4）若肝转移癌较广泛，原发癌亦属晚期，不宜切除，有条件的患者可以使用靶向治疗、免疫治疗及采用中西医结合疗法行姑息性治疗。

# 第六节　肝血管瘤

肝血管瘤是一种较为常见的肝脏良性肿瘤，临床上以海绵状血管瘤最多见，自然人群尸检发现率为 0.35%～7.3%，占肝良性肿瘤的 5%～20%。近年来，随着人们健康体检的意识提高及各种影像诊断技术的进步，无症状的小血管瘤发现率明显升高。多数病例临床无症状或症状轻微，病程长、生长缓慢，预后良好。

【诊断标准】

1. 临床表现

（1）多数肝血管瘤无明显不适症状，多在健康体检常规行 B 超检查或行腹部手术时被发现。

（2）当血管瘤增大至 5cm 以上时，可能下列出现非特异性的腹部症状。

①胃肠道症状：可出现右上腹隐痛和不适，以及食欲不振、恶心、呕吐、嗳气、食后胀饱和消化不良等。

②压迫症状：巨大的血管瘤可对周围组织和器官产生推挤和压迫。压迫食管下端，可出现吞咽困难；压迫肝外胆道，可出现梗阻性黄疸和胆囊积液；压迫门静脉系统，可出现脾大和腹水；压迫肺脏可出现呼吸困难和肺不张；压迫胃和十二指肠，可出现消化道症状等。

③肝血管瘤破裂出血，可出现上腹部剧痛以及出血和休克症状，是最严重的并发症之一，多为生长于肋弓以下较大的肝血管瘤，因外力导致；但临床上非常罕见。

④Kasabach－Merritt 综合征：为血管瘤同时伴有血小板减少、大量凝血因子消耗引起的凝血异常。其发病机制为巨大血管瘤内血液滞留，大量消耗红细胞、血小板、凝血因子Ⅱ、Ⅴ、Ⅵ和纤维蛋白原，引起凝血机制异常，可进一步发展成 DIC。

⑤其他：游离在肝外生长的带蒂血管瘤扭转时，可发生坏死，出现腹部剧痛、发热和虚脱；也有个别患者因血管瘤巨大有动静脉瘘形成，导致回心血量增多和加重心脏负担，导致心力衰竭而死亡；另也有罕见的胆道出血者。

2. 诊断要点

（1）常见于女性、病程较长、肿瘤增长较慢。一般无症状，当肿瘤较大时可出现邻近器官受压迫症状。

（2）体检可发现肝脏肿大或上腹部肿块，随呼吸上下移动，表面平整无结节感，硬度不大，可有压缩感，无压痛，有时可闻及肝区血流杂音。

（3）常无肝病背景，HBV 和 HCV 常阴性；肿瘤有时很大但不伴有肝功能异常；AFP 阴性。

（4）超声检查显示肿瘤边界清晰、无声晕，浅表者加压可凹陷。增强 CT 扫描示病灶由周边开始逐渐被造影剂填充且伴有造影剂延迟排空。选择性动脉造影检查可见造影剂聚集于肿瘤内，清除缓慢。

（5）核素肝血池扫描明确填充；$^{99m}Tc-PMT$ 扫描为阴性。

（6）病理检查确诊。

【治疗原则】

（1）肝血管瘤为良性疾病，目前尚未有恶变的报道。因此对于小的、无症状的肝血管瘤定期复查即可。

（2）对有症状的血管瘤或直径超过 10cm 并处于易受外伤部位的血管瘤，或不能除外肝癌者，应行血管瘤摘除术或肝叶切除术。

（3）病变广泛不能行切除术者，可行肝动脉或门静脉结扎术、肝动脉插管栓塞术。

（4）病变广泛引起肝功能衰竭或病变巨大引起严重压迫症状但是无法切除者，可考虑肝移植。

（5）推测外源性的雌激素偶可导致巨大血管瘤的复发，故应慎用。

# 第七节 肝 腺 瘤

肝腺瘤（亦称肝细胞腺瘤）是较少见的肝脏良性肿瘤。据报道，长期服用避孕药者该病的发病率为(3~4)/1 万，而不服用避孕药及服用避孕药史短于两年的妇女该病的发病率仅为 1/100 万。在肝脏良性肿瘤中，肝腺瘤的发病率仅次于肝血管瘤。

【诊断标准】

1. 临床表现

临床表现随肿瘤大小、部位及有无并发症而不同。

（1）5%~10% 无任何症状，系体检或手术时偶然被发现。

（2）肿瘤长大到一定程度时，才会出现下列临床征象。

①腹块型：此型较多见，患者除发现上腹包块外，常无任何症状。体检时可扪及肿瘤。当肿块逐渐增大而压迫邻近脏器时，可出现上腹部饱胀不适、恶心、上腹隐痛等症状。超声或肝 CT 检查可发现肝脏占位性病变，边界较清楚、多有包膜。

②急腹症型：腺瘤由单独动脉供血，动脉一般没有结缔组织支持，经常出现瘤内出血，有时会导致包膜破裂。瘤内出血患者可有突发性右上腹痛，伴有恶心、呕吐、发热等，体检时可有右上腹肌紧张、压痛及反跳痛；肿瘤破裂引起腹腔内出血时，可出现右上腹剧痛，腹部有压痛和反跳痛等腹膜刺激症状，严重者可因出血过多造成休克。

2. 诊断要点

（1）以妇女多见，常有口服避孕药史。

（2）早期常无症状，肿瘤较大、压迫邻近器官者可出现上腹胀满或隐痛。

（3）瘤内出血者可出现发作性右上腹痛，伴发热，右上腹有压痛并伴肌紧张；肿瘤破裂出血时，表现为急腹症并伴有失血性休克。急性出血发作与月经关系密切。

（4）有症状者常可扪及肝脏肿块，其表面光滑、质地较硬、多无压痛，若为囊腺瘤则触之有囊性感。

(5) 常无肝病背景，HBV 和 HCV 常为阴性，肝功能和 AFP 检查通常为正常。

(6) $^{99m}$Tc – PMT 扫描常为强阳性，这有助于与肝癌鉴别。

(7) 腹部 B 超、CT、选择性肝动脉造影及 MRI 检查结果有助于判断肿瘤的部位、大小及内容物，但无助于与肝癌鉴别。

(8) 确诊依赖于病理检查。

【治疗原则】

(1) 凡经检查发现肝内有占位性病变拟诊为肝腺瘤者，不论其有无症状，均应争取尽早手术治疗。

(2) 肿瘤破裂时必须急诊手术，无法手术者可行肝动脉栓塞止血。

(3) 若肿瘤因位于肝门或邻近较大血管及胆管而不能切除，应结扎或栓塞肝固有动脉或一侧肝动脉。

(4) 本病对放疗和化疗均不敏感，故放疗和化疗无治疗价值。

# 第八节　肝　囊　肿

肝囊肿(非寄生虫性)是常见的肝脏良性疾病，以潴留性囊肿和先天性多囊肝为多见。单发性肝囊肿可发生于任何年龄，女性多见，常位于肝右叶；多发性肝囊肿，比单发性多见，可侵犯左、右肝叶，多发性肝囊肿约 50%可合并多囊肾。潴留性肝囊肿为肝内某个胆小管堵塞(如炎症、水肿、瘢痕或结石)，引起分泌增多及胆汁潴留而造成；而先天性显性染色体遗传性肝囊肿多无胆汁淤滞，呈多发性，且常伴有肾脏或其他脏器的多囊性变。

【治疗原则】

1. 临床表现

依囊肿数量、大小、部位不同，患者的表现存在很大差异。

(1) 先天性肝囊肿生长缓慢，小的囊肿可无任何症状，临床上多数是在正常体检、B 超检查时意外发现。

(2) 当囊肿增大到一定程度时，可因压迫邻近脏器而出现症状，常见有食后饱胀、右上腹不适和隐痛等。

(3) 少数可因囊肿破裂或囊内出血而出现急腹症。

(4) 多囊肝患者晚期可出现腹水、黄疸等肝功能不全表现。

2. 诊断标准

(1) 小囊肿多无症状；囊肿较大时，可有右上腹不适、隐痛、餐后不适感。

(2) 如发生囊内出血、囊肿自发破裂或带蒂囊肿扭转，可表现为急腹症；如发生囊内感染，可有畏寒、发热等症状。

(3) 体检可发现肝肿大和右上腹肿块，肿块随呼吸移动，表面光滑，有囊性感，无明显压痛。多发肝囊肿可在肝表面触及无明显压痛的散在囊性结节。

(4) 肝功能多无损害，AFP 阴性，卡松尼试验(Casoni test)阴性。

(5) B 超检查可显示肝内单发或多发肿物，内有明显的液性暗区，囊内无组织碎片反射波。CT 检查示肝内肿物边缘光滑清楚，囊内密度均匀，增强扫描囊内不显影。

（6）除外肝包囊虫病、胆囊积液、先天性胆总管囊肿、肝脓肿、肝海绵状血管瘤、肝癌、右肾囊肿。

【治疗原则】

（1）小于 5cm 而无症状的肝囊肿无须处理，定期复查即可。

（2）大而有症状的肝囊肿可行以下治疗。

①囊肿开窗术：可开腹或经腹腔镜进行。

②B 超或 CT 导引下经皮经肝囊肿穿刺抽液，适用于患者不能耐受手术的巨大囊肿，以缓解症状，可同时行囊内无水乙醇注射术以使囊壁细胞变性。

③内引流术：即行囊肿空肠 Roux－en－Y 吻合术，适用于囊壁厚的患者。

④外引流术：适用于囊肿合并感染且不能切除者。

⑤囊肿剥除术或切除术：分别适用于小而表浅、囊壁易于分离的囊肿和带蒂囊肿。

⑥肝部分切除术：适用于局限于某一肝段、肝叶的囊肿。

（3）对于多发性肝囊肿，仅限于治疗引起症状的大囊肿，可按单发囊肿的治疗原则处理。多发性肝囊肿用上述方法难以治愈或导致肝功能不全时，可行肝移植术。

（高杰　朱继业）

# 第二十章　门静脉高压症

## 第一节　门静脉高压症

门静脉的血流受阻、血液淤滞时，门静脉系统压力增高，临床上表现为脾肿大、脾功能亢进、食管胃底静脉曲张和腹水等，具有这些症状的疾病称为门静脉高压症。正常门静脉压力一般为 $13\sim24cmH_2O$；当形成门静脉高压症时，压力大都增至 $30\sim50cmH_2O$。

【诊断标准】

1. 临床表现

（1）症状　脾大与脾功能亢进；门-体侧支循环建立和开放；上消化道出血和腹水是门静脉高压症的主要临床表现，肝功能减退的临床表现常为伴随症状。询问病史时，应注意有无肝炎、血吸虫病、黄疸、药物中毒、消化不良、消化道大出血等病史；有无酗酒嗜好；有无鼻出血、牙龈出血、女性患者月经过多病史。

（2）体征　体检时可能发现患者有肝病面容、黄疸、肝掌、蜘蛛痣；可以存在腹壁静脉曲张，如存在则应注意其血流方向(有助于病因诊断)，脐周可闻及静脉杂音；患者可有肝大或萎缩、脾肿大，有腹水时可能有移动性浊音阳性；双下肢可以出现浮肿或静脉曲张。

（3）实验室检查

①血常规检查：脾功能亢进时，血细胞计数减少，以白细胞计数降至 $3\times10^9/L$ 以下和血小板计数降至 $80\times10^9/L$ 以下最为明显。

②肝功能检查：血浆白蛋白降低，球蛋白增高，白/球比例倒置；部分患者还存在血清胆红素、转氨酶增高。

③凝血分析：凝血酶原时间延长，凝血酶原活动度降低，纤维蛋白原定量降低。

④其他：肝炎病毒指标、甲胎蛋白、自身抗体检测等。术前应测定肝炎病毒 DNA 和 RNA 定量。

（4）特殊检查

①彩色多普勒超声检查：了解门静脉系统情况，其血流方向、血流量、有无血栓形成等；肝动脉血流量代偿增加情况，检查肾静脉情况及下腔静脉情况；了解肝、脾的大小；有无肝硬化、腹水及其严重程度；有无并发肝癌。

②放射学检查：上消化道钡餐观察有无食管胃底静脉曲张，了解病变范围和程度，有无合并消化性溃疡。有条件时，可行肝静脉造影并测定肝静脉楔入压，可区别窦前或窦后梗阻，术前间接评估门静脉压力。

③CT 检查：了解肝脾的病变情况，显示侧支循环，有无合并其他肝脾病变尤其是肝癌；了解下腔静脉有无阻塞狭窄，门静脉系统内有无血栓形成；有条件时，测量肝体积用于术前评价。

④核素心肝比值测定：是目前术前唯一无创性测量门静脉压力的方法，有条件时可采用。

⑤纤维胃镜检查：直视下观察食管胃底静脉曲张的程度和范围，用于明确诊断，评估曲张静脉破裂出血的危险性且可测量曲张静脉压力。急性大出血时可进行紧急硬化剂注射止血和预防再出血。了解胃底静脉曲张情况，有无门静脉高压性胃病及其严重程度等。

⑥肝脏储备功能测定：吲哚氰绿(ICG)法进行肝脏储备功能评价，用于术前对患者的肝功能状态进行综合评估。

⑦细针穿刺肝活检：必要时用于术前明确肝硬化及其类型。

2. 诊断要点

主要根据肝炎、血吸虫病等肝病病史和脾肿大、脾功能亢进、呕血或黑便、腹水等临床表现，结合实验室和影像学检查，一般诊断并不困难。当出现急性大出血时，应注意与其他原因的出血相鉴别。

【治疗原则】

门静脉高压症外科治疗的目的是治疗食管胃底曲张静脉破裂引起的大出血和预防再出血，治疗顽固性腹水。单独因为脾功能亢进而进行手术的指征不强烈。保肝治疗的目的是创造条件，使患者平安渡过围手术期。失代偿期肝硬化的治疗措施是肝移植。

1. 并发急性大出血时的治疗

(1) 建立有效的静脉通道，扩充血容量，采取措施监测患者生命体征。

(2) 药物止血　常用药物有垂体后叶素、三甘氨酰赖氨酸加压素和生长抑素类药物。垂体后叶素一般剂量为 20U 溶于 5%葡萄糖 200ml 内，20 分钟内静脉滴注完毕；合用某些 α 受体阻滞剂如酚妥拉明或硝酸酯类药物可提高疗效；生长抑素类药物疗效比较可靠，首次剂量 250μg 静脉冲击注射，以后静脉微量泵控制注入，一般生长抑素八肽 50μg/h，24 小时持续输注，连续 2～5 天。

(3) 三腔两囊管压迫止血是一种有效的暂时止血手段，使用时安置方法必须正确，严格按照操作规范进行，需注意误吸和窒息等严重并发症。

(4) 内窥镜下硬化剂注射、曲张静脉套扎术、曲张静脉栓堵术：初步止血措施奏效后可选择采用，同时有助于明确出血的部位和原因。

(5) 经以上处理后，出血停止，则积极保肝治疗，并根据对患者的血液动力学评价结果、门静脉高压症的类型、肝功能储备情况，选择适当的手术类型择期手术。

(6) 如患者以往有大出血的病史，或本次出血来势凶猛、出血量大，或经短期积极止血治疗仍有反复出血者，应考虑急诊手术止血或行经颈内静脉肝内门体分流术(TIPSS)。急诊手术止血以贲门周围血管离断术为首选。

2. 择期手术预防再出血

行门体静脉分流术或贲门周围血管离断术是治疗本病的主要措施。术前肝功能的储备功能直接关系到手术的成败，术前积极保肝治疗十分必要。对门静脉高压症患者进行综合评价是术前准备的重要环节。

肝功能的评价通常采用国际通用的 Child－Pugh 分级：A 级和 B 级的手术耐受力良好；C 级的手术耐受力不良，需慎重选择手术或转行硬化剂注射疗法或曲张静脉套扎治疗（表 20－1）。

表 20-1　门静脉高压症患者肝功能 Child-Pugh 分级标准

| 项目 | 异常程度得分 | | |
|---|---|---|---|
| | 1 | 2 | 3 |
| 血清胆红素(mmol/L) | <34.2 | 34.2~51.3 | >51.3 |
| 血清白蛋白(g/L) | >35 | 28~35 | <28 |
| 凝血酶原时间延长(秒) | 1~3 | 4~6 | >6 |
| 腹水 | 无 | 少量，易控制 | 大量，不易控制 |
| 肝性脑病 | 无 | Ⅰ~Ⅱ级 | Ⅲ~Ⅳ级 |

注：A 级：5~6 分；B 级：7~9 分；C 级：10 分以上

如患者的门静脉血流量大，肝动脉代偿良好，肝功能分级为 Child-Pugh A 级，门静脉压力升高明显，可选用各种门体分流术：如非选择性的脾肾静脉分流术、肠腔静脉分流术、门腔静脉分流术；限制性门腔静脉分流术，人工血管门腔静脉搭桥分流术；选择性分流的 Warren 手术、冠腔静脉分流术。分流手术共有的弊端是术后门-体分流性脑病有一定发生率。

门奇断流术较门体分流术应用渐多，手术操作相对简单，创伤较小。如肝功能 Child-Pugh A 级或 B 级一般均能良好耐受手术。贲门周围血管离断术是目前国内手术治疗门静脉高压症的主流术式。除贲门周围血管离断术外，食管下端胃底切除术、胃冠状静脉栓塞术也有应用。联合手术(分流术+断流术)远期疗效好，但手术创伤大。

3. 术后处理要点

除术后注意维持水、电解质平衡，补充热量，纠正凝血紊乱，预防感染等措施外，无论是行门体分流术还是门奇断流术，均应注意术后患者的肝功能变化，留意转氨酶、胆红素、凝血功能的变化，有无严重腹胀、大量腹水形成等临床表现。这些临床征象可能提示肝功能的恶化。除术前患者肝脏储备功能不佳可能导致出现这些征象外，尤应注意有无并发门静脉系统血栓形成或者病毒性肝炎转为活动性。超声多普勒或增强 CT 检查门静脉系统以除外门静脉系统内血栓形成；复查肝炎病毒 DNA 定量，检测患者凝血功能变化可以及时发现肝炎病毒活动，并可早期进行抗病毒和抗凝治疗干预。术后 2~3 天患者情况稳定后，给予低分子肝素可以减少门静脉系统血栓形成的发生。一旦发现术后患者的肝炎病毒 DNA 复制活跃，即应进行抗病毒治疗。

4. 几种特殊情况的手术选择

(1)合并脾功能亢进的治疗　单独因为脾功能亢进行脾切除术的指征不强烈。合并出血史者，加作断流术或门体分流术。

(2)合并顽固性腹水的治疗　腹腔静脉转流术或门腔分流术，后者分流性脑病发生率高。

(3)终末期肝硬化是肝移植的适应证，远期疗效满意，有条件时可以采用。

# 第二节　布-加综合征

布-加综合征(BCS)是指发生在任何水平或由各种原因所引起的肝静脉流出道和(或)肝段下腔静脉梗阻而引起的下腔静脉高压、门脉高压及肝功能损伤的一类临床表现复杂的疾病。它分为原发性和继发性两种：前者指肝静脉或下腔静脉终末段血栓或隔膜形成；后者指这些静脉受良性或恶性肿瘤、脓肿、囊肿等外压或受浸润而产生的一系列症状。依病变部位不同，表现为门静脉高压综合征和下腔静脉高压综合征，或两者同时存在。

【诊断标准】

1. 症状及体征

(1)门静脉高压综合征　门体侧支循环建立和开放，呕血，柏油样便；肝肿大，腹水；脾肿大及脾功能亢进。

(2)下腔静脉高压综合征　双下肢静脉曲张，色素沉着，皮肤溃疡经久不愈，严重时双小腿皮肤呈树皮样变；胸腹壁、腰部静脉曲张，血流方向向上。

2. 特殊检查

(1)B型超声或彩色超声多普勒　为诊断本病的首选检查，准确率在90%以上；可显示肝静脉和下腔静脉的狭窄段。

(2)上下腔静脉联合造影　可清楚地显示病变部位、阻塞程度、类型和范围，对治疗具有指导意义。

(3)经皮经肝穿刺肝静脉造影　显示肝静脉有无阻塞。

(4)CTV 和 MRV　对诊断有一定意义，不如上述第1、第2项检查准确。

【治疗原则】

同时缓解门静脉高压和下腔静脉高压的方案为最佳，两者不能兼顾时，则首先处理门静脉高压及其引起的并发症，然后再处理下腔静脉阻塞所致的不良后果。随着介入技术的提高，血管腔内治疗越来越成为本病的首选治疗方案。

(1)对于下腔静脉狭窄、完全膜性阻塞、膜性阻塞伴小孔或短段阻塞，又无下腔静脉新鲜血栓者、肝静脉出口狭窄者，可行下腔静脉破膜球囊扩张血管成形或狭窄段扩张和(或)支架置入术，以及肝静脉球囊扩张成形术。对于破膜扩张成功后，如遇下腔静脉严重弹性回缩，又无血液高凝等支架置放禁忌证者，可考虑行支架置入术。

(2)对于肝静脉出口部闭塞、下腔静脉长段闭塞或狭窄、下腔静脉及肝静脉开口联合病变的患者，尤其是介入治疗失败的患者，可选择经胸根治术，直视下切除下腔静脉和(或)肝静脉开口病变，辅以血管成形术。

(3)经皮颈静脉肝内门体分流术(TIPS)和各种外科门体分流术因未能有效延长患者术后生存期，目前已逐渐被放弃。

(4)并发肝功能衰竭、肝昏迷或继发严重肝硬化时，肝移植是唯一有效的方法。

(张大方　李澍)

# 第二十一章 胆 疾 病

## 第一节 慢性胆囊炎、胆囊结石

慢性胆囊炎多由急性胆囊炎反复发作所致，亦有一部分患者没有急性发作病史。70%～95%的慢性胆囊炎患者合并胆囊结石。

【诊断标准】

1. 临床表现

(1) 症状 慢性胆囊炎的症状常表现为上腹部或右季肋部隐痛、胀痛或右腰背部不适，程度不一，类似上消化道症状，常误诊为胃病。进食油腻食物时上述症状明显或可诱发。可有或无胆绞痛史。胆绞痛典型表现为右上腹绞痛发作，放射至右肩背部，伴恶心呕吐，持续数分钟至数小时。临床上具有反复发作的特点。部分患者可无任何症状，仅在 B 超检查时被发现。

(2) 体征 可无任何体征，部分患者有上腹部或右上腹部压痛。有时可扪及肿大的胆囊。

(3) 实验室检查 若非慢性胆囊炎急性发作，白细胞计数、中性粒细胞分类及肝功能通常无明显变化。当胆红素、谷氨酰转肽酶(GGT)或碱性磷酸酶(ALP)升高时，应警惕胆管结石或 Mirizzi 综合征的可能。

(4) 影像学检查

①B 超检查：检查正确率达 95%，为首选检查。

②CT 检查：用于明确本病诊断并不比 B 超检查优越，临床怀疑胆囊合并其他病变时选用。

③MRI 检查：临床怀疑继发胆总管结石时选用。

2. 诊断要点

胆囊结石伴慢性胆囊炎需与消化性溃疡、胃炎等相鉴别。纤维胃镜或上消化道造影检查有助于鉴别诊断。对于中老年患者，应警惕不典型心绞痛可能。

【治疗原则】

(1) 无症状的胆囊结石或并存严重器质性疾病确实不能耐受手术者，可以暂不手术治疗，定期随访即可；忌食油腻食物，可服消炎利胆药物和熊去氧胆酸。

(2) 有症状的慢性胆囊炎、胆囊结石应手术治疗。虽无症状但合并糖尿病、严重心肺疾病或其他严重系统性疾病，应在合并的系统性疾病病情平稳可控、手术耐受力最佳时手术切除胆囊。胆囊无功能、胆囊钙化、胆囊壁明显增厚不能除外恶变时应采取手术治疗。

(3) 治疗方法

①腹腔镜胆囊切除术：与经典开腹胆囊切除手术同样有效，而且痛苦小、恢复快、住院时间短，适用于大部分患者，已经成为无严重局部合并症胆囊切除的首选术式。合并急性胆囊炎时中转开腹手术的概率升高；合并胆囊穿孔、胆囊内瘘及怀疑胆囊癌时，应根据患者情况和医生的技术决定是否可行腹腔镜下手术。

②开腹胆囊切除术：也是治疗本病的常用方法。预计腹腔镜胆囊切除不能完成手术，或术前判断不宜采用腹腔镜进行手术，或腹腔镜胆囊切除术中遭遇不可克服的困难时，需采用开腹胆囊切除。

③胆囊切开取石术：因顾忌术后可能的结石复发，一度不为主流外科界接受。长期前瞻性的研究正在进行中。术后长期服用利胆药物和改变饮食习惯可能对延缓结石复发有帮助。

# 第二节　急性胆囊炎

急性胆囊炎是指胆囊发生的急性化学性和(或)细菌性炎症。约95%的患者合并胆囊结石，称为结石性胆囊炎；其余者不合并胆囊结石，称为非结石性胆囊炎。前者常导致病情反复发作，最终成为慢性胆囊炎；后者病情严重，常见于长期禁食、妊娠时，穿孔发生率高。

【诊断标准】

1. 临床表现

(1) 症状　胆绞痛症状持续6小时以上，典型表现为右上腹绞痛发作，放射至右肩背部，伴恶心、呕吐。疼痛间歇期不明显或呈阵发加剧。患者可出现寒战、发热和黄疸。

(2) 体征　右上腹可有不同程度、不同范围的压痛、反跳痛和肌紧张，Murphy's 征阳性；有些患者可扪及肿大的胆囊，肝区叩击痛阳性；部分患者可见皮肤巩膜黄染。

(3) 实验室检查　白细胞计数及中性粒细胞升高，可达$(10\sim15)\times10^9/L$；在急性化脓性胆囊炎和胆囊坏疽时，可达 $20\times10^9/L$ 以上；血清胆红素超过 $85\mu mol/L$，提示胆总管结石或胆管炎合并肝功能损害可能；血清转氨酶和碱性磷酸酶亦可升高；血清淀粉酶常可不同程度的升高。

(4) 影像学检查

①B 超检查：为诊断急性胆囊炎最常用的检查方法。可见胆囊肿大、壁厚呈双边征、结石光团和声影，以及胆汁淤积。

②X 线腹平片：有时可显示胆囊区结石影。在急性气肿性胆囊炎时，可见胆囊壁及胆囊周围积气。合并胆囊十二指肠瘘时，胆囊内有可能见气体。

③$^{99m}Tc-EHIDA$ 检查：胆囊不显影。

④CT 检查：对合并胆管继发结石、怀疑合并胆囊肿瘤时诊断价值优于 B 超检查。

⑤MRI 和 MRCP 检查：对胆囊结石和胆管结石诊断特异性、敏感性均佳，合并黄疸、怀疑并存胆管继发结石时，诊断意义大。

2. 诊断要点

根据典型的症状和体检表现，结合实验室检查和影像学检查结果，诊断一般并不困难。应注意与消化性溃疡穿孔、急性胰腺炎、肝脓肿、高位阑尾炎，以及右侧肺炎、胸膜炎等疾病相鉴别。

【治疗原则】

1. 非手术治疗

包括全身支持，纠正水、电解质和酸碱平衡紊乱，禁食和胃肠减压，解痉止痛，使用抗生素；治疗伴发疾病；急性结石性胆囊炎经非手术治疗，60%～80%的患者可获缓解。

2. 择期手术

经非手术治疗，病情稳定并缓解者，在渡过急性期后宜择期手术。此项适用于大多数患者。

3. 急诊手术指征

(1) 寒战，高热，体温达 39℃ 以上，白细胞计数为 $20 \times 10^9/L$ 以上。

(2) 黄疸持续加重。

(3) 胆囊肿大、张力高，出现局部腹膜刺激征并有扩大趋势。

(4) 60 岁以上老人及合并糖尿病者宜早期手术治疗。

(5) 急性非结石性胆囊炎应尽早手术。

4. 手术方式选择

不但要考虑手术的彻底性，更为重要的是要保证患者手术的安全性。根据患者的全身情况和局部病变情况，并考虑到医院和手术医生的条件，可选择开腹胆囊切除、腹腔镜胆囊切除经皮经肝胆囊穿刺置管引流（PTGD）或胆囊造瘘术。

5. 其他选择

近来有观点认为，急性胆囊炎合并胆囊结石可首选急诊腹腔镜胆囊切除术；但炎症、水肿严重者存在中转开腹手术的可能。

# 第三节 肝外胆管结石

肝外胆管结石是指发生在左、右肝管汇合部以下的胆管结石。原发于胆管系统的结石称为原发性肝外胆管结石，胆囊结石排出至胆总管内称为继发性肝外胆管结石。结石嵌顿于壶腹部可致胆道梗阻，并发感染导致急性梗阻性化脓性胆管炎及上行性肝脓肿，尚可以诱发胆源性胰腺炎。

【诊断标准】

1. 临床表现

(1) 症状  如结石不阻塞胆管可无症状；结石阻塞胆管，先出现上腹部阵发绞痛，伴恶心、呕吐，随即出现寒战、高热(39℃以上)和黄疸，即典型的 Charcot 三联征。症状可反复出现。

(2) 体征  上腹和剑突下有深压痛，症状严重时有肌紧张；肝脏肿大，肝区叩痛，胆囊可扪及；有些患者有皮肤和巩膜黄染。

(3) 实验室检查  并发胆管炎时白细胞计数及中性粒细胞升高；血清胆红素、转氨酶、谷氨酰转肽酶和碱性磷酸酶可有升高，尿中胆红素升高。

(4) 影像学检查

①B 超检查：可发现十二指肠以上段胆管内结石及胆管扩张。

②CT 检查：对胆总管下段结石的诊断较 B 超为好。

③MRCP 检查：对胆管结石的诊断特异性、敏感性均佳，可以明确诊断，并有利于手术方式的选择。

④PTC 检查：可明确结石的诊断，了解其部位；严重胆道感染时可留置导管引流胆道。

⑤ERCP 检查：诊断胆管结石准确率高，有诱发急性胰腺炎之虞；也可经十二指肠乳头

置管引流胆道，并可行 EST 和经内窥镜套取胆道内结石。

2. 诊断要点

有典型的 Charcot 三联征时强烈提示该诊断。如症状不典型，则还需结合实验室检查和影像学检查如 B 超、CT 和 MRI 以明确诊断。应注意与肾绞痛、肠绞痛、壶腹周围癌和胰头癌等疾病相鉴别。

【治疗原则】

主要采用手术治疗。嵌顿于壶腹部的结石如数量不多、结石直径不太大，可试行内窥镜下 Oddi 括约肌切开取石（EST），如不成功则应手术处理。原则是尽可能术中采取各种办法取尽结石，去除感染病灶，保证术后胆管引流通畅。手术方法多采用胆总管探查，切开取石，T 型管引流术。术中纤维胆道镜检查和套取结石对于降低结石残留率意义重大。如伴有胆囊结石和胆囊炎症病变，可同时切除胆囊。胆管下段如果合并有梗阻性病变，应予以解除，如无法以手术方法解除，而胆管上段通畅，常用胆管空肠 Roux－en－Y 吻合术。结石嵌顿于壶腹部或是胆管下段良性狭窄时，可选用 Oddi 括约肌切开成形术。胆管下端通畅，上段有梗阻因素存在时，应按肝内胆管结石处理。术前、术后要注意纠正水、电解质和酸碱平衡失调，应用有效的抗生素控制感染，注意出、凝血异常的纠正，保护肝功能。

条件许可时，胆囊结石继发肝外胆管结石应首选腹腔镜下胆总管切开取石+胆囊切除术治疗；对于高龄体弱无法耐受长时间气腹者，可以先施行内窥镜下 Oddi's 括约肌切开取石，待胆管结石取净后，再行腹腔镜胆囊切除。

# 第四节　肝内胆管结石

肝内胆管结石又称肝胆管结石，病因复杂，主要与胆道感染、胆道寄生虫、胆管解剖变异、营养不良等有关。肝内胆管结石常呈肝段、肝叶分布，但也有多肝段、肝叶结石，多见于左外叶和右后叶。肝内胆管结石形成后进入胆总管，可并发肝外胆管结石。

【诊断标准】

1. 临床表现

（1）症状　间歇期可有肝区和胸背部不适和胀痛，急性发作时则有肝区胀痛和发热。双侧胆管被结石阻塞时出现黄疸。并发胆管化脓性感染时尚有寒战、高热、休克和精神症状等急性梗阻性化脓性胆管炎的表现。并发肝脓肿时出现相应症状和体征，可向膈下、胸腔甚至肺脏穿破，形成胆管支气管瘘。结石或胆道内炎症刺激，导致血管壁破裂可出现胆道出血。晚期出现胆汁性肝硬化，导致门静脉高压症，出现相应的临床表现。也可诱发胆管癌。

（2）体征　体格检查可见肝肿大，肝区压痛和叩击痛，皮肤、巩膜可见黄染。有其他并发症时则出现相应的体征。

（3）实验室检查　并发感染时白细胞计数及中性粒细胞升高，血胆红素升高呈波动性，肝功能有一定程度的损害。血气分析对合并代谢平衡紊乱具有诊断价值。

（4）影像学检查

①B超检查：可以对肝内胆管结石作出定性诊断，并一定程度上了解结石的分布情况和胆管病变。

②CT检查：优于 B 超的诊断价值，除定性诊断外，可以较全面地了解肝内胆管结石的

分布情况、肝脏组织有无继发改变，指导手术方案的制定。

③MRI 和 MRCP 检查：MRI 诊断肝内胆管结石具有明显优势，行 MRCP 能全面了解结石的分布情况。与 CT 联合应用对手术方式的选择有帮助。

④PTC 检查：比较直观地显示肝内胆管结石的分布情况和肝内胆管的狭窄或扩张情况，对诊断和治疗具有指导意义。结合 B 超和 CT 检查结果，更有价值。必要时可以行 PTCD 引流以给胆道减压。

⑤ERCP 检查：肝外胆管无阻塞时可显示肝内结石情况，有诱发胆道感染之虞。

2. 诊断要点

有反复腹痛、发热、黄疸的患者应进行影像学检查，结果有助于做出肝内胆管结石的诊断。CT 或 MRI 检查对明确诊断、手术方式的选择具有临床指导意义，对合并肝硬化和癌变者有重要的诊断价值。

【治疗原则】

肝内胆管结石的治疗方法是根据结石存在的范围和病情严重程度选择合理的手术和非手术相结合的治疗方法。

1. 外科手术

通常疗效较好。根据病变情况，可采用高位胆管切开取石加内引流术，如肝管、肝总管或胆总管与空肠 Roux－en－Y 吻合、间置空肠胆管十二指肠吻合术。肝内胆管结石反复感染形成局限性病灶，同时肝组织萎缩者，可行病变肝叶切除，例如最常施行的左外叶切除和右后叶切除，也可利用扩张的肝左叶胆管与空肠做 Roux－en－Y 吻合。

2. 溶石治疗

对于术中无法取尽的肝内胆管结石，可以根据结石性质，通过术中留置的 T 管，于术后灌注溶石药物，但疗效并不肯定且有一定的副作用，临床应用日趋减少。

3. 机械排石

胆道手术后发现胆道残留结石，可通过 T 管瘘道置入纤维胆道镜，在直视下取石。

4. 中西医结合治疗

在外科手术或其他综合治疗的同时，配以中药和针灸等治疗，有利于结石的排出和胆管炎症的消退。

5. 晚期并发胆汁性肝硬化时，可以考虑肝脏移植

尽管有多种治疗方法，但结石仍较难除净且容易复发，结石残存率为 30%～50%。对于出现胆汁淤积性肝硬化肝功能失代偿者，可行肝移植治疗。

# 第五节　急性梗阻性化脓性胆管炎

急性梗阻性化脓性胆管炎是急性胆管炎的严重阶段。本病的发病基础是胆道梗阻和胆道细菌感染，严重时可以危及患者生命。

【诊断标准】

1. 临床表现

(1) 症状

①病史：常有反复发作的胆绞痛、胆道感染病史或胆道手术史。

②腹痛：突发剑突下或右上腹胀痛或绞痛，伴恶心、呕吐。

③寒战、高热：体温升达 39℃ 以上，呈多峰弛张热型。

④黄疸：患者多有不同程度的黄疸。

⑤休克：病程晚期出现脉搏细数、血压下降、发绀，进展迅速者甚至在黄疸之前即出现；少尿。

⑥精神症状：于休克出现前后出现烦躁不安、嗜睡、谵妄、神志恍惚甚至昏迷等中枢神经系统症状。

⑦出血征象：感染严重者可出现凝血功能障碍和血小板减少，引起皮下出血、尿血等。

(2) 体征　腹部检查可见右上腹及剑突下明显压痛和肌紧张，肝肿大、压痛、肝区叩击痛，有时可触及肿大的胆囊。皮肤、巩膜可见明显黄疸，严重时皮肤可见散在出血点。休克时出现循环系统不稳定的临床表现，神志可淡漠、谵妄、恍惚或昏迷。

(3) 实验室检查　白细胞计数可高于 $20 \times 10^9/L$，升高程度与胆道感染的严重程度成正比。中性粒细胞比值明显升高。肝功能异常，血清胆红素不同程度升高。代谢性酸中毒和低钾血症较常见。尿中可有蛋白和颗粒管型。

(4) 影像学检查

①B 超检查：可见胆管明显增粗、管壁增厚，有时可见胆囊肿大及胆道内结石。

②CT 和 MRI 检查：对诊断有价值，同时可以了解梗阻部位和原因。

③PTC 检查：可以明确梗阻部位，对了解胆道内部情况十分重要。病情严重时可同时行 PTCD 引流胆道，以缓解症状。

④ERCP 检查：对了解胆道病变有帮助，并可同时进行经内窥镜胆道置管引流。

2. 诊断要点

有典型的 Charcot 三联征或 Reynold 五联征时诊断不难。如症状不典型，需结合实验室检查和影像学检查以尽快明确诊断。

【治疗原则】

迅速解除胆道梗阻，是救治患者生命，促使病情向好的方面转化的根本措施。

1. 全身支持治疗

(1) 抗休克　扩充血容量，纠正酸中毒。必要时可以给予肾上腺皮质激素和升压药物。

(2) 抗感染　大剂量联合应用广谱抗生素。

(3) 其他支持治疗　解痉镇痛，补充维生素 K 和维生素 C 等。

2. 手术治疗

解除胆道梗阻，引流胆道。常用的方法是切开胆总管探查并放置 T 管引流；但单纯引流胆囊效果常不佳，术中重要的一点是胆道引流必须置于梗阻位置的近端。

3. 其他疗法

(1) PTCD　胆总管下端梗阻、重度梗阻性黄疸或病变由肿瘤、结石引起者，可以选择此法。不能耐受手术时，此法也可成为应急措施。

(2) 内镜胆管引流术 (ERBD) 和内窥镜 Oddi 括约肌切开 (EST)　对胆总管下端开口处结石嵌顿引起的急性梗阻性化脓性胆管炎适用。

# 第六节　胆道蛔虫症

胆道蛔虫症以儿童及青少年多见，农村比城市多见。目前，随着卫生条件的逐渐改善，本病的发病率逐渐下降。此外，驱蛔不当常为此病症的诱因。

【诊断标准】

1. 临床表现

(1) 症状　骤然发生的上腹部钻顶样剧痛，放射到背部；疼痛发作时辗转反侧，缓解期宛如常人或仅有右上腹轻微胀痛。伴有恶心、呕吐，有时可吐出蛔虫。合并胆道感染、肝脓肿、胆道结石时出现相应的症状。

(2) 体征　体检见体征轻微，腹部柔软；合并胆道感染者可有剑突下轻微压痛及轻度梗阻性黄疸。

(3) 实验室检查　实验室检查通常无异常。合并胆道感染时可见白细胞计数升高，血胆红素轻度升高。

(4) 影像学检查

①B 超检查：可以发现胆总管内典型的平行双边条形影，对临床诊断帮助较大。

②CT 和 MRI 检查：对明确诊断有帮助，B 超不能明确诊断时可选用。

③纤维十二指肠镜检查：起病早期诊断不明时选用。有时可发现蛔虫部分虫体仍在十二指肠内。

④ERCP 检查：对诊断有帮助。

2. 诊断要点

根据症状、体征和检查结果，诊断一般并不困难。应注意与胆石症相鉴别。

【治疗原则】

(1) 诊断一经明确，即需镇痛、解痉、驱蛔虫和抗感染治疗。

(2) 内镜治疗　胆道蛔虫急性发作时，行纤维十二指肠镜检查。若发现蛔虫尚未完全进入胆道，可将其钳夹取出；蛔虫完全进入胆道时，可切开 Oddi 括约肌，以异物钳伸入胆总管取出蛔虫。并发胆道感染时，可顺行 ERBD。

(3) 手术治疗　非手术治疗症状不缓解，或治疗失败，以及出现并发症时，应及时中转手术治疗。手术指征如下所述。

①早期十二指肠镜取虫失败者。

②非手术治疗 3 天以上，症状仍未缓解者。

③并发急性胆囊炎或急性梗阻性化脓性胆管炎，腹膜刺激征明显者。

④合并肝脓肿或急性胰腺炎，疑有胰管蛔虫者。

⑤合并胆管结石及明显梗阻性黄疸或胆道出血者。

# 第七节　胆　囊　癌

胆囊癌是胆道最常见的恶性肿瘤，无明确病因，但大多数患者合并胆囊结石，其他可能的致癌因素包括胆囊腺瘤、"瓷化"胆囊、多年前的胆囊空肠吻合等。

【诊断标准】

1. 临床表现

(1)症状 早期胆囊癌缺乏典型特异性的临床症状。合并胆囊结石的胆囊癌患者常表现为胆石症的临床症状,程度加重或持续存在,或疼痛性质、发作频率改变。晚期胆囊癌的主要症状是右上腹痛、黄疸、体重下降、幽门梗阻等。

(2)体征 早期胆囊癌无明显阳性体征,晚期胆囊癌体检可有右上腹包块,皮肤、巩膜黄染等。

(3)实验室检查 CEA、CA19-9、CA125等肿瘤标志物均可升高,以CA19-9最敏感,但特异性不强。

(4)影像学检查

①B超检查:诊断胆囊癌的首选检查,敏感度为70%~100%。可见胆囊壁不规则增厚,凸向胆囊腔内;侵犯肝脏时,见肝内与胆囊界限不清楚的低回声区;侵犯胆管引起胆道梗阻时,可见梗阻部位以上胆管扩张;合并胆囊结石时,有相应的表现。

②CT和MRI检查:对于明确胆囊癌的诊断价值优于B超。可以对病情进行评估,判断肿瘤与周围受累器官的关系,有助于手术方式的确定和术前对肿瘤进行分期。

③MRI检查:诊断价值与CT相仿。同时行MRCP对出现梗阻性黄疸的患者价值较大。

④血管造影:可以显示门静脉和肝动脉是否受侵。

2. 诊断要点

根据患者出现的症状、体征和典型影像学检查结果,对明确诊断有较大帮助。胆囊癌合并坏死、感染时需与胆囊炎、脓肿相鉴别。胆囊癌还易被误诊为胰腺癌、胆总管结石或胆囊积水等。肿瘤标志物可有升高,但特异性不强。必要时可以在B超或CT引导下行细针穿刺活检;术后病理是最终诊断。

3. 胆囊癌TNM分期(2017 AJCC 第八版)

| | |
|---|---|
| **T——原发肿瘤** | |
| Tx | 原发肿瘤无法评估 |
| T0 | 无原发肿瘤的证据 |
| Tis | 原位癌 |
| T1 | |
| T1a | 肿瘤侵及固有层 |
| T1b | 肿瘤侵及肌层 |
| T2 | |
| T2a | 侵及腹膜面的肌周结缔组织,但未穿透浆膜 |
| T2b | 或侵及肝脏面的肌周结缔组织,但未进入肝脏 |
| T3 | 穿透浆膜和(或)直接侵入肝脏和(或)一个邻近器官或结构,如胃、十二指肠、结肠、胰腺、网膜或肝外胆管 |
| T4 | 侵及门静脉或肝动脉,或两个甚至更多肝外器官或结构 |
| **N——区域淋巴结** | |
| Nx | 区域淋巴结不能评价 |

| N0 | 无区域淋巴结转移 |
| N1 | 1～3 个区域淋巴结转移 |
| N2 | 4 个以上区域淋巴结转移 |
| **M——远处转移** | |
| M0 | 无远处转移 |
| M1 | 有远处转移 |

| 分期 | T | N | M |
| --- | --- | --- | --- |
| 0 | Tis | N0 | M0 |
| Ⅰ 期 | T1 | N0 | M0 |
| Ⅱ A 期 | T2a | N0 | M0 |
| Ⅱ B 期 | T2b | N0 | M0 |
| Ⅲ A 期 | T3 | N0 | M0 |
| Ⅲ B 期 | T1～3 | N1 | M0 |
| Ⅳ A 期 | T4 | N0～1 | M0 |
| Ⅳ B 期 | AnyT | N2 | M0 |
| Ⅳ B 期 | AnyT | AnyN | M1 |

**【治疗原则】**

应根据肿瘤分期来制定适合的局限性胆囊癌手术方式。

(1)手术切除是胆囊癌唯一有效的治疗方法　对于 T1 期胆囊癌患者，胆囊切除术即已足够。肿瘤侵犯超过胆囊肌层的患者(Ⅱ期和Ⅲ期)有较高的局部淋巴结转移率，应行扩大的胆囊切除术，包括清除胆囊周围、胆管周围、门静脉周围、胰十二指肠后方的淋巴结。手术目的是要达到 R0 切除。胆囊管切缘阳性的患者，需切除胆总管，然后行 Roux-en-Y 重建；扩大的胆囊切除术需包括肿瘤边缘 2cm 范围的肝脏。肿瘤较小时，可行肝脏的楔形切除术。对于较大的肿瘤，则需行解剖性的肝切除来获得切缘的组织学阴性。手术前可行腹腔镜探查为肿瘤进行临床分期。根据术前病变分期和术中所见，可行单纯胆囊切除加区域淋巴结清扫，胆囊和邻近肝组织切除加区域淋巴结清扫，胆囊切除加区域肝段、肝叶切除或半肝切除并区域淋巴结清扫。

(2)无法手术切除时应考虑姑息治疗　可通过内镜或经皮穿刺途径放置支架来解除胆道梗阻；经皮穿刺腹腔神经节阻滞可缓解疼痛，并能减少麻醉药的用量。

(3)通常胆囊癌的放疗、化疗效果有限。

# 第八节　胆囊黏膜息肉样病变

胆囊黏膜息肉样病变为 B 超广泛应用后发现的一类问题，包括胆固醇性息肉、炎症性息肉、腺瘤性息肉、腺肌增生、腺瘤、腺癌和其他少见病变。临床上一般无症状和体征，部分患者有右上腹间断胀痛、隐痛和一些非特异性消化道症状，仅在行 B 超检查时发现。合并胆囊炎、胆囊结石时出现相应的临床症状和体征。

【治疗原则】

(1) 当胆囊息肉样病变伴有临床症状，或伴发胆囊结石，息肉样病变直径≥1.0cm，或观察过程中体积增长快者，建议行胆囊切除。

(2) 直径≤1.0cm 的病变且无临床症状者，可以追踪观察。

# 第九节　胆　管　癌

胆管癌可发生于胆道树任何部位，依肿瘤发生部位不同分为肝内胆管癌、肝门部胆管癌和下段胆管癌。肝门部胆管癌最常见，占 60%～80%。胆管癌易发生神经侵犯。原发性硬化性胆管炎、胆总管囊肿和肝内胆管结石可能和本病的发生有关。

【诊断标准】

1. 临床表现

(1) 症状　90%以上的肝门部胆管癌和下段胆管癌患者有进行性、无痛性黄疸表现；肝内胆管癌患者则很少出现黄疸，直至病程晚期才会出现。其他临床表现包括瘙痒、发热、腹部隐痛、疲劳、厌食和体重减轻等。有时并发胆管炎，常继发于胆道的有创操作后。

(2) 体征　肝肿大，质地韧硬，边缘圆钝。皮肤巩膜明显黄染。胆囊肿大（梗阻部位在胆囊管开口以下）但无触痛（Courvoisier's 定律），或萎缩（梗阻部位位于胆囊管开口以上）。

(3) 实验室检查　血清总胆红素、直接胆红素、谷氨酰转肽酶、碱性磷酸酶显著升高，转氨酶也有升高。凝血酶原时间延长。肿瘤标志物 CA19-9 可升高，但其特异性不强。

(4) 影像学检查

①B 超检查：梗阻以上部位的胆管扩张，有时可见瘤块影。

②CT 检查：梗阻以上部位的肝内外胆管扩张，可见梗阻部位的肿瘤影像，对下段胆管癌的诊断优于 B 超。

③MRI 和 MRCP 检查：和 CT 诊断价值互具优势，两者联合应用对于术前评估意义重大。

④99mTc-HIDA 检查：对黄疸的鉴别诊断有帮助。

⑤PTC 检查：诊断梗阻性黄疸最直接、可靠的方法。可同时行 PTCD 引流胆道，缓解黄疸。

⑥ERCP 检查：需了解胆管下段病变的患者可以选用。需注意预防诱发胆道感染。

2. 诊断要点

根据症状、体征和典型的影像学检查，诊断一般并不困难。下段胆管癌需与胰头癌、壶腹癌、十二指肠乳头癌以及胆管炎性狭窄相鉴别。术后病理是最终诊断。

【治疗原则】

1. 原则上应行手术切除病变

对于无远处转移及局部广泛浸润的患者，应行外科手术探查，选择腹腔镜探查可以避免开腹风险。

（1）肝内胆管癌　应根据病灶的位置和大小，实施肝部分切除手术；可能时行肝叶、段切除术，术中应同时行区域淋巴结清扫。

（2）肝门部胆管癌　肝门部胆管癌最多见，手术方法包括胆管切除和区域淋巴结清扫，必要时行部分肝切除或半肝切除术。研究表明，根治性切除率接近 50%，可以延长患者的生存时间和提高生活质量。

（3）下段胆管癌　下段胆管癌的处理与壶腹周围癌的处理方式相同，可行根治性胰头十二指肠切除术。

2. 姑息性手术与治疗

晚期病例丧失手术切除机会者、局部进展无法手术切除的肝门部胆管癌患者，可以选择姑息手术。

（1）肝内胆管内放置 U 形管，行外引流术。

（2）姑息性胆管空肠吻合术，包括Ⅲ级或Ⅴ级肝管空肠 Roux – en – Y 吻合术。

（3）经皮肝穿胆管支架置入术或 PTCD。

（4）纤维十二指肠镜逆行插管引流或胆管内支架置入。

（5）经引流后局部外放射有一定的疗效。

（6）对于有明确手术禁忌证的患者，应行内镜下或经皮穿刺引流，以缓解胆道梗阻。对于肝门部胆管癌患者，经皮穿刺胆管引流优于内镜下操作。而下段胆管癌患者则更适合内镜下引流。目前，金属支架被用于恶性胆道梗阻患者的减黄治疗。金属支架较塑料支架维持时间长，后续处理也较少。

（7）放疗和化疗对于不能手术根治切除的患者或术后患者可能有益。可采用术中照射、经皮穿刺或内镜下放置铱 192（$^{192}$Ir）支架缓释照射。术后放疗对肿瘤侵犯至肝实质以及术后有肿瘤细胞镜下残留的患者有益。化疗能提高手术后及不能手术切除患者的生存率。5 – FU 或吉西他滨有潜在的放疗增敏作用，联合放疗化疗可能比单独应用有更好的疗效；光动力治疗对于无法手术切除的胆管癌患者是重要的姑息治疗手段之一。新辅助化疗联合肝移植的生存率显著高于单纯手术切除组。

（高鹏骥　李澍）

# 第二十二章　胰　腺　疾　病

## 第一节　急性胰腺炎

急性胰腺炎是指由多种病因引起的胰酶激活，继以胰腺局部炎症反应为主要特征，病情较重者可发生全身炎症反应综合征并可伴有器官功能障碍的疾病。急性胰腺炎是外科常见的急腹症之一，严重程度不一，可从胰腺轻度水肿到胰腺出血坏死，严重时导致器官功能衰竭和脓毒症，甚至死亡。本病发病因素多而复杂，其中胆源性、酒精性和高脂血症性是最常见的三大原因，其他原因还包括高钙血症、药物、ERCP 等，尚有少数原因不明。

急性胰腺炎按病理改变可分为间质水肿型胰腺炎和坏死型胰腺炎；按病因可分为胆源性胰腺炎、酒精性胰腺炎、高脂血症性胰腺炎、外伤性胰腺炎、药物性胰腺炎、ERCP 术后胰腺炎及特发性胰腺炎等；按病情严重程度分为轻症急性胰腺炎、中重症急性胰腺炎和重症急性胰腺炎。

【诊断标准】

1. 临床表现

（1）症状

①腹痛：急性发作时持续性上腹部剧烈疼痛，常向背部放射。多数患者有暴饮暴食、酗酒、高脂饮食等诱因。

②腹胀：腹胀与腹痛同时存在，程度多较严重，其对患者困扰程度甚至超过腹痛。

③恶心、呕吐：开始较早，呕吐后不能使疼痛缓解。

④发热：开始在 38℃ 左右，若继发感染，常出现弛张型高热；若合并胆道感染，可有寒战、高热。

⑤休克：部分严重者有不同程度的休克表现。

⑥呼吸困难：严重者可表现为呼吸频率增快、呼吸浅快等呼吸困难的临床表现。

⑦少尿：严重者可出现少尿甚至无尿。

（2）体征

①轻症者仅表现为轻压痛，重症者可出现腹膜刺激征，压痛、反跳痛和肌紧张多位于上腹，严重者可波及全腹。

②重症患者偶见脐周皮下出现瘀斑（Cullen 征）或者腰胁部皮下出现瘀斑（Grey-Turner 征）。

③患者多有明显肠胀气、肠鸣音减弱，部分病例移动性浊音阳性。

④合并胆道梗阻或者胰头水肿压迫胆道可出现黄疸。

⑤腹部因液体积聚或假性囊肿形成可触及肿块。

⑥可以并发一个或多个脏器功能障碍，休克，也可伴有严重的代谢功能紊乱。

2. 诊断要点

（1）症状和体征

①临床上具有突发性上腹剧痛、腹胀、恶心、呕吐，可伴有不同程度的腹膜刺激征。

②重症患者合并有多器官功能损伤的表现，如休克、呼吸困难、少尿或无尿及意识障碍等。

（2）实验室检查

①血清淀粉酶：发病 2 小时后开始升高，24 小时到达高峰，可持续 4~5 天，超过正常值上限 3 倍以上才有诊断意义。

②血脂肪酶：起病后 24~72 小时开始升高，持续 7~10 天，对病后就诊较晚的急性胰腺炎患者有诊断价值，且特异性也较高。

③血清钙：常降低，若低于 2mmol/L，提示病情较为严重。

④白细胞计数增高。

⑤血糖测定：血糖升高较为常见。若血糖持续升高并难以下降，提示病情较重。

⑥动脉血氧分析：$PaO_2 < 8.0kPa(60mmHg)$，若同时呼吸率 $>35$ 次/分，要考虑急性呼吸窘迫综合征（ARDS）的可能。

⑦诊断性腹腔穿刺：急性出血坏死性胰腺炎可见红褐色腹腔积液，同时可通过其性状与消化道穿孔等急腹症进行鉴别诊断。

（3）影像学检查

①B 超检查：急性胰腺炎时往往腹胀严重，不利于 B 超检查，但应检查以下项目，包括胰腺肿大程度、有无囊性病变、腹腔渗液、有无胆囊和胆道结石、胆管有无扩张等，可以作为辅助诊断手段之一。

②腹部 X 线平片检查：可见横结肠、胃等充气扩张，或有左侧膈肌上升、左下胸腔积液等。

③CT 检查：动态增强 CT 是目前诊断胰腺坏死及胰外病变的首选检查，主要表现为胰腺肿大、胰腺部分区域密度减低、胰周边缘模糊，严重者出现小网膜囊、肾周区、结肠后区和肠系膜血管根部区等水肿或密度改变；在增强的情况下可以更容易判断密度减低的坏死区。Balthazar CT 评级、改良的 CT 严重指数评分常用于炎症反应及坏死程度的判断（表 22-1、表 22-2）。

表 22-1　急性胰腺炎 Balthazar 分级

| 分级 | CT 表现 |
| --- | --- |
| A 级 | 胰腺正常 |
| B 级 | 胰腺局限性或弥漫性肿大，但胰周正常 |
| C 级 | 除 B 级病变外，还有胰周脂肪结缔组织炎症性改变 |
| D 级 | 除 C 级病变外，还有胰腺实质内或胰周单发性积液 |
| E 级 | 广泛的胰腺内、外积液，包括胰腺和脂肪坏死，胰腺脓肿 |

表 22-2　改良 CT 严重指数评分

| 特　征 | 评分 |
| --- | --- |
| **胰腺炎症反应** | |
| 正常胰腺 | 0 |
| 胰腺和(或)胰周炎性改变 | 2 |
| 单发或多个积液区或胰周脂肪坏死 | 4 |

续表

| 特　征 | 评分 |
|---|---|
| **胰腺坏死** | |
| 无胰腺坏死 | 0 |
| 坏死范围≤30% | 2 |
| 坏死范围>30% | 4 |
| 胰外并发症，包括胸腔积液、腹水、血管或肠道受累等 | 2 |

注：改良 CT 严重指数评分为炎症反应和坏死评分之和。

（4）急性胰腺炎的临床诊断与分级标准　临床上符合以下三项特征中的两项，即可诊断为急性胰腺炎：①与急性胰腺炎相符合的腹痛；②血清淀粉酶和（或）脂肪酶活性至少高于正常上限值 3 倍；③腹部影像学检查符合 AP 影像学改变。

急性胰腺炎依据病情严重程度分为三级：①轻症急性胰腺炎：不伴有器官功能衰竭及局部或全身并发症，通常在 1～2 周内恢复，病死率极低。②中重症急性胰腺炎：伴有一过性（≤48 小时）的器官功能障碍；早期病死率低，后期如坏死组织合并感染，病死率增高。③重症急性胰腺炎：伴有持续（>48 小时）的器官功能衰竭；SAP 早期病死率高，如后期合并感染则病死率更高。

器官功能衰竭的诊断标准依据改良 Marshall 评分系统，任何器官评分≥2 分，可定义为存在器官功能衰竭（表 22-3）。

表 22-3　改良的 Marshall 评分系统

| 器官或系统 | 评　分 | | | | |
|---|---|---|---|---|---|
| | 0 | 1 | 2 | 3 | 4 |
| 呼吸（$PaO_2/FiO_2$） | >400 | 301～400 | 201～300 | 101～200 | ≤101 |
| 肾脏 [a] | | | | | |
| 　血肌酐，μmol/L | ≤134 | 134～169 | 170～310 | 311～439 | >439 |
| 　（mg/dl） | （≤1.4） | （1.4～1.8） | （1.9～3.6） | （3.6～4.9） | （>4.9） |
| 心血管（收缩压，mmHg）[b] | >90 | <90，输液有应答 | <90，输液无应答 | <90，pH<7.3 | <90，pH<7.2 |
| 非机械通气的患者，$FiO_2$ 可按以下估算 | | | | | |
| 吸氧（L/min） | $FiO_2$（%） | | | | |
| 室内空气 | 21 | | | | |
| 2 | 25 | | | | |
| 3 | 30 | | | | |
| 6～8 | 40 | | | | |
| 9～10 | 50 | | | | |

注：a. 既往有慢性肾功能衰竭患者的评分依据基线肾功能进一步恶化的程度而定，对于基线血肌酐 134μmol/L 者尚无正式的修订方案；b. 未使用正性肌力药物；1mmHg=0.133kPa

（5）重症急性胰腺炎病程分期的临床特点　重症急性胰腺炎的临床病程通常分为三期。

①早期（急性期）：发病至 2 周，此期以 SIRS 和器官功能衰竭为主要表现，构成第一个死亡高峰。治疗的重点是加强重症监护、稳定内环境及器官功能保护。

②中期(演进期)：发病 2～4 周，以胰周液体积聚或坏死性液体积聚为主要表现。此期坏死灶多为无菌性，也可能合并感染。此期治疗的重点是感染的综合防治。

③后期(感染期)：发病 4 周以后，可发生胰腺及胰周坏死组织合并感染、全身细菌感染、深部真菌感染等，继而可引起感染性出血、消化道瘘等并发症。此期构成重症患者的第二个死亡高峰，治疗的重点是感染的控制及并发症的外科处理。

(6) 全身及局部并发症　急性胰腺炎的全身并发症包括 SIRS、脓毒症、多器官功能障碍综合征、多器官功能衰竭及腹腔间隔室综合征等；急性胰腺炎的局部并发症包括急性胰周液体积聚、急性坏死物积聚、包裹性坏死和胰腺假性囊肿。

①急性胰周液体积聚：发生于病程早期，表现为胰周或胰腺远隔间隙液体积聚，并缺乏完整包膜，可以单发或多发。

②急性坏死物积聚：发生于病程早期，表现为混合有液体和坏死组织的积聚，坏死物包括胰腺实质或胰周组织的坏死。

③包裹性坏死：是一种包含胰腺和(或)胰周坏死组织且具有界限清晰炎性包膜的囊实性结构，多发生于 AP 起病 4 周后。

④胰腺假性囊肿：有完整非上皮性包膜包裹的液体积聚，起病 4 周后假性囊肿的包膜逐渐形成。

以上每种局部并发症都存在无菌性及感染性两种情况。其中急性坏死物积聚和包裹性坏死继发感染称为感染性坏死。

【治疗原则】

1. 针对病因的治疗

胆源性急性胰腺炎凡有胆道结石梗阻者需要及时解除梗阻，治疗方式包括经内镜或手术治疗，视病情和技术条件而定。内镜治疗包括 Oddi 括约肌切开取石、鼻胆管引流、胆道支架置入等。手术方式包括胆总管切开取石、T 形管引流等，可同时切除胆囊、酌情探查胰腺并引流。有胆囊结石的患者，应在病情控制后尽早行胆囊切除术。当急性胰腺炎合并静脉乳糜状血或血三酰甘油＞11.3 mmol/L 时可明确诊断，需要短时间降低三酰甘油水平，尽量降至 5.65mmol/L 以下。这类患者要限用脂肪乳剂，并避免应用可能升高血脂的药物；治疗上可以采用小剂量低分子肝素和胰岛素，或血脂吸附和血浆置换快速降脂。其他病因如高钙血性胰腺炎多与甲状旁腺功能亢进有关，需要行降钙治疗。因胰腺解剖和生理异常、药物、胰腺肿瘤等原因引起者予以对应处理。

2. 轻型急性胰腺炎的治疗

原则是尽量减少胰液分泌(即胰腺休息疗法)，防止感染和向重症发展。

(1) 禁食、胃肠减压。

(2) 抑制胰液分泌及抗胰酶的药物应用，如生长抑素及其类似物、蛋白酶抑制剂等。

(3) 制酸剂的使用，如 $H_2$ 受体阻滞剂和质子泵抑制剂。

(4) 镇痛和解痉。

(5) 支持治疗：每日输液应根据液体出入量计算，维持水、电解质平衡。

(6) 合并有明显感染征象的患者可考虑使用能够透过血-胰屏障的药物，如喹诺酮类和头孢三代抗生素等。一般不需要预防性抗感染治疗。

(7) 中医中药治疗。

3. 重症急性胰腺炎的治疗

重症急性胰腺炎病情复杂，病死率高，对于无重症监护和影像介入等条件的市县级医院，对于此类患者应在明确诊断后及时转诊至有相关诊疗经验及设备的上级医院，以提高救治成功率。

(1)非手术治疗

①一般治疗：包括禁食、胃肠减压；药物治疗包括解痉、镇痛、蛋白酶抑制剂和胰酶抑制治疗，如生长抑素及其类似物。

②液体复苏及重症监护治疗：液体复苏，维持水、电解质平衡和加强监护治疗是早期治疗的重点。

③器官功能的维护治疗：针对呼吸衰竭给予鼻导管或面罩吸氧，必要时应用机械通气；针对急性肾功能衰竭早期预防主要是容量复苏等支持治疗，稳定血流动力学，治疗急性肾功能衰竭主要采用连续肾脏替代疗法；其他器官功能的支持，如出现肝功能异常可予以保肝药物，急性胃黏膜损伤需应用质子泵抑制剂或 $H_2$ 受体阻滞剂。

④营养支持：肠功能恢复前，可酌情选用肠外营养；一旦肠功能恢复，就要尽早进行肠内营养。

⑤抗生素应用：急性胰腺炎患者不推荐静脉使用抗生素预防感染。针对部分易感人群(如胆道梗阻、高龄、免疫低下等)可能发生的肠源性细菌移位时，可选择喹诺酮类、头孢菌素、碳青霉烯类及甲硝唑等预防感染。

⑥中药治疗：可以使用中医中药治疗，促进胃肠功能恢复及胰腺炎症的吸收，包括理气攻下的中药内服、外敷或灌肠等。

(2)腹腔间隔室综合征的治疗　重症急性胰腺炎可合并腹腔间隔室综合征，当腹内压＞20mmHg 时常伴有新发器官功能衰竭，因而成为重症急性胰腺炎的重要原因之一。腹内压测定简便、实用的方法是经导尿管膀胱测压法。治疗原则是及时采用有效的措施缓解腹内压，包括胃肠道减压及导泻、镇痛镇静、使用肌松剂及床边血滤减轻组织水肿，B 超或 CT 引导下腹腔内与腹膜后引流减轻腹腔压力。除非必要，不建议在重症急性胰腺炎早期将腹腔间隔室综合征作为开腹手术的指征。

(3)手术治疗　外科治疗主要针对胰腺局部并发症、继发感染或产生压迫症状，如消化道梗阻、胆道梗阻等，以及胰瘘、消化道瘘、假性动脉瘤破裂出血等其他并发症。胰腺及胰周无菌性坏死积液无症状者无需手术治疗。临床上诊断感染性坏死需考虑手术治疗。手术治疗应遵循延期原则，一旦判断坏死感染可立即行针对性抗生素治疗，稳定者可延缓手术。B 超或 CT 引导下经皮穿刺引流胰腺或胰周感染的脓液，缓解中毒症状，可作为手术前的过渡治疗。

胰腺感染性坏死的手术方式可分为经皮穿刺引流、内镜、微创手术和开放手术。胰腺感染性坏死病情复杂多样，各种手术方式必须遵循个体化原则单独或联合应用。

局部并发症的治疗原则如下所述。

①急性胰周液体积聚和急性坏死物积聚无症状者无需手术治疗；症状明显，出现胃肠道压迫症状或继发感染者，条件允许首选 B 超或 CT 引导下行经皮穿刺引流治疗，感染或压迫症状不缓解或无法穿刺需进一步手术处理。

②包裹性坏死如为无菌性，原则上不手术治疗，随访观察；发生感染时，可行经皮穿

刺引流或手术治疗。

③胰腺假性囊肿继发感染者治疗与包裹性坏死相同。无症状的胰腺假行囊中不作处理，随访观察；若体积增大、出现压迫症状，则需外科治疗。外科治疗方法以内引流手术为主。

④其他并发症的治疗：胰瘘多由胰腺炎症、坏死、感染导致胰管破裂引起。胰瘘的治疗包括通畅引流和抑制胰腺分泌及内镜和外科手术治疗。腹腔内大出血时，条件具备的首选血管造影检查明确出血部位，如为动脉性（假性动脉瘤）出血则行栓塞术。未明确出血部位或栓塞失败者可考虑积极手术止血或填塞止血。同时做好凝血机制的监测和纠正。消化道瘘可来源于急性胰腺炎本身，但也可能与手术操作有关，以结肠瘘最为常见。治疗与肠瘘治疗原则相同，包括通畅引流及造口转流手术。

# 第二节　慢性胰腺炎

慢性胰腺炎是各种原因引起的胰腺不可逆的纤维化慢性炎症过程。长期酗酒是本病最常见的诱因。本病的特点为反复发作的上腹痛伴不同程度的胰腺内、外分泌功能减退或丧失。起始症状与急性胰腺炎并无差别，并发症的表现也类似，但经年累月长期发作，终于致胰腺内外分泌不足的表现（糖尿病和吸收不良），有些患者出现持续顽固性上腹痛。部分病例呈现家族聚集性。

【诊断标准】

1. 临床表现

(1)症状　疼痛是慢性胰腺炎的主要表现。初期，疼痛与进食密切相关，随着病情的恶化，疼痛的强度、频率和持续时间逐渐增加。恶心、呕吐在早期并不常见，但可随着疾病的进展而出现。其他症状还包括脂肪泻、血糖升高、胆道梗阻、消化道梗阻、脾静脉和(或)门静脉血栓形成等。

(2)体征　体检可见患者有消瘦、营养不良；上腹部有压痛，但无肌紧张；有时可触及上腹部包块。

(3)实验室检查

①白细胞计数在正常范围。

②血淀粉酶、脂肪酶一般不升高。

③大便检查可见脂肪滴及不消化食物，可行 24 小时脂肪定量，以及粪便胰蛋白酶、糜蛋白酶、弹力蛋白酶含量测定。

④胰腺外分泌功能试验。

⑤可有糖耐量试验异常甚或血糖增高。

⑥难以和胰腺恶性肿瘤鉴别或不除外恶变时，可施行胰腺穿刺活检。

(4)影像学检查

①腹部 X 线检查：可发现胰腺部有钙化斑和胰石。

②ERCP 检查：可显示胰管狭窄、扩张、阻塞，或呈串珠样改变，以及胰石、胆石、胆管下端狭窄等改变。其诊断价值已基本被 CT 和 MRI 取代，但是 ERCP 被认为是一种治疗胆道狭窄、胰管狭窄、结石、假性囊肿等的有效方法。

③B 超或内镜超声检查：可以显示胰腺实质呈纤维化、钙化表现，胰管节段性扩张

或狭窄，并可显示胰石存在。受检查者人为影响较大。

④CT 及 MRI 检查：显示胰管扩张、胰腺外形不规则、质地不均、胰腺实质萎缩，并可发现钙化斑或结石影。其他表现还包括胰周积液、假性囊肿形成、胰腺局灶性肿大、胆管扩张等。

⑤其他检查：需要时可行 $^{75}Se$-蛋氨酸或 $^{67}Ga$ 胰腺扫描、选择性血管造影等。

2. 诊断要点

根据典型的临床表现，应考虑本病的可能，胰腺内外分泌检查有助于诊断，影像学检查是诊断的重要依据。注意与胰腺肿瘤相鉴别。

【治疗原则】

1. 非手术治疗

(1)内科病因性治疗　进低脂易消化饮食，切勿暴饮暴食，严格禁酒；服用胰酶制剂和补充多种维生素以弥补胰腺外分泌之不足；高血脂诱发的胰腺炎需要内科疗法降低血脂；自身免疫引起的慢性胰腺炎需给予糖皮质激素。

(2)对症治疗　给予适量制酸剂和抗胆碱能药物：高血糖者，应用适量胰岛素或降糖药物。

(3)急症处理　急性发作时应按急性胰腺炎治疗。

(4)替代疗法　对于胰腺外分泌功能不全患者需予以胰酶替代疗法。

(5)控制腹痛　首选非甾体类抗炎药物，对非甾体类消炎药无反应的中度至重度疼痛应使用曲马多或丙氧芬治疗。对严重疼痛患者应使用强效长效麻醉剂治疗。神经节毁损可能有效：对于持续疼痛和患者，可尝试腹腔神经阻滞。使用胰酶能否减轻腹痛尚需进一步明确。

(6)中医中药施治　根据辨证施治原则，选用疏肝理气、健脾和胃、活血止痛等中药，并可使用针灸或穴位封闭法。

2. 内镜治疗

ERCP 下扩张和支架置入是内镜治疗有症状的胰管梗阻的主要方法，通常需要多次治疗。对于因胰管结石引起的疼痛和胰管扩张的患者可考虑内镜下取石。

3. 手术治疗

(1)手术适应证　手术不能阻止慢性胰腺炎的病理进程，对慢性胰腺炎的手术治疗持慎重态度。术前应对所采取的手术措施审慎评估疗效，与患者和患者家属深度交流。手术方式的选择取决于需要缓解的症状和是否存在胰管扩张。

手术指征如下所述。

①合并胆道梗阻，非手术治疗未能治愈或持续性黄疸者。

②有胰管结石或胰管狭窄导致胰管梗阻。

③压迫邻近器官，引起十二指肠梗阻或胰源性门静脉高压症导致上消化道出血者。

④已出现必须外科手段干预的胰腺假性囊肿、假性动脉瘤等并发症者。

⑤不能除外胰腺恶性肿物者。

⑥顽固腹痛药物治疗无效者。

(2)手术选择

①胰管减压术：适用于胰管扩张的慢性胰腺炎。方法有胰尾切除，胰腺空肠吻合术

（Duval 手术）；胰管全程剖开，取出结石，胰管－空肠侧侧吻合术（Partington 手术，即改良的 Puestow 手术）。

②胰腺切除术：适用于胰腺实质有广泛纤维化或钙化的病例。方法有：a. 保留十二指肠的胰头次全切除术（Beger 手术）；b. 胰头部分切除术，胰管－空肠侧侧吻合术（Frey 手术）；c. 胰十二指肠切除术；d. 胰头次全切除术，胰体尾广泛去神经术（Warren 手术）；e. 全胰切除术。

③对于顽固腹痛药物治疗无效者，排除药瘾因素后，可考虑行胰腺周围神经切断、阻滞等。

④并存病的治疗：如胆石症、胆道狭窄、Oddi 括约肌狭窄等的治疗。

（3）术前准备

①纠正贫血、脱水和电解质紊乱；适量输全血和血浆，以纠正低蛋白血症。

②术前有黄疸者，应注意保肝治疗，并控制因黄疸导致的凝血机制障碍。

③有糖尿病或其他并发症者，应给予适当治疗，待症状得到控制后方可手术治疗。麻醉宜采用气管内插管静脉复合麻醉或持续硬膜外麻醉。

（4）手术注意事项

①根据胰腺病变的部位与胰管扩张的程度，选择不同的手术方式。

②当不能除外胰腺肿瘤时，应进行细针穿刺活检或切取部分组织活检以明确是否恶性病变。

③对胰管内结石，应尽量清除，做到充分减压。

④行保留十二指肠的胰头切除术时，应保留十二指肠旁 3～5mm 厚的一层完整胰腺组织。

⑤胰腺残端、胰管边缘的出血，应用细丝线缝合。

⑥手术后均应放置引流物。

（5）术后处理

①禁食并胃肠减压，待肠鸣音恢复后，拔除胃管，进少量高热量、低脂流食。

②维持水、电解质平衡，补充足够的热量和维生素。必要时可用胃肠外营养。

③如无胰瘘，腹腔引流一般在手术 3～5 天后拔除。

④治疗并存的糖尿病。

# 第三节　胰腺囊性肿瘤

胰腺囊性病变仅占全部胰腺肿物的 5%，大致可分为先天性真性囊肿、获得性囊肿、血管瘤性囊肿以及增生性囊肿四大类。其中属于增生性囊肿的胰腺囊性肿瘤发病率仅次于胰腺腺癌。随着现代影像学技术的进步，被检出的无症状胰腺囊性肿瘤越来越多见。

【诊断标准】

1. 临床表现

（1）症状和体征　常无明显症状，部分患者可表现为间断腹痛，或伴有腹胀、上腹不适等。绝大多数患者无阳性体征。

（2）实验室检查　实验室检查常无异常结果。

（3）影像学检查

①B 超检查：先天性囊肿一般较小，常伴有肝肾等多发囊肿；储留性囊肿多为沿主胰管或其分支处出现单房性无回声区；退行性囊肿多见于老年人。

②CT 和 MRI 检查：显示囊性肿瘤的特点及其与周围器官的关系，了解胰腺的情况。

2. 诊断要点

常见的胰腺囊性肿瘤包括浆液性囊腺瘤、黏液性囊腺瘤、导管内乳头状瘤和实性假乳头状瘤，首先需要和胰腺假性囊肿鉴别，因为两者处理原则完全不同。胰腺囊性肿瘤鉴别要点如下所述。

（1）浆液性囊腺瘤　80%为老年女性，可分布于胰腺各个部位。CT、MRI 影像表现为囊肿呈多房表象，由多个小的囊肿构成，囊肿中心可有星状钙化，囊肿不与胰管相通。囊液化验淀粉酶和 CEA 水平均正常。

（2）黏液性囊腺瘤　95%为中年女性（平均约 50 岁），95%位于胰体尾部。CT、MRI 影像表现为体积较大且有分隔的囊肿，囊肿壁厚且不规则，囊肿内有时可见实性成分及边缘蛋壳样钙化，囊肿极少与胰管相通。囊液化验淀粉酶水平正常，CEA 常常升高。

（3）导管内乳头状瘤　老年男性多见，女性少见，也有报道发病性别无差异。CT、MRI 影像表现为边界不清的多囊肿物，呈分叶状，伴有主胰管或分支胰管扩张，囊肿与胰管相通。囊液化验淀粉酶和 CEA 水平均升高。导管内乳头状瘤仅影响分支胰管称为分支胰管型；累及主胰管称为主管型；两者均累及称为混合型。行胃十二指肠镜检查时，在肥大的鱼嘴样开口的乳头内见到黏液溢出，则诊断几乎能够确定。

（4）实性假乳头状瘤　年轻女性多见（20～30 岁），可分布于胰腺各个部位。CT、MRI 影像表现为肿瘤常常很大（平均 13cm），圆形，境界清楚，其内多有血或坏死。

（5）胰腺假性囊肿　发病无性别差异，多伴有急性胰腺炎或慢性胰腺炎病史。CT、MRI 影像表现为囊肿较大，囊壁较厚，胰腺实质萎缩，可伴有钙化，囊肿多与胰管相通。囊液化验淀粉酶水平很高，CEA 正常。

此外，胰腺囊性肿瘤存在恶变可能，还应尽量通过各项检查予以鉴别。

【治疗原则】

手术切除是胰腺囊性肿瘤唯一的治疗方法。根据临床发病特点及影像学检查特征可以对胰腺囊性肿瘤类型做初步诊断并据此决定处理方式。由于胰腺囊性肿瘤往往意外发现，无临床症状，因此治疗决策要综合考虑手术适应证与患者状况。

浆液性囊腺瘤直径＞6cm 并有相关症状者应采取手术治疗；黏液性囊腺瘤一经发现均建议手术治疗，对于部分直径＜3cm 的病例，可慎重选择观察随访；对于导管内乳头状瘤，主胰管型均建议手术治疗，分支胰管型且直径＜3cm 可观察；实性假乳头状瘤一经发现均建议手术。

对于黏液性囊腺瘤和导管内乳头状瘤来说，两者均具有恶变可能。恶变的高危征象包括囊肿内含有 CT 或 MRI 检查有强化的实性成分、主胰管直径≥10mm。可疑恶变的征象包括囊肿直径≥3cm，囊壁增厚并强化，囊壁结节，主胰管直径为 5～9mm，主胰管直径突然改变伴远端胰腺萎缩，淋巴结肿大。黏液性囊腺瘤和导管内乳头状瘤如有以上征象，应积极手术治疗。

在除外恶变的前提下，病变位于胰体尾者可做胰体尾加脾切除术，位于胰头者可行胰十二指肠切除术。如技术力量许可，可以考虑行保留脾脏的胰体尾切除术、保留十二指肠的胰头切除术、胰腺中段切除术等保留胰腺功能的手术。如果术前及术中难以判断囊性肿瘤是否恶变，可术中行冰冻病理检查。对于已经确认恶变或高度怀疑恶变的胰腺囊性肿瘤，按胰腺恶性肿瘤处理。

# 第四节　胰腺神经内分泌肿瘤

神经内分泌肿瘤是一类起源于干细胞且具有神经内分泌标记物、能够产生生物活性胺和(或)多肽激素的肿瘤。神经内分泌肿瘤可发生于胃、小肠、结肠、直肠、胰腺等部位，其中胰腺是最常见的发生部位。

胰腺神经内分泌肿瘤按其是否分泌生物活性物质分为两大类，一类肿瘤能够分泌激素并产生相应的临床症状，称为功能性胰腺神经内分泌肿瘤；另一类不分泌激素或可能分泌一些不导致临床症状的激素，称为无功能性胰腺神经内分泌肿瘤。

【诊断标准】

1. 临床表现

(1) 功能性胰腺神经内分泌肿瘤　此类肿瘤约占胰腺神经内分泌肿瘤的 10%，其临床表现往往与其分泌的激素类型有关。患者往往因为肿瘤分泌的激素产生相应症状就诊，而体征上因为肿瘤往往较小，因此多无阳性体征。基于分泌激素的类型不同，常见功能性胰腺神经内分泌肿瘤有以下几种。

①胰岛素瘤：此为最常见的功能性胰腺神经内分泌肿瘤，多数直径为 1～2cm，恶性少见，10%患者多发。肿瘤起源于胰腺 B 细胞，分泌胰岛素，患者典型表现为 Whipple 三联征：a. 低血糖症状、昏迷及精神神经症状，空腹或劳动后发作；b. 低血糖症状发作时血糖低于 2.8mmol/L；c. 口服或静脉注射葡萄糖后，症状可立即消失。也可通过实验室检查血胰岛素、C 肽等协助诊断。

②胃泌素瘤：肿瘤来源于胰腺 γ 细胞，分泌胃泌素，其典型临床表现为经久不愈的消化性溃疡，肿瘤多数直径>2cm，60%～90%为恶性。

③胰高血糖素瘤：肿瘤来源于胰腺 α 细胞，分泌胰高血糖素，典型临床表现为糖尿病、皮肤坏死性游走性红斑；空腹血糖>1000pg/dl 可以确诊。肿瘤多为恶性。

其他还有血管活性肠肽瘤、生长抑素瘤等。

(2) 无功能性胰腺神经内分泌肿瘤　胰腺神经内分泌肿瘤中 90%为无功能性，常常为无意中发现，无明显症状和体征；也可能因肿瘤增大，产生腹痛、腹胀等非特异性症状就诊。

2. 诊断要点

功能性胰腺神经内分泌肿瘤根据临床表现和实验室检查可以做出定性诊断。其和无功能性胰腺神经内分泌肿瘤需要多种影像学手段综合检查以明确定位。

(1) 超声检查　包括内镜超声和术中超声，主要表现为边界清晰的圆形或椭圆形低回声占位，有高回声包膜并且肿瘤富血供。

(2) CT 检查　功能性胰腺神经内分泌肿瘤表现为实性肿物，体积较小，平扫时与正常胰腺实质呈等密度，强化后肿瘤早期明显强化，呈环状强化。无功能性胰腺神经内分泌肿瘤多呈囊实性，实性部分可有强化，囊性部分无强化，可见钙化，囊性成分多由肿瘤内部液化坏死导致，有时易与胰腺囊性肿瘤混淆。

（3）MRI 检查　T1 相表现为等低信号，T2 相表现为高信号，DWI 上均表现为高信号，增强后动脉期明显强化。

其他检查还包括生长抑素受体闪烁成像、PET/CT 等，在有条件的医院可以进行。

【治疗原则】

胰腺神经内分泌肿瘤具有恶性倾向，一旦发现，绝大多数情况下应尽量选择手术治疗。但是对于偶然发现的、无症状的、体积较小的神经内分泌肿瘤，是否均应手术切除和可否随访观察，目前尚无定论。影响手术决策的因素包括肿瘤的性质、部位、大小、数量；肿瘤与主胰管、胆管的关系；有无转移等。针对无转移的胰腺神经内分泌肿瘤，主要手术方式如下所述。

（1）胰腺肿瘤剜除术　适用于良性，体积较小（＜2cm），无淋巴结转移，肿瘤距离主胰管＞2～3mm 的病例。

（2）中段胰腺切除术　适用于良性，肿瘤位于胰颈、胰体部，体积较大，与主胰管关系密切的病例。

（3）胰体尾切除术　适用于肿瘤位于胰腺体尾部，肿瘤体积较大，与主胰管关系密切的病例。根据肿瘤性质及自身技术条件决定是否保留脾脏。

（4）胰十二指肠切除术　适用于胰头部肿瘤，肿瘤体积较大并且与胆管、胰管关系密切的病例。根据肿瘤性质及自身技术条件决定是否保留幽门或行保留十二指肠的胰头切除术。

（5）保留或不保留脾脏的全胰腺切除术　适用于肿瘤累及全胰腺的病例。

对于发生转移的胰腺神经内分泌肿瘤，应该采取包括手术、化疗、放疗、生长抑素治疗、介入治疗等在内的综合治疗。

# 第五节　胰　腺　癌

胰腺癌是一种较为常见的恶性肿瘤，发病率有逐渐升高的趋势。40 岁以上好发，男性比女性多见。胰腺癌的恶性程度很高，5 年生存率不足 10%。

【诊断标准】

1. 临床表现

（1）症状和体征

①黄疸：胰头癌常首先出现梗阻性黄疸，黄疸呈进行性加重。

②腹痛：胰腺癌常有腹部隐痛不适，可在进食后或平卧时加重，可牵涉腰背部痛。一旦出现腹部及腰背部痛，多表明肿瘤已侵犯腹膜后。

③消瘦：消瘦和体重下降可为最早期的症状，也可有食欲不振等消化道症状。

④体检：半数以上胰头癌患者体检可摸到肿大的胆囊；晚期个别患者在上腹部可触及肿物；有腹水者可出现移动性浊音。

（2）实验室检查

①胰头癌伴梗阻性黄疸，肝功能检查多有异常，总胆红素、直接胆红素升高，各项转氨酶升高。

②部分患者可以血糖升高为首发表现。

③肿瘤标记物 CA19-9 常可升高。

(3)影像学检查

①X 线钡餐造影：50%胰头癌患者有十二指肠曲增宽，仅 3%~5%的患者在十二指肠降部可出现"倒 3 征"。

②B 超检查：可了解肿物部位、大小以及肝内外胆管、胰腺情况，了解有无转移。

③CT 检查：强化 CT 是胰腺癌最为重要的检查手段，一方面有助于明确临床诊断，另一方面可了解肿瘤和周围组织器官及大血管的关系，了解有无远处转移，对手术治疗有重要指导价值。

④MRI 和 MRCP 检查：可与 CT 互为补充，可更清晰地显示胆道和胰管梗阻受累情况；对于肝转移的检出，比 CT 具有优势。

⑤ERCP 检查：对于胰头癌病例，随着 CT、MRI 检查的广泛应用，ERCP 的诊断价值越来越小，其主要作用是置入胆道支架引流胆道，缓解梗阻性黄疸。目前 ERCP 胆道支架置入多用于胰头癌术前减黄或无法手术病例的减黄姑息治疗。

⑥PTCD 检查：与 ERCP 相同，对于胰头癌的诊断价值较小，主要作用是引流胆道、缓解黄疸。

⑦胰腺穿刺活检：可在超声或 CT 引导下经皮穿刺进行，也可在超声内镜引导下进行，目的是得到病理学诊断。

其他还包括 PET/CT 等检查。

2. 诊断要点

根据症状、体征和典型的影像学检查，做出临床诊断一般并不困难。胰头癌需与下段胆管癌、壶腹癌、十二指肠乳头癌以及不典型的胰腺炎相鉴别。术后病理或穿刺活检病理诊断是最终诊断。

【治疗原则】

手术治疗虽然切除率及远期生存率均不高，但仍然是争取延长患者生命的唯一途径。术后根据病理结果进行化疗。目前常用化疗药物包括吉西他滨、5-FU、紫杉醇(白蛋白结合型)、替吉奥、奥沙利铂等。放疗用于不能切除的胰腺癌。条件许可的，对于不能手术切除的胰腺癌可以植入放射性粒子行组织间放疗或行术中放疗。术前减黄措施依据黄疸程度，可以经皮经肝穿刺或 ERCP 下置入支架。

1. 手术选择

(1)胰十二指肠切除术　适用于胰头癌，切除范围为胰腺头部、胃远端、十二指肠全部、空肠上端 10cm 和胆总管远侧 1/2，胆囊一般不予保留；然后行胰肠吻合、胆肠吻合和胃肠吻合。

(2)全胰十二指肠切除术　适用于胰头及胰腺体尾多发癌。

(3)胰腺体尾切除术　适用于胰腺体尾癌，一般连同脾脏一并切除，然后行胰腺残端缝合或吻合器封闭。

(4)内引流术　适用于无法切除却已有严重黄疸、十二指肠梗阻者，或病情危重不能耐受大型手术者。根据情况可行胆总管空肠吻合、胆囊十二指肠吻合或胆囊空肠吻合、胃空肠吻合等。

(5)对不能切除的病变，可在行各类引流手术的同时，进行放射性粒子植入或术中放疗。

2. 手术注意事项

术中探查明确病灶大小、范围、确切部位，与周围组织器官尤其是肠系膜上血管之粘连是否严重、是否能切除肿瘤，并力争活检病理确诊。

3. 术后处理

除一般性处理外，手术近期应注意维持生命体征的稳态，维持心血管、肺功能、肾功能、凝血机制等的正常状态，以防止多系统功能衰竭。术后应用制酸剂、生长抑素等以抑制胃酸及其他消化液及胰腺外分泌液的产生，从而减少应激性溃疡及胰瘘、胆瘘的发生。同时注意水、电解质平衡及营养的补充。

4. 术后辅助性放化疗

术后患者可单独应用 5-FU 或吉西他滨化疗与放疗联合应用。

5. 不能切除又伴有顽固性疼痛者

需给予对症治疗，如药物阶梯镇痛、体外放疗或神经节毁损等，以缓解疼痛，改善生活质量。

（李昂　李非）

# 第二十三章 脾 疾 病

## 第一节 脾 破 裂

脾破裂是最常见的腹部实质性脏器损伤，常造成大出血；单纯脾破裂的死亡率为 10%；如伴有多发病死亡率达 15%～25%。脾破裂按损伤原因可分为创伤性、医源性和自发性脾破裂三类。

【诊断标准】

1. 临床表现

(1) 穿透伤往往伴有邻近器官(如胃、肠、膈肌、胸膜、肺等)损伤。

(2) 闭合伤常伴有左下胸肋骨骨折。

(3) 医源性损伤多由胃或左半结肠手术中过分牵拉胃脾韧带或脾结肠韧带所致；纤维结肠镜强行通过结肠脾曲、心肺复苏时猛烈的胸外按压以及左季肋部穿刺也偶可伤及脾脏。

(4) 自发性破裂发生于病理性肿大的脾脏，如肝硬化、疟疾、血吸虫病或造血和淋巴系统恶性疾病时。

2. 诊断要点

(1) 有开放性或闭合性腹部外伤史或有病理性脾肿大而可能导致自发性脾破裂。

(2) 有面色苍白、四肢湿冷、脉搏细速、血压降低等急性内出血或失血性休克表现。

(3) 有腹痛、肌紧张等急性腹膜炎的症状和体征；部分闭合性脾破裂患者或自发性脾破裂患者仅有上腹或左上腹胀痛和疼痛；有时在左上腹可触及有压痛的肿块。

(4) 开放性脾破裂患者多有左胸或左上腹的伤口。

(5) 红细胞计数、血红蛋白进行性下降。

(6) 腹腔穿刺抽出不凝血的血性液体或诊断性腹腔灌洗结果呈阳性。

(7) 超声检查可发现脾破裂及腹腔内出血。

(8) 腹部 X 线检查可发现左侧膈肌抬高，运动受限；有时可显示肿大、变形、轮廓模糊的脾脏，或脾脏阴影消失；如发现左侧肋骨骨折，对诊断脾破裂也有参考价值。

(9) 对于诊断困难的病例，行选择性腹腔动脉造影、脾脏核素扫描、CT 及 MRI 检查可发现脾破裂征象，但不适用于大出血、病情危重者。

(10) 高度怀疑本病时，行剖腹探查术证实有脾破裂。

(11) 根据脾脏损伤程度，分为五级(表 23-1)。

表 23-1 脾脏损伤程度分级

| 分级* | | 伤 情 |
|---|---|---|
| I | 血肿 | 包膜下，不继续扩大，<10%表面积 |
| | 破裂 | 包膜破裂，不出血，深度<1cm |
| II | 血肿 | 包膜下，不继续扩大，10%～50%表面积或实质内血肿<5cm |
| | 破裂 | 包膜破裂，有活动性出血，深度1～3cm，未累及脾小梁血管 |

| 分级* | | 伤 情 |
|---|---|---|
| Ⅲ | 血肿 | 包膜下，继续扩大，或＞50%表面积；或包膜下血肿伴破裂活动出血；或实质内血肿＞5cm 或继续扩大 |
| | 破裂 | 深度＞3cm 或累及脾小梁血管 |
| Ⅳ | 血肿 | 实质内血肿破裂伴活动性出血 |
| | 破裂 | 累及脾段或脾门血管，造成＞25%脾组织无血供 |
| Ⅴ | 破裂 | 粉碎性 |
| | 血管损伤 | 脾门血管损伤，脾脏无血供 |

*Ⅰ级和Ⅱ级的脾损伤若不止一处，应高定一级

【治疗原则】

(1) 应积极同时进行补液、输血，尽可能纠正失血性休克，预防性应用广谱抗生素。

(2) 无休克或只有容易纠正的一过性休克，影像学检查证实脾脏裂伤比较局限、表浅（Ⅰ级及部分Ⅱ级损伤），无其他腹腔脏器合并伤者，可予以非手术治疗。严密观察血压、脉搏、腹部体征、红细胞计数、血红蛋白、红细胞压积及影像学变化。

(3) 部分闭合性脾破裂病例，如生命体征平稳或仅有一过性休克、无大量活动性出血、影像学检查脾脏裂伤不严重患者，技术条件允许也可行介入栓塞治疗、栓塞脾动脉主干或分支。介入栓塞治疗后同样应严密观察血压、脉搏、腹部体征、红细胞计数、血红蛋白、红细胞压积及影像学变化。

(4) 无论是非手术治疗还是介入栓塞治疗后，临床观察中如发现有继续出血或有其他脏器损伤的，应立即手术探查。

(5) 不符合非手术治疗和介入栓塞治疗条件的病例，应尽快剖腹探查，以防延误病情。

(6) 根据病情及医疗技术条件选择开腹手术或腹腔镜手术。术中彻底查明伤情后，尽可能保留脾脏（Ⅲ级及部分Ⅳ级损伤），方法有单纯缝合(可用网膜或人工材料衬垫，以防打结时缝线切割撕裂脾实质)、用可吸收网兜(如聚乙醇酸网)聚拢裂口、部分脾切除(适用于脾下极或上极损伤)等。

(7) 脾脏Ⅴ级损伤即中心部碎裂、脾门撕裂或有大量失活组织、合并空腔脏器破裂致腹腔严重污染、高龄及多发伤情况严重需迅速手术者，应行全脾切除术。

(8) 为防止小儿日后发生脾切除术后暴发性感染，可将 1/3 脾组织切成薄片或小块埋入网膜中进行自体移植；成人则无此必要。

(9) 脾包膜下血肿和少数脾真性破裂保守治疗稳定后，发生延迟性脾破裂的，应立即行脾切除术。

# 第二节 脾脏脓肿

脾脓肿是一种较少见但致命的疾病，常为全身感染的并发症，多经血行感染。此外，脾中央型破裂、脾梗死、脾动脉结扎或脾动脉栓塞术后均可能继发感染而形成脾脓肿；感染也可从邻近器官侵入。此外，脾功能亢进、粒细胞缺乏症、异常血红蛋白病可能为易感

因素。脓肿可为单发或多发，其致病菌常为葡萄球菌、链球菌、肠球菌、大肠埃希菌等，结核杆菌和放线菌也可成为致病菌；免疫抑制患者可能会出现真菌感染，其中典型的为假丝酵母菌感染。

【诊断标准】

1. 临床表现

脾脓肿的临床表现多不典型，包括腹痛、发热、腹膜炎、胸痛等；明确的左上腹痛比较少见，腹痛的定位常常不明确；少数患者会出现脾肿大。

2. 诊断要点

(1) 本病多来自血行感染，临床表现为寒战、高热及左上腹疼痛。

(2) 体检可发现触痛、肌紧张，并可触及肿大的脾脏。

(3) 血白细胞及中性粒细胞计数增多。

(4) X 线胸片可见左侧膈肌升高、活动受限，脾阴影增大。

(5) 影像学诊断准确率高：超声检查显示脾内多发或单发液性暗区；CT 检查显示脾内低密度灶；脾动脉造影及放射性核素扫描亦有助于诊断。

【治疗原则】

(1) 全身支持治疗　给予充分营养，纠正水及电解质平衡紊乱；高热时给予物理降温，疼痛及呕吐给予对症处理；必要时给予多次小量输血或血浆。

(2) 抗生素治疗　首先选用广谱抗生素及抗厌氧菌抗生素。若有条件行脓液细菌培养或血培养检查，则根据细菌培养及抗生素敏感测试结果选用有效的抗生素。

(3) 单发脾脓肿可行超声或 CT 引导下的穿刺引流术。

(4) 穿刺引流失败或效果不佳，或多发脾脓肿，及早行包括脓肿在内的脾脏切除术，术后留置左上腹引流；对于脾脏周围粘连严重、行脾切除术困难者，或全身情况差不能耐受者，可行脾脓肿切开引流术。

# 第三节　脾　囊　肿

脾囊肿是脾脏组织的瘤样囊性病变，临床上可分为寄生虫性囊肿和非寄生虫性囊肿。中青年多见，非寄生虫性脾囊肿以青少年多见。寄生虫性囊肿以包虫病囊肿最多见。在非寄生虫性脾囊肿中，可分为真性和假性两种：真性囊肿有皮样囊肿、淋巴管囊肿等；假性囊肿可以为损伤后陈旧性血肿或脾梗死后局限性液化形成。

【诊断标准】

1. 临床表现

小的囊肿可无临床症状，常在体检 B 超检查时发现；当囊肿块增大，压迫和刺激邻近脏器时才产生器官受压症状：以左上腹不适或隐痛最多见，有时亦可累及脐周或放射至右肩及左腰背部；如果压迫胃肠道，可有腹胀、恶心、呕吐或消化不良、便秘等。脾上极囊肿可致膈肌上升，出现咳嗽、呼吸困难、心律失常等症状。多数患者在左上腹或肋下可触及光滑肿物。

2. 诊断要点

(1) 较大的脾囊肿可表现为脾肿大、左上腹压迫性不适感或消化不良等症状。

(2) 左上腹可触及随呼吸而上下移动的圆形肿块。

(3) 超声波检查可见脾区内有液性囊性病变；行脾脏核素扫描、CT、MRI 及选择性腹腔动脉造影检查可显示脾脏内边界清晰的占位病变。

(4) 假性囊肿及脾包虫囊肿壁钙化时，X 线平片上可显示环行钙化影。

【治疗原则】

(1) 小的非寄生虫性囊肿不需要治疗，可定期复查。

(2) 大的脾囊肿可根据情况行囊肿摘除术、脾节段切除术或脾切除术。

(3) 对于脾脏粘连严重、囊肿合并化脓性感染的个别病例，偶可行脾囊肿切开引流术或袋形手术。

(4) 怀疑脾包虫性囊肿时可行囊肿切除术，摘除前应吸尽囊液并以 10% 的甲醛溶液浸泡囊腔，杀灭头节。注意不要使囊液外漏。囊肿不易分离时应行脾切除术。

# 第四节 脾脏肿瘤

原发性脾脏肿瘤较少见，分为良性、原发恶性和转移性肿瘤三类。良性脾肿瘤中血管瘤最常见，淋巴管瘤和错构瘤次之，恶性肿瘤多为肉瘤。

【诊断标准】

1. 临床表现

临床表现不典型，病程早期可无任何临床症状。随着病情的发展，可出现有以下表现。

(1) 左上腹肿块及其造成的压迫症状。

(2) 恶性肿瘤患者常有发热、消瘦、乏力、贫血及远处脏器转移症状。

(3) 脾功能亢进。

(4) 肿瘤自发性破裂导致的急性腹膜炎及休克症状。

2. 诊断要点

(1) 小的良性肿瘤可无症状或体征；巨型者表现为脾肿大、左上腹疼痛或不适、肿物压迫引起的消化道症状，左上腹可触及光滑的圆形肿物。

(2) 脾脏恶性肿瘤可表现为脾脏迅速增大，质硬、表面凸凹不平，可有压痛；常伴有肿瘤引起的贫血、乏力、消瘦等消耗性症状。

(3) 脾动脉瘤破裂者可表现为急腹症及失血性休克。

(4) 脾脏转移性肿瘤尚有原发肿瘤的临床表现。

(5) X 线钡餐检查可见胃、结肠等被推压的征象；B 超、CT、MRI、选择性腹腔动脉造影、核素扫描等影像学检查可发现脾脏占位性病变，并可显示脾脏肿物与邻近脏器的关系。

【治疗原则】

(1) 脾脏良性肿瘤应行脾切除术；疑为脾血管瘤时严禁行脾脏穿刺活检。

(2) 脾脏恶性肿瘤可行脾切除术，并根据病理检查结果辅以放疗或化疗，以及免疫治疗和中医药治疗。

(3) 脾脏发生转移性肿瘤者应属疾病晚期，常已失去外科根治手术的机会，可根据原发肿瘤的具体情况予以相应的姑息性治疗。

# 第五节 游 走 脾

脾脏脱离正常解剖位置而位于腹腔的其他部位者，称为脾脱垂或异位脾；脾脏既有脱垂又能复位，呈活动或游走状者，称为游走脾。中年以上经产妇产后发病率较高，有文献报道女性发病率可高于男性13倍，儿童期也有发生。

【诊断标准】

1. 临床表现

临床表现可因病理变化的不同而有很大差别，但主要取决于脾蒂有无扭转和扭转的程度。患者可以没有明显的症状，或者可出现邻近脏器被牵扯或其脱垂所在周围器官被压迫的症状。如游走脾本身发生扭转则可产生不同的表现。通常如脾周围无粘连而脾活动度大时，患者可无明显的自觉症状，但也可能发觉腹内有能移动的肿物，重者可感左上腹有不适或疼痛，卧床时消失，起立时加重。牵扯症状主要涉及胃部，可有恶心、呕吐、胀闷和嗳气等现象。压迫症状则视其被累及器官而异：压迫肠道者可引起急、慢性机械性梗阻症状；压迫盆腔者可有里急后重，排便不畅或便秘症状；膀胱或子宫受压者可有排尿困难或月经不调等症状。脾蒂扭转的快慢和程度对症状的影响很大：急性扭转多因突然体位变换、外伤、妊娠晚期等诱发，可产生剧烈腹痛并伴恶心、呕吐等消化道症状，甚至出现休克状态；但慢性不完全性扭转可以没有自觉症状或仅有轻微腹痛。

2. 诊断要点

(1) 腹部游走性肿块；有时可出现左上腹闷胀不适或隐痛，立位时加重，平卧时消失。

(2) 急性脾蒂扭转时可表现为急腹症。

(3) 腹部检查可扪及似脾脏外形的肿块，可在较大范围内自由推动，并能复位到正常脾脏的位置。

(4) 超声波检查、核素扫描、CT、MRI或选择性腹腔动脉造影检查都有助于诊断。

【治疗原则】

(1) 对无任何症状的患者，应向其交代发生蒂扭转及脾梗死的可能，并试行手法复位。在移位脾被还纳回左上腹脾窝后，以腹带稍加压力外固定。这种方法对体态消瘦者可暂时有效，但易复发。

(2) 育龄期妇女为防止增加子宫诱发脾破裂或增加脾蒂扭转机会，应积极手术切除脾脏。盆腔部位游走脾亦应切除，以减少并发症可能。

(3) 急性脾蒂扭转时，需行急诊脾切除术。

# 第六节 脾 动 脉 瘤

脾动脉瘤是内脏动脉瘤中最常见的动脉瘤，占腹腔内脏动脉瘤的50%以上。脾动脉瘤总体发病率较低，不易诊断，故大多未被引起注意，仅仅在做影像学检查时意外发现。

【诊断标准】

1. 临床表现

脾动脉瘤多不具有明显症状，主要症状包括上腹部疼痛、阵发性绞痛、恶心、呕吐、脾大甚至肠梗阻。约 10% 的病例可触及肿块，6% 有搏动感和猫喘音。部分患者以动脉瘤破裂为首发症状，可以破裂到胃肠道或腹腔内。脾动脉瘤破裂后的症状包括上腹部剧痛、左肩部放射痛和左肋缘下的腹壁触痛，同时还伴有恶心、呕吐和其他的出血表现。脾动脉瘤还可与门静脉系统形成内瘘，引起腹水、肝脾肿大等门静脉高压症表现。

2. 诊断要点

(1) 多发生于妇女尤其是多次妊娠者；多数无症状，部分患者可有左上腹疼痛，并向左肩胛区放射。

(2) 偶可触及左上腹搏动性肿块。

(3) X 线腹平片　脾动脉瘤起病隐匿，故绝大多数患者是在非针对性的腹部摄片检查中偶尔发现患有此疾。典型征象是左上腹曲线样或环形的钙化影。

(4) B 超检查　超声检查可发现典型的动脉瘤表现，在囊性的暗区内存有血流。彩色 Doppler 能进一步明确血管内血流速度和是否存有栓塞现象。

(5) CT、MRI 检查　可帮助识别肿瘤与毗邻脏器的关系，为手术提供极大方便。

(6) 脾动脉造影　动脉造影仍然是诊断内脏动脉瘤的"金标准"：可揭示动脉瘤的确切位置，帮助判别是否存有其他动脉瘤。当动脉瘤位于大血管主干时，造影压力和流速应相应减小，以防动脉瘤破裂。

【治疗原则】

(1) 脾动脉瘤最理想的治疗方法是在动脉瘤未破裂前行手术治疗　有症状、体征，患有该病的孕妇或即将妊娠的妇女，瘤体已破裂等是手术治疗的绝对指征。如瘤体直径≥3cm，由于发生破裂的风险很大，即使没有症状，也应积极手术治疗；对部分直径＜3cm 的无症状脾动脉瘤且脾脏不大者可严密随访观察，如有增大趋势，应果断予以手术治疗。

(2) 随着介入放射诊断治疗技术的进展，绝大多数脾动脉瘤可以通过介入手术治疗　介入手术方式以栓塞治疗为主，其他还包括覆膜支架置入等。与外科手术相比，介入手术效果相同，且具有创伤小、恢复快的优点，适用于破裂或未破裂的脾动脉瘤。介入治疗后，如发现动脉瘤复发或栓塞不完全，可再次介入治疗。

(3) 外科手术切除　根据脾动脉瘤的发生部位决定手术方式：如单纯瘤体行近、远段动脉结扎术、动脉瘤切除、脾动脉重建术、脾动脉瘤与脾脏切除术等；如瘤体与胰体尾紧密粘连，行近、远段动脉结扎亦存在困难，强行分离容易引起大出血，可考虑行动脉瘤连同胰体尾及脾脏的联合切除；如脾动脉瘤与门静脉间有内瘘，应在阻断瘤体血供后予以切开，修复瘘口后，再切除瘤体；门静脉高压症并有脾动脉瘤，除了处理动脉瘤外，还需治疗门静脉高压症的并发症，如行门奇静脉断流术、脾肾静脉分流术等。

# 第七节　脾　梗　死

引起脾梗死的疾病常为二尖瓣疾病、骨髓增生性疾病、动脉炎、脾动脉瘤、动脉硬化等疾病。当有门静脉高压等导致的脾肿大时，更易出现脾梗死。

脾梗死的病理学变化为贫血性梗死。在脾淤血时，贫血性梗死病灶周围有出血带。梗死的病灶常为多发，表现为尖端朝向脾门的楔状分布。有时脾梗死还可伴发脾内出血。

【诊断标准】

1. 临床表现

可以无临床症状，亦可以引起左上腹痛。小范围的脾梗死可表现为低热、血白细胞泛数增多而无疼痛症状；范围广泛的脾梗死可突发左上腹疼痛，向左肩放射并伴高热。如果伴有纤维性脾周围炎者，听诊可闻及脾区摩擦音。

2. 诊断要点

(1) 常继发于镰形红细胞性贫血、慢性粒细胞性白血病、骨髓纤维化、亚急性细菌性心内膜炎、心房纤颤等可引起动脉栓子的疾病。

(2) 小范围的脾梗死可表现为低热、血白细胞增多而无疼痛症状；范围广泛的脾梗死可突发左上腹疼痛，向左肩放射并伴高热。

(3) 伴有纤维性脾周围炎者，听诊可闻及脾区摩擦音。

(4) 梗死区坏死后可形成假性囊肿，也可继发脾脓肿。

(5) B 超、CT、MRI 等影像学检查支持脾梗死的诊断。

【治疗原则】

(1) 一般处理　包括吸氧、止痛，如静脉注射罂粟碱解除脾痉挛等。

(2) 溶栓　起病 6 小时内可予尿激酶 100 万～150 万单位静脉滴注，然后采用肝素或华法林抗凝治疗，总疗程 2～3 个月。

(3) 手术治疗　对脾梗死面积较大，并发脾内大出血、脾破裂、失血性休克、脾脓肿者，应尽早行脾切除术。

(4) 脾梗死一般以保守治疗为主，继发脾脓肿时需行脾切除术。

(5) 由镰形红细胞性贫血、骨髓纤维化等引起的脾梗死，由于脾区有严重、持续疼痛，或脾梗死反复发作，亦需行脾切除术。

（李昂　李非）

# 第二十四章　上消化道出血

上消化道出血是指屈氏韧带以上的消化道(包括食管、胃、十二指肠、胆道和胰腺等)病变引起的出血，临床表现为呕血和(或)黑便。上消化道大出血是指一次出血量超过全身总血量的 20%，此时可伴急性周围循环衰竭甚至器官功能障碍，这是临床常见的危及生命的急症。

引起上消化道出血的疾病很多，包括食管炎、食管癌、食管物理和化学损伤等食管疾病；消化性溃疡、胃泌素瘤、胃癌、Dieulafoy 病变、胃黏膜脱垂、急性胃扩张、胃扭转、膈裂孔疝、十二指肠憩室炎、急性糜烂性十二指肠炎，以及胃大部切除术后吻合口溃疡等胃十二指肠疾病；门静脉高压症引起的食管胃底静脉曲张破裂或门脉高压性胃病、左侧门静脉高压症导致的胃底静脉曲张破裂出血；胆道出血、胰腺疾病累及十二指肠、动脉瘤破入食管、胃或十二指肠，纵隔肿瘤或脓肿破入食管等上消化道邻近器官的疾病；过敏性紫癜、遗传性出血性毛细血管扩张、弹性假黄瘤、血友病、血小板减少性紫癜、白血病、弥散性血管内凝血、尿毒症、结节性多动脉炎、系统性红斑性狼疮、急性感染流行性出血热、钩端螺旋体病、急性胃黏膜病变等全身性疾病。其中，临床上最常见的病因是消化性溃疡、食管胃底静脉曲张破裂、急性胃黏膜病变、胃癌和胆道出血。常见的上消化道大出血多为累及较大血管的出血，包括侵蚀血管的消化性溃疡、食管胃底静脉曲张破裂和侵蚀大血管的恶性肿瘤等。

【诊断标准】

1. 临床表现

(1)呕血和黑便　呕血和黑便是上消化道出血的特征性表现，上消化道大量出血之后，均有黑便。一般来说，幽门以上出血常伴有呕血；若出血量较少、速度慢亦可无呕血。幽门以下出血表现为黑便，但出血量大、速度快，可因血液反流入胃腔引起恶心、呕吐而表现为呕血。呕血多为咖啡渣样，如出血量大且未经胃酸充分混合即呕出，则为鲜红或有血块；出血量少时表现为黑色成形的黑便，出血相对较多时表现为具有"稀、黏、黑、亮"四个特点的柏油样便；当出血量大，血液在肠内推进快，粪便可呈暗红甚至鲜红色。

(2)失血性周围循环衰竭　出血量>400ml 时，可表现为头昏、心慌、出汗、乏力、口渴；当失血量>800ml 时，上述症状显著，并出现晕厥、肢体冷感、心率加快、血压偏低等，严重者呈休克状态。

(3)发热　上消化道大量出血后，多数患者在 24 小时内出现低热，持续 3～5 天后降至正常。发热原因可能与分解产物吸收、体内蛋白质破坏和周围循环衰竭导致体温调节中枢功能障碍有关。

(4)贫血和血常规变化　急性大量出血后均有失血性贫血；但是在出血的早期，血红蛋白浓度、红细胞计数与血细胞压积无明显变化。出血后，组织液渗入血管内，使血液稀释，一般需经 3～4 小时以上才出现贫血，出血 24～72 小时后血液稀释到最大限度。贫血程度除取决于失血量外，还和出血前有无贫血基础、出血后液体平衡状况等因素有关。急性出血患者为正细胞正色素性贫血；出血后骨髓有明显代偿性增生，可暂时出现大细胞性贫血，慢性失血则表现为小细胞低色素性贫血。急性出血 24 小时内网织红细胞即见增高，出血停止后逐渐降至正常。

上消化道大量出血 2～5 小时后，白细胞计数轻至中度升高，出血停止后 2～3 天恢复正常。但肝硬化患者如同时有脾功能亢进，则白细胞计数可不增高。

（5）氮质血症　上消化道大量出血后，由于大量血液蛋白质的消化产物在肠道吸收，血中尿素氮浓度可暂时增高，称为肠源性氮质血症。一般在出血后数小时血尿素氮开始上升，24～48 小时可达高峰，3～4 日后降至正常。

2. 诊断要点

（1）上消化道出血诊断的确立　根据呕血、黑便和失血性周围循环衰竭的临床表现，呕吐物、胃管抽吸物、粪便隐血试验呈强阳性，血红蛋白浓度、红细胞计数及血细胞压积下降的实验室证据，同时排除口、鼻、咽喉部出血和咯血等原因，以及进食动物血、炭粉、铁剂或铋剂等引起的黑便，可作出上消化道出血的诊断。

（2）出血严重程度的估计　成人每日消化道出血 5～10ml，粪便隐血试验阳性；每日出血量 50～100ml 可出现黑便；胃内积血量在 250～300ml 可引起呕血；一次出血量不超过 400ml，一般不引起全身症状；出血量超过 400ml，可出现头昏、心慌、乏力等全身症状；短时间内出血量超过 800ml，可出现周围循环衰竭表现。

急性大出血时评估出血严重程度最有价值的指标是周围循环衰竭的临床表现：如果患者由平卧位改为坐位时出现血压下降（下降幅度大于 15～20mmHg）、心率加快（上升幅度大于 10 次/分），已提示血容量明显不足；如收缩压低于 90mmHg、心率大于 120 次/分，并伴有面色苍白、四肢湿冷、烦躁不安或神志不清则已进入休克状态，属严重大量出血，需积极抢救。

呕血与黑便的频度与量对出血量的估计也有一定帮助，但由于出血大部分积存于胃肠道，且呕血与黑便分别混有胃内容物与粪便，因此不可能据此对出血量作出精确的估计。此外，血常规检验的变化在急性失血后不能立即反映出来，而且检验值还受到出血前有无贫血的影响，因此也只能提供参考。

（3）出血是否停止的判断　上消化道大出血经过恰当的治疗，可于短时间内停止出血。肠道内积血需经数日才能排尽，故不能以黑便作为判断指标。临床上出现下列情况应考虑继续出血或再出血。

①反复呕血，呕吐物由咖啡色转为鲜红色，或胃管抽出物有较多新鲜血，或黑便次数增多、粪质稀薄并转为暗红血便，伴有肠鸣音亢进。

②经充分补液、输血，周围循环衰竭的表现未见明显改善，或虽暂时好转而又恶化。

③血红蛋白浓度、红细胞计数与血细胞压积继续下降，网织红细胞计数持续增高。

④补液与尿量足够的情况下，血尿素氮持续或再次增高。

（4）出血的病因诊断　病史、症状与体征可为出血的病因诊断提供重要线索，但确诊出血的原因与部位需进一步行辅助检查。

①溃疡病导致的出血常有典型的溃疡病史，或 X 线检查证明有胃、十二指肠溃疡病史；食管胃底静脉曲张破裂出血可有肝炎、血吸虫病或酗酒病史，体检时可发现蜘蛛痣、肝掌、腹壁静脉曲张、肝脾肿大、腹水、黄疸，血常规和肝功能试验结果异常；急性胃黏膜病变

者有酗酒，使用非甾体类抗炎药物、肾上腺皮质激素，创伤或手术史；胃、十二指肠肿瘤患者可有肿瘤引起的消瘦、乏力、贫血等症状；胆道出血者常有肝内局限性感染、肝癌、肝血管瘤以及肝外伤病史，并周期性出现胆绞痛、高热、黄疸，体检发现胆囊肿大。需要指出，上消化道出血患者即使确诊为肝硬化，不一定都是食管胃底静脉曲张破裂出血，约有 1/3 患者的出血源于消化性溃疡或门脉高压性胃病，故应做进一步检查，以确定病因诊断。

②胃镜检查是目前诊断上消化道出血病因的首选检查方法，多主张在出血后 24～48 小时内进行，可提高出血病因诊断的准确性。对怀疑肝硬化静脉曲张破裂出血或者出现高危征象的患者，应在出血 12 小时内行急诊胃镜检查。急诊胃镜检查可确定其出血部位，判断是否继续出血或估计再出血的危险性，并可同时进行内镜止血治疗。检查前需先纠正休克、补充血容量；如有大量活动性出血，可先插胃管抽吸胃内积血，并用生理盐水灌洗，以免积血影响观察。

③选择性腹腔动脉造影、放射性核素扫描、胶囊内镜及小肠镜检查等主要适用于不明原因的消化道出血。由于胃镜检查已能彻底搜寻十二指肠降段以上消化道病变，故上述检查很少应用于上消化道出血的诊断。但在某些特殊情况，如患者处于上消化道持续严重大量出血紧急状态，以至胃镜检查无法安全进行或因积血影响视野而无法判断出血灶，而患者又有手术禁忌，此时行选择性腹腔动脉造影可能发现出血部位，并根据情况进行介入治疗。

④上消化道造影检查主要适用于存在胃镜检查禁忌证或不愿进行胃镜检查者，但对经胃镜检查出血原因未明，疑病变在十二指肠降段以下小肠段的，则有特殊诊断价值。检查一般在出血停止数天后进行。

(5) 再出血和死亡风险评估　临床上多采用 Rockall 评分系统来进行急性上消化道出血患者再出血和死亡危险性的评估，该评分系统将出血患者分为高危、中危和低危人群，但其变量中有内镜诊断内容，限制了在急诊诊疗中的早期应用。

在急诊治疗的早期可以应用 Blatchford 评分系统，该评分基于简单的临床与实验室检查变量，无需内镜检查结果，敏感性高，在预测治疗需求或死亡风险方面，优于 Rockall 评分。

对于肝硬化患者可以采用 Child–Pugh 分级评价肝储备功能，对预后判断具有重要的预测价值。

【治疗原则】

1. 一般急救处理

(1) 紧急评估　评估患者的意识状态，当格拉斯哥昏迷评分(GCS)＜8 分时，应当对呼吸道采取保护措施，预防窒息和误吸；评估患者是否有呼吸窘迫和末梢发绀等氧合不良的表现，如果吸氧不能改善，应及时实施人工通气支持。

(2) 一般处理　卧位休息，吸氧，禁食，严密监测患者生命体征，留置中心静脉管、导尿管和胃管，监测中心静脉压及尿量，配血等。

(3) 液体复苏　建立静脉通道进行容量复苏，常用的复苏液体包括生理盐水、平衡液、人工胶体和血液制品。通常先滴注平衡盐溶液及乳酸钠等渗盐水，血容量明显不足者可输入人工胶体或血液制品，合并感染的患者禁用或者慎用人工胶体。多数上消化道出血患者不需要输入血制品，但存在以下情况时需要考虑输血：收缩压＜90mmHg 或者较基础收缩压下降超过 30mmHg；心率＞120 次/分钟；血红蛋白＜70g/L 或血细胞压积＜25%。进行液体复苏及输血治疗需要达到以下目标：收缩压 90～120mmHg；心率＜100 次/分钟；尿量＞40ml/h；血钠＜140mmol/L；意识好转。对大量失血的患者输血达到血红蛋白 80g/L，血细胞压积 25%～30%为宜。尤其对于门静脉高压症食管胃底静脉曲张破裂出血的患者，血容量的恢复要谨慎，过度输血或者输液可能导致再出血。

(4) 血管活性药物　在积极补充血容量的前提下患者的血压仍然不能升到正常水平，可以适当使用血管活性药物。

(5) 药物治疗　药物治疗仍然是上消化道出血的首选治疗手段。对于初次发病、原因不详以及既往病史不详的患者，常采用质子泵抑制剂加静脉应用生长抑素的联合用药方案，对于大多数患者，这一方案可以迅速控制出血，最大限度地降低病死率。当高度怀疑食管胃底曲张静脉破裂出血时，在此基础上联用血管升压素和抗生素，明确病因后，再根据具体情况调整用药方案。对活动性出血、血小板计数＜50×10$^9$/L 和凝血功能较差者可同时给予血小板、新鲜冰冻血浆、纤维蛋白原和凝血酶原复合物。

2. 胃镜检查及治疗

待患者病情稍稳定，行胃镜检查以明确病因和出血部位；在患者病情允许且存在治疗指征时，可同时予以内镜治疗。

3. 动脉造影及栓塞治疗

胃镜检查后仍不能明确出血原因，且上述措施不能止血时，可在积极抗休克治疗下行选择性肠系膜上动脉、腹腔干动脉或肝动脉造影，以明确出血部位，同时可经动脉滴注止血药物，或者明胶海绵等栓塞。

4. 对病因基本明确者给予相应处理

(1) 胃十二指肠溃疡大出血　年轻人急性溃疡出血经一般急救处理出血多可自止，年龄在 45 岁以上的慢性溃疡出血者，可行胃大部切除术；如果十二指肠溃疡位置很低（靠近胆总管或已穿入胰头，强行切除溃疡会损及胆总管及胰头），则可切开十二指肠球部前壁，用丝线缝扎溃疡面出血点，同时在十二指肠上下缘结扎胃十二指肠动脉和胰十二指肠动脉，再行旷置溃疡的胃大部切除术。

(2) 食管胃底静脉曲张破裂引起的大出血　本病往往出血量大、再出血率高、死亡率高，在止血措施上有其特殊性。

①药物止血：此类患者一般在质子泵抑制剂加静脉应用生长抑素联合用药方案的基础上，加上血管加压素和抗生素。血管加压素 0.2U/min 静脉持续滴注，根据治疗反应可逐渐增加剂量至 0.4U/min，注意腹痛、血压升高、心律失常、心绞痛甚至心肌梗死等不良反应，可同时使用硝酸甘油，以减少血管加压素引起的不良反应；相对于普通加压素，三甘氨酰赖氨酸加压素止血效果好、不良反应少；预防用抗生素有助于止血，减少早期再出血，提高生存率。

②三腔两囊管压迫止血：该法止血效果肯定，但患者痛苦大，吸入性肺炎、窒息、食管炎、食管黏膜坏死、心律失常等并发症多，停用后早期再出血率高。随着药物治疗和内镜治疗的进步，目前已不推荐气囊压迫作为首选的止血措施，其应用仅限于药物不能控制出血时作为暂时止血用，以赢得时间去准备其他更有效的治疗措施。

③内镜治疗：内镜直视下注射硬化剂或组织黏合剂至曲张的静脉（前者用于食管曲张静

脉，后者用于胃底曲张静脉），或用皮圈套扎曲张静脉，不但能达到止血目的，而且可有效防止早期再出血，是目前治疗食管胃底静脉曲张破裂出血的重要手段。一般经药物治疗（必要时加气囊压迫）大出血基本控制，患者基本情况稳定，在进行急诊内镜检查的同时进行治疗。主要的并发症有局部溃疡、出血、穿孔、瘢痕狭窄等。

④经颈静脉肝内门体静脉分流术：该法适用于准备行肝移植的患者。

⑤外科手术：急诊外科手术并发症多、死亡率高，应尽量避免，仅在上述方法治疗无效时进行；当患者出血停止，肝功能恢复良好，可积极行断流术或分流术。

(3) 急性胃黏膜病变引起的大出血　若经一般处理出血不止，则行胃大部切除术加行选择性迷走神经切断术、全胃切除术。

(4) 胃癌引起的大出血　根据局部情况行根治性胃大部切除或全胃切除术。

(5) 胆道出血　胆道出血多经非手术疗法而自止；如果出血量大，可行肝动脉栓塞止血或手术探查，术中使用胆道镜明确出血部位，行相应肝叶切除术。对于病情不稳定，试行阻断肝固有动脉后使大出血立即停止者，此时即可结扎出血侧肝动脉分支或肝固有动脉，仅结扎肝总动脉常是无效的。

（朱卫华　李澍）

# 第二十五章　腹腔镜外科基本操作技术常规

## 第一节　概　　述

腹腔镜技术诞生于1901年,但直至20世纪80年代后期才真正成为外科手术工具。1985年 Filipi、Mall 和 Roosma 曾尝试用诊断性腹腔镜实施腹腔镜胆囊切除术,但均因暴露困难而放弃。1985~1987 年,德国的 Mühe 使用所谓的"胆囊镜"实施了近百例腹腔镜胆囊切除术,并发表于德文医学杂志。1986 年摄像晶片技术(CCD)成功地装备于腹腔镜,使手术人员共睹监视器、相互密切配合成为可能。1987 年 3 月,法国里昂的 Mouret 在施行妇科腹腔镜手术时成功地联合实施了腹腔镜胆囊切除术。此后,巴黎外科医生 Dubois 经过动物实验将之应用于临床。与此同时,法国的 Perissat、英国的 Cuschieri、美国的 McKernan、Saye、Berci、Reddick 和 Olsen(使用 KTP 激光)各自相对独立地探索实践了这一新技术。1989 年 Dubois 在美国外科年会上报告了 36 例腹腔镜胆囊切除术,轰动外科界。之后,该项新技术暴风骤雨般席卷全球。目前,腹腔镜手术已在全球范围内推广普及。因此,以腹腔镜胆囊切除术启动的现代腹腔镜外科(微创外科之龙头)可谓欧洲发芽、美国开花、全球结果。

现代腹腔镜外科手术主要涉及普外科、妇科、泌尿外科三个学科,还涉及小儿外科、血管外科、骨科、腹部整形科的部分手术。20 多年来,腹腔镜外科先锋们已将腹部外科手术图谱中描述的近乎所有的腹腔内手术进行了全方位的探索。目前,腹腔镜技术在腹部外科业已沿着由全腹腔镜式手术到腹腔镜辅助式手术再到手助腹腔镜式手术稳步推进发展。全腹腔镜式手术指的是完全在腹腔镜下进行操作的一类腹腔镜手术,大多为一些单纯切除类或单纯重建类的手术。在普外科主要有腹腔镜胆囊切除术、肝囊肿开窗引流术、阑尾切除术、探查活检术、腹盆腔粘连松解术、胃肠穿孔修补术、食管裂孔疝修补胃底折叠术、Heller–Dor 手术、腹股沟疝修补术、胆肠或胃肠短路内引流术、胆总管切开探查取石术、胃肠造瘘术、急性胰腺炎被膜切开减张引流术、脾切除术、胰岛细胞瘤切除术、胰体尾切除术(含保脾)、胰腺中段切除术、胰十二指肠切除术、肝转移癌射频消融术等。在妇产科主要有腹腔镜附件切除术、卵巢肿物或卵巢切除术、子宫肌瘤切除术、筋膜内子宫次全切除术、输卵管造口成型术等。在泌尿科主要有精索静脉曲张高位结扎术、输尿管切开取石术、肾上腺切除术、萎缩肾切除术、肾盂成型术等。此外,在整形外科有腹壁膨胀吸脂后进行的腹腔镜腹壁紧缩成型术、胃减容术、袖状胃切除术、胃束带术等。腹腔镜辅助式手术是指需要腹腔镜技术与开腹手术结合起来共同完成整个操作过程的腹腔镜手术,它大多用于既需切除也要重建且标本较大的胃肠道手术,如腹腔镜全胃或胃大部切除术、小肠切除术、结直肠切除术,以及腹腔镜辅助阴式子宫全切除术等。手助式腹腔镜手术是将术者一只非优势手通过精选的 7cm 切口伸入腹腔协助腹腔镜下进行高难度操作的一类腹腔镜手术。它主要适用于难度高、风险大的实质性脏器(肝、脾、胰、肾)实施腹腔镜手术,如手助腹腔镜肝切除术、胰十二指肠切除术等。手助腹腔镜技术不仅使外科医生重拾手的"第二眼睛"功能,大大增强其信心,而且使之重新拥有紧急处置能力,有力地提高了复杂手术的安全性。

随着腹腔镜微创外科技术的不断提高、完善，高清、超高清、4K腹腔镜等日益精良的设备得以应用，微创观念更加深入人心，微创外科的概念范畴也逐步拓展。非气腹腔镜手术、后腹膜腔镜的泌尿外科手术和胰腺体尾手术、颈腔镜甲状腺和甲状旁腺手术、腋腔镜乳腺手术、股腔镜血管外科手术、单孔腹腔镜手术、经自然腔道内镜手术(NOTES)、机器人腹腔镜手术等无疑为微创外科注入了新的活力。

# 第二节　腹腔镜外科基本准则

腹腔镜手术在现代腹部外科中占有越来越重要的地位。21世纪腹腔镜手术无论是种类还是数量都将替代一半以上的开腹手术，成为许多腹部外科疾病的首选治疗手段。

腹腔镜技术应用越广泛越需要基本准则把控发展方向，否则高发的严重并发症将会戕害业已奠定的腹腔镜外科发展基础。

总结三十多年的腹腔镜外科实践，"三项应用总则"和"十项基本原则"是保障腹腔镜技术顺利应用、不断拓展的指南针。

1. 腹腔镜外科三项应用总则

(1)辩证地选择手术指征　充分考虑切口创伤与手术本身内在创伤的比值，首选单纯切除或重建类手术，再选切除、重建并存类手术。

(2)正确认识中转开腹手术　能在发生严重并发症之前及时、果断地掌握中转时机是一名腹腔镜外科医生成熟的标志。

(3)综合考虑患者利益和社会经济效益　这两方面不但体现了所选腹腔镜手术项目的应用价值，而且还决定其推广应用前景。

2. 腹腔镜外科十项基本原则

(1)镜视轴枢原则　以腹腔镜、靶目标和监视器构成整台手术的中轴线。人员站位和穿刺孔均应围绕着该中轴线设计、实施。

(2)平肘站位原则　调节手术台使患者造气腹后前腹壁的高度与术者90度屈肘持平，可最大限度地减轻术者操作时的疲劳程度，最符合人体工程学基本原理。

(3)上肢等长原则　手术台上的各种缆线(冲吸管管线、电外科缆线、光缆、摄像缆线等)固定点以上的长度与术者上肢等长，大致等于术者身高减去100cm。

(4)三角分布原则　腹腔镜与术者左右手操作孔尽可能地分布呈倒等边三角形，其他辅助操作孔围绕着该核心三角根据手术需要灵活布孔。

(5)60°交角原则　指术者左右手器械在靶目标区域配合操作时的交角越接近60°就越符合人体工程学原理。

(6)自下而上原则　由于腹腔镜手术的视角中心轴与传统开腹手术的视角中心轴发生了90度的转移，因此，腹腔镜手术多从靶目标的正下方开始向其前下和后下方解剖游离，而开腹手术则多自靶目标的正前方开始向其前下和前上方分离解剖。

(7)梯度凝固原则　使用电刀、超声刀等电外科设备凝切管状组织结构时采用6-8-10的凝切手法可使其断端形成较长且有梯度的蛋白凝固带，尽可能地减少术中和术后因管腔内压力变化导致的断端凝痂脱落而发生手术并发症的危险性。

(8) 血供守恒原则　当某一靶目标的主供血管较经典解剖中通常所见的血管细小时应高度警惕其侧支、变异支或穿通支血管的存在。

(9) 阶段递进原则　开展腹腔镜手术时应本着由易到难、由简到繁、循序渐进的原则逐步进行。切忌在基本功不扎实时"大跃进"，否则会放"卫星"不成而成"流星"。

(10) 全面优化原则　本着个体化原则充分考虑患者的实际病情、术者拥有的技能和各种客观的物质条件，为每一位患者优化设计理念与手术目的、优化麻醉与手术方式、优化应用程序与围手术期管理。这也是精准微创外科的一个重要体现。

# 第三节　腹腔镜外科基本操作技术

腹腔镜外科实质上是微创理念指导下的微创技术在外科领域发扬光大结出的硕果之一。三十多年来的现代腹腔镜外科实践表明腹腔镜手术的基本原则与操作技术源于传统外科又高于传统外科。传统外科的基本原则与操作技术掌握得越扎实越有利于平顺地开展腹腔镜外科工作，腹腔镜手术质量才有基本保障，腹腔镜手术范围才会不断拓展。

任何手术基本上都是暴露、切开、止血、缝合、打结五项操作基本操作技术的有机组合与完整体现。一方面，原来开腹手术需在半盲状态下操作的部位(膈顶、盆腔)在腹腔镜手术时由于图像放大、光照良好，以及腹腔镜手术器械善于在狭小腔隙内操作的优势而变得较为容易。另一方面，腹腔镜手术失去了立体视觉变成了平面视觉，失去了传统手术中手垫并用暴露手术野代之以气腹和腹腔镜手术专用器械暴露，失去了手指直接触诊和紧急处理功用变成了较为依赖现代电外科设备和长杆器械远程操作。原来在开腹手术中易于操作的缝合打结技术因穿刺套管将操作器械限制于立体锥形的空间内而在腹腔镜手术中变得困难费时。原本在开腹手术不成问题的取标本操作在腹腔镜外科演变成必须重视的十项基本操作技术之一。

## 一、造气腹技术

### (一) 闭合式造气腹技术

最好选择脐上缘或脐下缘 1～1.5cm 纵切口较易于切开皮肤与皮下组织，用弯血管钳钝性分离至脐周筋膜层夹住提起。两把巾钳呈"八"字形向下按夹住，以 45°角钩提起脐周腹壁。距针尖 2cm 以持毛笔式捏住 Veress 气腹针杆斜向脐窝正下方捻转着插入，依次穿经筋膜和壁层腹膜，使针的侧孔进入游离腹腔。注意体会针尖穿刺腹壁筋膜与腹膜时的突破感和针芯弹入的震动感。按程序完成测压管试验、抽吸注水试验、负压试验、初期充气压试验、容量试验和改良探针试验。

1. 测压管试验

气腹针尾安置一 10ml 注射器针筒，内盛 8～10ml 生理盐水。针尖刺入腹壁筋膜层后打开气腹针阀门，一旦针尖突破壁层腹膜进入游离腹腔，即会明确看到测压管内的液柱自然下降。

2. 抽吸、注水试验

取下针筒，安装上注射器芯，重新连接气腹针。首先抽吸未见血液或肠内容物确认未误入腹内血管或肠腔，然后轻松注入剩余的生理盐水。若易于注入且不能抽回，说明气腹针尖位于游离腹腔内，注入的生理盐水已散布于肠间隙；若较难注入且易于抽回，则提示气腹针很可能误入腹膜前间隙或腹腔内由于粘连构成的狭小腔隙。此时，多需更换穿刺部位至双侧肋缘下和髂窝或改用开放式腹腔镜技术置入穿刺套管后直接造气腹。一旦误穿进入腹内脏器，不应盲目拔出气腹针以免为寻找受伤部位造成困难。

3. 负压试验

气腹针置入游离腹腔后接通气腹管，与全自动气腹机连接后充气前提起腹壁，通常在气腹机上显示的是低度负压($-2mmHg$)，且随着提升腹壁使负压有所增加。若首先测得的腹内压不是负压，应转动气腹针使其针尖的侧孔(标准的气腹针侧孔与针柄阀门开关方向一致)不被腹膜或腹内脏器所堵造成假象。若仍不能测得负压，而腹内压在短期内迅速升高，应考虑气腹针尖移位离开了游离腹腔。

4. 初期充气压试验

以 1L/min 的注气率充气初期，腹内压不应超过 8mmHg。若短期内腹内压骤然升高并停止充气，应考虑气腹针尖位置不当。

5. 容量试验

一般成人腹内压达到 10～12mmHg 需要 3L 左右的气体。如果腹内压已达到此值时的用气量不足 1L，则提示气腹针有可能误入腹膜外间隙或肠腔，此时常可导致前腹壁不对称地膨隆。

6. 改良探针试验

对于有腹部手术史，怀疑脐周有腹内脏器粘连的患者，参考探针试验的原理在充气过程中利用气腹针尖的侧孔作环绕脐周的探测。若侧孔被粘连的脏器或粘连带所堵，气腹机上的腹内压显示即会突然升高，再根据体外剩余气腹针的长度推测出粘连与脐部的距离。如此探测一周即可初步了解脐周粘连的范围和方向，为首枚穿刺套管的安全置入做好准备。

在整个充气过程中还应观察腹部是否均匀对称地膨隆，肝浊音界是否逐渐消失，有无皮下气肿，患者生命体征是否平稳，特别是心律有无明显变化。通过上述 6 个试验一旦确定气腹针正确地置入出了游离腹腔并注入 1L 以上的气体后，可换成中高流量注气，以尽快完成造气腹，使腹内压达到设定的 12～14mmHg。充气初期不宜使用高流量(20～40L/min)注气，以免腹内压迅速升高影响心肺功能、诱发心律失常等。另外，万一针尖位置有误，高流量注气会加大损伤程度或造成气体栓塞。

## (二)开放式造气腹技术

该技术用于闭合式造气腹失败或既往腹部切口距离脐缘不足两横指而高度怀疑脐周有腹内脏器粘连者。

首先根据患者的腹壁厚度将脐部纵切口适当延长至 2cm 左右，交替钳夹各层组织，依次切开皮下、筋膜和壁层腹膜。先用示指进行脐周指诊探查脐下有无腹腔粘连，再用小拉钩提起腹壁。以 7#丝线分别在切口的上下 1/3 处缝合腹膜与筋膜，置入 Hasson 套管或缠有湿纱布的 10mm 套管后收紧两针缝线并打鞋带结暂时固定密封该切口，连通气腹管以低流量缓慢充起腹腔。

此外，直视插入技术也是安全置入首枚套管的一种技术：先切开或穿刺至腹膜前间隙，将内插一 5mm 直径、0°前视镜的 5.5mm 套管(前端为斜面)插入，直视下慢慢旋进 5.5mm套管通过腹膜外脂肪层到腹膜外，无粘连的腹膜为半透明状。如与肠管有粘连则不透明，应变换套管方向，直至看到清晰半透明的腹膜。然后，循此"安全窗"插入 5.5mm 套管，接着用套管扩张装置更换 11mm 的套管和 10mm 的腹腔镜。还有一种直视弹绷套管可供直视下安全地插入腹腔镜套管。11mm 的套管顶部装有一个扳机启动的弹绷丝。在同时插入的 10mm 腹腔镜直视下反复弹绷腹膜，即可安全地引入腹腔镜及其套管。该装置还被用于后腹膜腔腹腔镜手术。

### 二、套管安置技术

腹腔镜手术用的穿刺套管由穿刺锥和套管组成。最好选择小钝头圆锥形穿刺套管，造成戳口出血的概率最小。其他的穿刺锥由尖头圆锥形、尖头棱锥形到刀刃形导致戳口出血的危险性依次增加。

1. 置入腹腔镜套管

一般常规在脐部造气腹处，盲穿置入首枚穿刺套管。建议首选有安全保护装置的穿刺套管。技术要点是先用两把巾钳提起脐周腹壁，尖刀纵向切开 5mm 筋膜，掌心顶住穿刺锥柄，伸展的示指紧贴套管杆(作为卡位点以防用力过猛时刺入过深)，腕部旋转用力刺入腹壁。一旦穿刺套管进入已充气的高压气腹内即会有气体从打开的阀门或中空的锥芯柄尾逸出(呼啸声试验阳性)，操作者应闻声而止。连接气腹管并以气腹机所拥有的最大注气率维持手术中腹内压的相对稳定。

2. 腹腔镜探查腹腔

插入腹腔镜后首先探查穿刺点下方有无意外损伤，如出血、血肿、肠管穿刺伤等。然后按顺时针或逆时针方向探查全腹腔，注意有无意外的隐匿疾病(如腹股沟隐匿疝、导致肠管成角的粘连带等)。最后重点探查病灶区，确定能否实施腹腔镜手术。

3. 直视下置入操作套管

先遵照安置穿刺套管的三角分布原则和 60°交角原则选择主操作套管和辅助操作套管的穿刺部位。然后用尖刀顺皮纹戳开 5mm、10mm 皮肤后再在腹腔镜直视下安全置入。首先使穿刺锥垂直于腹壁旋转稳进，待穿刺锥尖顶起壁层腹膜时转向没有腹腔脏器的手术野上空刺入，直至看见套管进入腹腔 2~3cm 后取出穿刺锥芯，调转锥尖朝向操作者手腕方向，使穿刺锥柄朝向器械护士递回。

各操作套管的腹腔段不宜留置太长以免影响器械张开，一般 3cm 左右即可，使用套管固定器者还可短些。在置入侧方辅助套管时(特别是有胃肠胀气的情况下)，可用主操作器械拨开拟行戳口周围的脏器或张开器械头端从腹腔内迎着穿刺锥尖协助其突破壁层腹膜，以免伤及腹内脏器。

### 三、腹腔镜牵引暴露技术

腹腔镜暴露技术既包括术前服用泻药排空胃肠道(尽量减少胀气胃肠的干扰)，术中调节体位靠重力使肠管远离手术野，也包括使用腹腔镜手术专用的三叶钳、五叶钳、蛇形钳、"7"字拉钩套置胶皮管等直接牵引显露，再辅助纱布条(最好用含硫酸钡线的)大多可以获得优良的暴露效果。与进口的机械臂固定脏器拉钩相比，我们自行研制的"7"字拉钩(用一胶皮管固定于手术单)具有弹性牵拉、相对固定、简便易行的半自动牵引优点，业已广泛用于腹腔镜抗反流手术、Heller – Dor/Toupet 手术、减重手术、胆总管切开探查术、胃癌根治术、女性直肠癌根治术等，取得了良好的暴露效果。

### 四、腹腔镜分离止血技术

与传统开腹手术相比，腹腔镜手术对电外科设备的依赖性大大增加。因为腹腔镜手术时的出血量以及对后续分离的阻碍程度都有所放大，出血后的处理难度也相应增大，所以腹腔镜手术中特别强调先凝后断的原则以尽量保持手术野的清楚、干洁和解剖层次。

电刀是最为常用的电外科设备，配以电钩、电铲、电凝棒、双极电凝钳等工具可以满足大多数腹腔镜手术的需求。少量多次、循层递进是克服电刀烟雾大、热损伤范围广等缺点的基本原则与有效方法。日渐广泛应用的还有超声刀、PK刀、力确刀、低温(40～70°)等离子射频刀、热凝刀、水刀、微波刀、氩气刀，以及综合电刀(电刀工作站)等。本着安全最大化原则，建议处理有名血管前尽可能先夹闭或结扎，处理时尽量遵循梯度凝固原则。

机器人腔镜手术中通常使用左手持双极电凝钳，右手持单极电钩或超声刀的高效组合方式也逐渐为经典腹腔镜手术所采用。一般情况下，左手双极电凝钳用作无创抓钳，负责精准的牵引暴露，右手电钩或超声刀作为快速分离推进工具，一旦遇到右手器械难以止住的出血，左手器械立即跟进采用双极电凝止血。

通常依据解剖工具可将腹腔镜手术的分离方式分为以下几种。

1. 电刀分离

在腔镜微创外科手术中应用最广泛。大多数使用电钩，先薄薄钩起要分离的组织，确认非重要结构后接通电烧。切勿钩起大块组织或连续通电分离。因为单极电烧的击发点在通电区域内最细处，所以钩起大块组织通电很可能会在重要的组织结构处发生电烧，如胆囊管胆总管交界处。

在分离炎性水肿的病变脏器时，如急性发炎的胆囊床，可用电铲边推边电烧，较为安全有效。但在诸如Calot三角等重要部位尽量避免使用电烧处理，最好选择冲吸管分离更稳妥。

一般情况下，针对电烧产生的烟雾可根据烟雾大小适度打开气腹最高点的套管通气阀门，利用烟囱效应和高压气腹的作用半自动清除影响手术野的烟雾。

有些电钩与电铲有冲洗/吸引通道。可在电烧时打开阀门利用腹内高压排出烟雾(尽量不用来吸引血性液体，因易发生堵塞)，也可在电烧时冲洗手术野。

2. 撕剥分离

常用于分离脏器与周围脉管交界处，如胆囊管与胆囊动脉、胃左血管周围等。如腹腔镜胆囊切除时解剖Calot三角区，可将其前后叶浆膜与疏松结缔组织用无创分离钳撕剥开显露出管状结构。此类分离方式也常用来撕剥一些疏松的粘连组织。对于血管相对较丰富的区域可接电刀，先凝后撕，较之单纯的撕剥分离或电钩分离更为安全、实用、快捷。

3. 剪刀分离

一般分离可用长弯剪，精细的分离最好用尖头的微型剪，双向活动剪优于单向活动剪。使用剪刀分离应注意以下几点：①直视下闭合着剪口插入手术野，直至靶器官。插入各种腔镜手术器械特别是像剪刀类锐性分离器械，应在腹腔镜直视下并参考体外解剖标志与冷光源打出的"航标灯"先向着手术野上空推进，然后压下器械头端进入手术野内，接着前后左右微调即可安全快捷地抵达靶器官。②先在浆膜层剪开一小的分离窗，然后闭合着剪刀插入，轻柔地张开，撑出一组织平面，原位闭合剪口。剪开两侧的浆膜，扩大分离平面并向纵深推进。③如用单向活动剪，应将固定的剪刀插入要剪的组织下面，以活动的剪刀直视下剪切组织。④由于电烧会使剪刀变钝，所以要节省着使用电烧。如确实需要，应闭合着用剪背以低于 220V 的能量电烧。最好用电剪头端去触碰分离钳，避免剪刀与组织直接接触电烧。⑤不用剪刀时应及时拔出穿刺套管，以免意外刺伤腹内脏器特别是肝脏等重要脏器。

### 4. 解剖刀分离

腔镜手术中应用较少。虽然有可缩至器械内的伸缩式腔镜手术解剖刀，但毕竟危险较大。一般只用在特殊的操作时，如镰刀状 Berci 刀用来切开胆总管、肠吻合口。除了不锈钢片外，也有钻石刀片、陶瓷刀片，但少有应用。

### 5. 钝性分离

用一个 5mm 直径的活检钳或抱口钳(如巴可钳)夹住一块"花生米"剥离子与转换套管一起插入 10mm 套管进入手术野。这种顺组织层次钝性推剥的方法十分有效，可用来分离胆囊床、游离贲门周围、甚至精细的组织结构(动脉、胆管、神经等)。有时还可像开放手术一样压迫蘸取少量渗血。完成分离后的"花生米"剥离子应先退至转换套管内，然后一同拔出，避免其遗落腹腔或胸腔。

此外，在剪刀分离组织层次后，也可以接着用钝头剪钝性推剥或用探棒、牵引用的钝头抓钳与冲/吸管进行分离。冲吸管在钝性剥离过程中还可以吸去或冲洗少量渗血，而不必更换器械。可在冲吸管头端缝上 5mm 左右的纱布球自制冲吸管剥离子，因而集中了冲吸管分离与剥离子分离的双重优点，可以及时地吸去蘸在剥离子上的血液、组织渗液，始终以较为干洁、有效的状态进行钝性分离。

### 6. 水射流分离

它靠的是高压水射流冲碎疏松结缔组织中的脂肪，因而多用于分离那些包埋于丰富脂肪组织之中的组织结构，如切肝、盆腔淋巴结的清扫等。

### 7. 超声刀分离

在拓展腔镜技术向胃肠肿瘤外科、妇科、泌尿科等诸学科纵深发展方面发挥了巨大作用。其工作温度大多在 100～150℃，热损伤范围为 5mm 左右，远低于电灼时 300～400℃ 的高温(热损伤范围为 10mm 左右)，没有类似单极电刀的传导伤，只有轻微的水雾(汽化空洞效应)，不产生浓烈烟雾。

### 8. 激光分离

开展腔镜外科手术初期曾有专家使用 KTP 接触型激光，但因损伤深度难以控制，分离起来较电刀慢，加上使用人员要戴防护眼镜，需要额外经济投入等缺点，应用很不普遍，现已基本弃用。

最近三十年涌现的新型电外科设备，还有带有温控反馈系统的智能电外科工具如 PK 刀、力确刀、低温(40～70℃)等离子射频刀(热损伤范围为 50μm)、热凝刀(工作温度为 300℃，热损伤范围为 0.5mm)、水刀、微波刀、氩气刀、超声双极刀以及电刀工作站等。

概括而言，也可将分离方式分为"冷""热"分离两大类。"冷"分离包括单纯的分离钳分离、单纯的剪刀分离、解剖刀分离、冲吸管分离、水刀分离等；"热"分离包括电刀分离、超声刀分离、PK 刀、力确刀、热凝刀、微波刀、氩气刀、激光分离等。但在应用过程中有些分离工具具有双重功用，如分离钳、分离剪均可接电烧实施热分离；电钩、电铲也可用作推剥冷分离。

腔镜手术的局限性之一就是不能像开放手术中那样迅速有效地用纱布压迫止血，而且难以控制的出血也是中转开放手术的重要原因之一。正因如此，才不断催生出种种电外科止血技术。概言之也不外乎电外科止血、施夹止血和缝扎止血三大类。其他较少应用的凝血方式还有激光、热敏电极等。

电外科止血方式中电凝止血应用最多，其中有：①软凝：由于电压峰值低于200V，组织不碳化，所以应用起来特别是用双极电凝时最安全；②强力电凝：电压峰值高于500V，能产生电弧，凝结较深在的组织出血，这种电凝常用细小电极（如TUR），不宜用于腹腔镜外科手术中；③喷射凝血：此乃非接触式电弧凝血，如氩气刀（ABC）。其最大优点是减少了组织凝结深度，消除了传统电凝方法中电极上起焦痂的烦扰，凝血过程中烟雾较少。

对于3mm以上的血管，常规的电凝止血往往难以奏效且不安全。超声刀、力确刀、热能刀等智能化电外科设备则大大提高其凝血效应（可以凝固5～7mm的血管）。

施夹闭合血管大多使用金属钛夹，应用要点是选择大小与所夹血管直径相匹配的型号并垂直施夹，以免夹子滑脱造成迟发出血。Hemolock因闭合后顶端有一卡扣不易滑脱。可吸收夹由内夹和外夹组成，附着面较大，牢靠且能吸收，不残留异物。

腔镜缝扎技术常常用于上述止血方式难以奏效或特别重要结构需要特别加固处理（如动脉硬化较重老年人的大动脉）之时。随着腹腔镜缝合打结技术的不断普及，缝扎止血也越来越多地应用于关键部位的止血，如胰十二指肠切除术中处理胰头钩突与肠系膜上静脉周围的细小静脉属支等。

腔镜技术处理术中渗血，除可用"花生米"、纱布条或探棒压迫外，还可用含有凝血酶等生物制品的止血纱布。对于搏动性动脉出血，则需要迅速准确地用抓钳夹住出血动脉，必要时再插入一个穿刺套管辅助止血。如血管小于2mm可直接电凝，否则应夹闭或结扎。如果数分钟后仍不能有效地控制出血，超出术者处理能力，为安全起见应中转开放手术止血。

## 五、腹腔镜施夹技术

腹腔镜施夹闭合管状组织结构简便易行、安全可靠。技术要点为：夹子垂直于管状结构，直视下看到夹子出头，闭合时适当放松管状结构的绷紧度，最近端施夹用8分力，次近端施夹用10分力。只是在闭合炎性水肿增粗的管状结构时最好先结扎再施夹。腹腔镜手术用的夹子既有不可吸收的钛夹和塑料夹，也有可吸收的生物夹。施夹钳分为一次性和可重复用两种，10mm直径和5mm直径两型。

## 六、腹腔镜钉合吻合技术

腹腔镜钉合切割器（12mm直径）主要用来闭合离断胃肠或重要管状组织结构（如脾蒂、肾蒂等），以及侧侧吻合或功能性端端吻合。一定要根据组织厚度选择相应钉腿长度的钉匣，在完成数排相互交错、均匀分布的钛钉线中间推进刀片切割离断。现在改进后的阶梯钉能有效规避黏膜层及黏膜下层的闭合切割后断面出血。管状吻合器与传统开腹手术相同，常用于腹腔镜结直肠手术、胃食管手术和胃肠部分切除或旷置的减重手术等。

此外，腹腔镜疝修补钉合器现已有多种，如 B 形钉、螺旋钉（可吸收与不可吸收）、Q钉和带钩 U 形钉，主要用于腹腔镜腹股沟疝修补术、腹腔镜切口疝修补术和腹腔镜食管裂孔疝修补术固定补片。

## 七、腹腔镜缝合打结技术

此乃腹腔镜手术的高级基本功之一。与传统开腹手术相比，增加了进出针线、体内拾针、失去立体视觉不易绕线等许多方面的技术难度。1997 年由中华医学音像出版社发行的《内镜外科缝合打结技术》录像带详细介绍了腹腔镜缝合针线的选择、安全进出针线技巧、单手与双手拾针技术、5 种缝合法，以及体内和体外 21 种打结法。目前，用于腹腔镜手术的打结法包括我们 1991 年以来设计的 12 种"中国结"在内共 30 余种。近 30年的腹腔镜缝合打结实践证明，腹腔镜手术所用持针器以带传统锁扣装置的枪式针持和左轮手枪式针持最符合人体工程学原理（操作时最省力、最稳准）。掌握 1～2 种体外打结法和 2～3 种体内打结法多可应对大多数复杂的腹腔镜手术难题。缝合线尾预制一个套马结、连续缝合间断打结并用器械挫线替代剪线、使用滑线连续缝合时自锁结等方法既可避免缝线脱失又可大大节约时间，绕线较短或器械交角较小时针持夹住针尖可以大大减低绕线难度。

对腹腔镜缝合打结技术依赖性较大的腹腔镜手术主要有腹腔镜胆总管切开探查术、腹腔镜食管裂孔疝修补胃底折叠术、腹腔镜 Heller－Dor 手术、腹腔镜胆总管囊肿切除胆肠吻合术、腹腔镜近端胃大部切除食管胃吻合术、腹腔镜胰十二指肠切除术等。

具体的操作技巧是首先用针持夹住靠近针尾的线进出套管，进入手术野后，左手持另一针持或一抓钳夹住针尖，然后与右手针持协作，使针持夹在 1/2 或中后 1/3 处，进行间断、"8"字或连续缝合。欲在体内打结者，缝线不宜过长（15cm 左右），以免理不清浪费时间。拔针用针持垂直夹住针前 1/3 处。在左手器械头上绕 1～2 圈，打出标准的方结或外科结。剪线后夹住针尾处的缝线，直视下抽回转换套管内一并拔出。

内镜缝合器为两头尖、中间连线，缝合打结时左右穿梭的内镜手术专门用具。特别适用于连续缝合，但因一次性的一针一线价格昂贵而未能广泛应用。

下面简介几种常用的体外打结法和体内打结法。

1. 路德结

1918 年 Roeder 首先用于扁桃体摘除术，后在 20 世纪 70 年代中期由 Semm 教授引入妇科腹腔镜手术和阑尾切除术。现在腔镜手术的一次性结扎线套均采用此结。

2. 套马结

该结为简化杰明结，从日常生活中借鉴而来，其功用除用于连续缝合的起始结外，还可用作自制针线的固定结。

3. 滑正结

用打结器进行体外打结时均要先使之变为滑结，然后滑着推进，待要收紧线结时摆正后再扎紧。简言之即"滑着推进，正着打紧"。

4. 传统结

打结方法与开放手术中的传统打法一样。但在腔镜手术中由于立体视觉变成了平面视觉，传统器械变成了长杆远距离操作器械等不利因素的影响，以及视觉角度与开放手术相比发生了 90°转位，此种打结法最好采用先下绕再上绕的打结程序最为合理。

5. 时钟结

打法为用针持或分离钳夹住一端线头在自身头端顺时针转绕 2～3 圈，另一器械从钳口中取出此线头，针持或分离钳则去夹住另一线头，然后收紧线结。同法逆时针再自身转绕 2～3 圈，即可打出标准的方结或外科结。

6. 中国结

中国结是 1993 年我们在动物实验中自行设计的内打结法，具有线路清楚、简便易学的特点，特别适合于初学者。即使是在两把器械呈近似平行的"筷子现象"时也很实用。具体方法为：一端线尾经套管留在体外，左手器械在距针尾 3～5cm 处抓线与针持垂直夹针形成一个直角三角形的线袢。垂直夹针的针持在线袢内顺时针或逆时针转绕 2～3 圈，然后交给左手器械即可打出标准的方结或外科结。另外使用转头钳时可不用针帮忙也能打出"中国结"。

7. 自锁结

用于使用普罗林之类的滑线进行连续锁边缝合时为克服线结松滑而设计。技术要点为将针线穿经左手器械夹住线袢旋转 1～2 圈后再收紧，即可达到每针均可收紧的效果。此技术产生的缝合效果可以媲美倒刺线缝合。

8. 自缝结

用于连续缝合收尾时缝线较短（短于 5cm），需借助于针穿梭于线袢 2～3 次，最终达到自我结结的目的。

## 八、非气腹腹腔镜技术

这是一种以机械方式提拉或拱升起前腹壁替代气腹营造腹腔镜手术所需空间的技术。与气腹形成的球形膨隆所不同的是它所建立的是梯形或半球形空间。它在全腹腔镜式手术仅对那些因心肺疾病不能耐受气腹的患者有 3%～5% 的补充应用价值，对腹腔镜辅助式手术则会有 50% 左右的主要应用价值，对手助式腹腔镜手术则应有 80% 的重要应用价值。

国际上非气腹腹腔镜技术应用于临床始于 1991 年，国内则是我们于 1993 年率先开始自行研制非气腹装置并从动物实验逐步应用于临床，现已研制六代九型非气腹装置并成功地开展了 40 余种 300 余例非气腹腹腔镜手术。

目前使用的非气腹装置（由腹壁提拉器和机械臂组成）主要有提拉类和拱升类两大类。非气腹装置安装技术主要有直接置入法和低压气腹腹腔镜直视下置入法两种。

1. 直接置入法

提拉类腹壁提拉器一般需要先在脐周直接做一 2cm 左右的切口，再在腹腔镜引导下放置到位，然后安装于机械臂上。也有在手术野上方的前腹壁皮下穿置两根弹性钢条，不进入游离腹腔，弓状拱起前腹壁后固定于床旁支架。然后在脐部切口置入套管和腹腔镜，腹腔镜直视下插入其余的穿刺套管和操作器械。

2. 直视置入法

先造 6～8mmHg 的低压气腹，插入 10mm 套管和腹腔镜，直视下引入两根弹性钢条，固定于床旁支架后先解除气腹，必要时临时辅以低压气腹。

非气腹腹腔镜手术的适应证为：①有腹腔镜手术指征，而心肺功能欠佳不能耐受气腹的手术，如胆囊切除、肝囊肿开窗引流、食管裂孔疝修补和胃底折叠术等一些已经成熟、定型而又不能在气腹下实施的腹腔镜手术；②需在腹壁造口或为取标本需扩口的腹腔镜手术，如腹会阴联合直肠切除术，胆囊、空肠、结肠造瘘术，胃、肠切除术、脾切除术等；③操作难度较大、缝合打结较多、需减低术中费用和难度的手助腹腔镜手术，如标本块较大(≥10cm)的胃肠道肿瘤手术、肝切除、胰腺切除等。

非气腹腹腔镜手术的禁忌证有：①全身情况差，不能耐受全身麻醉或硬膜外麻醉者；②有重度出血倾向者；③极度病态肥胖或腹肌发达者。

### 九、手助腹腔镜技术

对于那些肿块超过 10cm 的腹腔镜肿瘤根治术以及腹腔镜肝胰脾肾等实质性脏器切除术，手助腹腔镜技术不仅可以大大减低手术难度、提高手术安全性，而且能节省手术时间、降低手术花费。手助口(7cm左右)原则上应选在避开腹直肌又便于左手操作的部位，如腹白线上的腹正中切口、左右下腹部的麦氏切口或类麦氏切口。手助装置现已有 7～8 种之多，但以蓝碟最为简便、实用，国人也有用灭菌镜套(30cm左右)和一段吸引管盘成圈后自制的简易手助器。对于非肿瘤根治性的手助式腹腔镜手术为节约成本也可以直接经手助口伸入非优势手，手腕周围适度塞绕湿纱布即可有效地防止气体逸失维持气腹。

### 十、腹腔镜取标本技术

原则上所有腹腔镜手术切除的标本均应装入标本袋后取出，尤其是肿瘤标本必须常规使用以免肿瘤种植于切口。除了手助式腹腔镜手术和腹腔镜辅助式手术的标本装袋后分别经手助口和辅助口直接取出外，全腹腔镜式手术最好常规装袋经脐部戳口拉出或送出。这是因为脐部纵行切口便于延长且缝合后大部分切口瘢痕掩蔽于脐窝皱襞内对美观影响最小。标本袋既可使用一次性的商用成品，也可根据标本大小用医用手套自行制作。具体制作方法为将手套纵向折叠，在其拇指根部水平贯穿缝扎后剪去手套的手指部分，仅留其掌腕部，蘸水后用 5mm 弯分离钳经 10mm 套管送入腹腔。

# 第四节　机器人手术基本操作技术

传统腹腔镜手术仍有很多局限性，比如二维的视野、操作器械活动自由度小、腔镜杠杆原理会将术者手部的自然颤抖放大等。而从腹腔镜手术基础上发展而来的机器人手术解决了部分传统腹腔镜的不足，使得微创手术进一步发展。我国的机器人手术正处于蓬勃发展的初期，机器人手术操作系统安装数量及手术例数稳步增加，用于机器人手术的操作技术规范仍需进一步发展和完善。

### 一、机器人手术简介

机器人手术操作系统诞生于 1998 年，美国摩星公司推出的第一代手术机器人操作系统宙斯辅助完成了第一台冠状动脉搭桥手术，并逐渐应用于妇科及胃肠道手术，但由于系统等多方面的局限性，后来被拥有达芬奇手术机器人系统的直视公司收购。第二代达芬奇手术机器人系统自 2000 年 7 月经美国 FDA 批准上市，经过多次更新换代，现成为全世界临床应用最多的机器人手术操作系统。我国亦有自主研发的"妙手"机器人手术操作系统。

现在外科范围内，机器人手术广泛用于普外科手术（胆囊切除术、肝内外胆道结石取出术、肝部分切除术、肝移植手术、胰腺部分切除术、胰十二指肠切除术、脾切除术、胃癌根治术、胃底折叠术、Heller 肌切开术、结直肠癌切除术等）、泌尿外科手术（肾切除术、肾部分切除术、肾盂成形术、前列腺切除术、盆腔淋巴结清扫术、膀胱切除术等）、胸外科手术（肺叶切除术、纵隔肿瘤切除术、食管癌切除术等）、血管外科手术（心脏搭桥手术、二尖瓣置换或修复术、房间隔缺损修补术等）。

以达芬奇手术机器人系统为例，手术机器人共包括三个主要部分：医生控制台、手术车和影像处理系统。其中医生控制台为输入端，由计算机系统、手术操作显示器、操作手柄、脚踏板及其他设备组成，将医生的手臂、手腕、手指的操作转化为电子信号传导至手术车，通过安装各种用于切割、分离、缝合、抓持等操作的微创手术器械的操作臂复制外科医生的操作完成手术。操作时主刀医生坐于控制台前，无需刷手上台即可完成手术。

## 二、机器人手术的优缺点

总体而言，机器人腔镜手术将扶镜手和主刀合二为一，部分操作（如造气腹、安置穿刺器、插入器械、施夹、剪线等）交给了助手。具体而言就是它突破了传统腹腔镜技术的部分局限性，提高了手术的精确度和可操作性。机器人手术相对于传统腹腔镜手术的主要优势在于机器人手术将腹腔镜手术的 2D 平面图像视觉转换为 VR 技术支持的 3D 手术图像的立体视觉，缝合及吻合变得更加简单，并且超高清的图像使得术者的分离及切开等操作更加精准化。其他方面，机器人手术系统滤除了人手的生理性震颤，操作更加安全稳定；超高的手术臂自由度及去杠杆使得手术过程更加灵活，相较手术适应证更加广泛；术者坐位操作，更符合人体力学的设计使得机器人手术在复杂及长时间手术上比腹腔镜手术更有优势；机器人手术系统控制台和手术车分离的设计使远程手术成为现实。

机器人手术的缺点也相当明显，主要体现在触觉反馈的完全缺失，手术医生只能通过视觉信息来弥补触觉反馈的不足，较多医生需要大量训练来熟悉这一改变。同时，对医院方面来说，机器人手术系统的购置成本、维修保养、手术耗材及培训费用较为昂贵，并且机器人手术设备体积庞大，需要专门的大空间手术间；对患者来说，手术费用高且大部分为自费，负担较重。

## 三、机器人手术的基本操作技术

机器人手术的基本操作仍然离不了暴露、切开、止血、缝合、打结五项基本操作技术的有机组合与完整体现。针对机器人手术专门的 3D 视角、控制台的使用以及触觉反馈的缺失，主刀医师需要在开展机器人手术前进行大量定位、分离、缝合、止血等操作的练习，不经过培训而直接使用手术机器人进行手术将面临高手术风险。机器人腔镜手术尤其适用于狭小和需要反针缝合的特殊部位，打结时因为缺少力反馈更宜通过高倍清晰的放大观察看到线入组织隐约可见即应及时收手，否则易于拉断针线。

机器人手术中的术中操作同腹腔镜下操作技术流程与原则并无不同。其操作主要体现在术前准备和机械故障的处理上。

1. 手术机器人的调试

（1）手术机器人系统需要配备一名器械护士，同时需一名助手刷手上台使用传统腹腔镜器械进行辅助。

(2) 手术开始前应首先开机自检，检查器械是否齐全，功能是否完好，尤其是机械臂是否能灵活活动，机器人手术专用的手术器械是否能顺利正常开合及进行凝血、切开等功能。

(3) 机械臂需要安装专用的一次性使用无菌套。

(4) 机器人专用镜头在连接光源、白平衡、对焦以及三维校准确认后，应在热水(不宜超过55℃)中加温，防止起雾。

(5) 注意调整患者体位、手术台布置及手术台周围设备，尽量避免影响机械臂运动以及污染手术无菌环境。同时应注意机械臂位置，防止机械臂之间的磕碰。

(6) 主刀医师通过控制台调整主操控台的目镜高低和倾斜角度、手臂支撑架的高度，以维持适合自己的最佳手术姿势。

2. 穿刺套管位置的选取

器械臂使用专门设计的配套套管器械；如有助手使用腹腔镜参与辅助手术，则加用传统腹腔镜器械。一般取脐部周围作观察孔，三个操作孔位置依照拟切除的病灶所处位置决定，一般遵循穿刺套管的三角分布原则，相邻操作孔应在气腹建立后间距至少 8cm，以避免机械臂交叉磕碰。套管穿刺流程同腹腔镜套管穿刺一致。

3. 机械故障的处理

术中机器人故障通常分为可术中恢复故障和不可恢复故障，根据机械臂上指示灯颜色可辨别。当出现可恢复故障时，机械臂上的指示灯颜色为黄色，同时系统发出报警音提示故障出现，手术室相关人员可根据机器人系统的屏幕提示解除故障，并继续进行手术。当不可恢复故障出现时，机械臂上的指示灯显示为红色，同时系统发出报警音提示故障出现，手术室人员需记下屏幕上的报错代码并报修维修人员进行维修。此时可先暂停手术并重新启动机器人系统，如系统重启后自检正常可继续进行手术，如重启系统仍不能解决该故障，需撤离机器人手术系统，转为腹腔镜手术或开放手术继续进行手术，并通知维修人员检修。

# 第五节　腹腔镜胆囊切除术

1. 手术指征

同开腹胆囊切除术。患者条件好和术者技能精者可酌情选择单孔腹腔镜胆囊切除术；心肺功能欠佳者可选择非气腹腹腔镜胆囊切除术。

2. 术前准备

除开腹胆囊切除术的常规术前准备外，建议术前一日服用泻剂(50%硫酸镁40ml 或 20%甘露醇 250ml 加 1000ml 水，也可用蕃泻叶 10～20 克冲饮)，旨在清理全消化道内的积气及内容物，以便术中使用中压气腹(10～12mmHg)，并有利于暴露手术野及术后患者胃肠功能的早日恢复。

3. 麻醉方式、患者体位、仪器设置与手术人员站位

一般采用气管内插管全身麻醉。患者体位在造气腹时取平仰卧位，插入腹腔镜探查全腹后改为头高脚低的左倾体位。主监视器应置于患者右肩外上且与术者平视的水平，最好在左肩水平放置一台辅助监视器供助手等人观看，其他仪器设备可本着就近原则安置于台车或吊塔之上。术者与扶镜手站在患者左侧，一助与器械护士站在患者右侧。

4. 手术方法

(1)脐部常规造气腹,插入 10mm 穿刺套管。腹腔镜探查全腹腔,直视下置入剑突下 5 或 10mm 穿刺套管作为主操作孔,右侧肋缘下和腋前线上置入两枚 5mm 穿刺套管,引入 5mm 抓钳。

(2)探查胆囊周围,如有粘连,用电钩或弯分离钳接电烧边止血边予以分离。

(3)解剖 Calot 三角　最好预先在 Winslow 孔放置一纱布条,既可阻隔胆管和胃肠,又可及时清理渗血或分破胆囊时散落的胆石胆汁。分别向上外牵引胆囊底、向下外牵引胆囊颈部充分展开 Calot 三角。先用电钩分离胆囊颈部前后叶的系膜以松解 Calot 三角,再用弯分离钳接电凝,撕剥与点凝相结合紧靠胆囊颈漏斗部,分别解剖出胆囊管和胆囊动脉,直至明确看到二者在胆囊壁上的管脉分离征。先在胆囊管远端尽量靠近胆囊 – 胆囊管交界处施夹,以尽可能减少胆囊内结石或脱落之息肉被挤至胆管的机会。胆囊动脉如便于处理则先在其近端施夹或结扎,远端均靠近胆囊壁电凝离断。如胆囊管直径小于 5mm,可在近端施夹两枚;如胆囊管炎性水肿或直径大于 5mm,则宜先结扎再在其远侧施夹。在近、远端施夹或结扎的中远 1/3 处剪断胆囊管。

(4)分离胆囊床　应认清层次后用电钩顺逆结合分离。分离过程中如发生抓破或分破胆囊,则及时吸除外溢的胆囊内容物并处理破口,然后认真冲洗胆汁污染过的手术野以尽可能减少其污染范围和时间,散落结石应装袋取出。胆囊床常规进行"地毯式"电凝处理以尽可能减低术后出血和胆漏的危险。

(5)取出胆囊标本　宜将完整切除的胆囊标本装入标本袋内,经脐部戳口取出或送出。

(6)充分冲洗手术野,检查有无活动出血或胆瘘。将 10mm 套管外缠绕一块湿纱布重新置入脐部戳口,恢复气腹,插入腹腔镜。充分冲洗手术野,仔细检查肝门及胆囊床有无活动出血或胆汁渗漏。必要时在胆囊窝与肝肾间隙放置腹腔引流。

(7)直视下确认诸戳口无活动出血后,缓慢解除气腹。1cm 以上的戳口需缝合筋膜,擦干戳口周围血迹及皮肤,敷料贴拉合皮肤裂口。

5. 中转开腹指征

(1)术中发现患者病情复杂或出现意外损伤,超出术者安全有效的处理能力的。

(2)术中仪器设备或器械出现故障之时。

6. 放置腹腔引流的指征

(1)术中分破胆囊造成手术野污染者。

(2)胆囊周围粘连较重、分离面较广泛或胆囊床分离较深者。

(3)伴发糖尿病、高血压和凝血功能较差者。

7. 术后处理

(1)术后吸氧 6~8 小时,麻醉清醒后拔除胃管、尿管,1~3 天内酌情拔除腹引管。

(2)酌情使用抗生素 1~3 天。

# 第六节　腹腔镜肝囊肿开窗引流术

1. 手术指征

(1)有症状的单纯性肝囊肿,直径大于 5cm,靠近肝浅表处,单发或多发。

(2)创伤性肝囊肿。

(3)囊肿没有与胆管相通的表现，无急性感染和出血等并发症。

2. 术前准备

同开腹手术。重点是 B 超、CT 等影像学检查确定肝囊肿的部位、数量、大小，并排除肝包虫病、肝囊性肿瘤、肝内胆管囊性扩张症等。

3. 麻醉方法、患者体位、仪器设置与手术人员站位

通常采用气管内插管全身麻醉。患者体位在造气腹时取平仰卧位，插入腹腔镜探查全腹后改为头高脚低位。对右侧肝囊肿，监视器等仪器设备置于患者右肩水平，术者与扶镜手站在患者左侧，一助与器械护士站在患者右侧。对左侧肝囊肿，监视器等则置于左肩水平，术者与扶镜手站在患者右侧，一助与器械护士站在患者左侧。

4. 手术方法

(1)脐部常规造气腹(设定压力为 12mmHg)，插入套管与腹腔镜，探查全腹腔。

(2)直视下置入操作套管：右侧肝囊肿与腹腔镜胆囊切除术基本相同；左侧肝囊肿则需在左上腹置入 1～2 个穿刺套管(5mm)。

(3)腹腔镜直视下穿刺抽吸囊肿，进一步了解囊内液的颜色、性状，核实术前诊断。

(4)开窗切除囊顶时用抓钳提起囊肿最表浅处，电钩或电剪切开，沿其边缘环形切除囊肿顶部。注意边切边凝，如有活动性出血，施夹或缝扎处理。

(5)处理残余囊内壁可用氩气刀或电凝棒喷射电凝破坏残余的囊内皮细胞，也可用高渗盐水等在开窗前处理。

(6)囊肿开窗周围常规放置引流管，直视下拔除诸套管，确认各戳口无活动出血后解除气腹。缝合 1cm 以上戳口的筋膜，敷料贴拉合皮肤。

(7)对于Ⅶ、Ⅷ段极易复发的肝囊肿可以直接安置囊腔内引流管，荷包缝合管周囊壁。术后 3 天造影，随后酌情每天灌注适量高渗盐水，直至囊腔闭塞。

5. 术后处理

(1)术后持续吸氧 6～8 小时。

(2)酌情预防性给予抗生素 1～3 天。

(3)术后 1～3 天酌情拔除腹腔引流管。

# 第七节　腹腔镜探查术

1. 手术指征

(1)急腹症　主要针对那些临床和基本辅助检查不能明确病情(病因、部位、病变程度)但血液动力学稳定者。

(2)腹部创伤　腹腔镜探查术仅适于有腹膜炎体征、腹腔内疑有活动性出血或脏器损伤，以及保守治疗过程中病情反复而血液动力学稳定的腹部外伤患者。对严重的复合性损伤、生命体征不稳则属禁忌。

(3)慢性腹痛　主要适用于那些经临床、生化、影像学检查等各种非手术手段所难以明确诊断的慢性腹痛。腹腔镜探查术不但能直接观察、采取病灶活检，而且还能应用腹腔镜超声直接扫查病变及其毗邻脏器的内部结构。

(4)腹腔肿瘤　主要用于临床估计已失去根治机会的中晚期恶性肿瘤患者。腹腔镜探查

与超声诊断技术的联合应用比起传统的"开-关术"将会大大减轻患者的创痛，同样可以切取活检、明确诊断和分期。

2. 术前准备

同开腹手术。

3. 麻醉方法、患者体位、仪器设置与手术人员站位

通常采用气管内插管全身麻醉。患者体位在造气腹时取平仰卧位，插入腹腔镜探查全腹后依据病情改变体位。一般是监视器等仪器设备置于患侧，术者与扶镜手站在患者另一侧，一助与器械护士站在对侧。

4. 手术方法

(1) 脐部常规造气腹(设定压力为 12mmHg)，插入套管与腹腔镜，探查全腹腔。

(2) 根据初步探查情况决定操作套管的放置部位。

(3) 明确诊断后，如能在腹腔镜下安全有效地施行手术，则进行相应的腹腔镜手术；否则及时中转开腹手术或结束探查。酌情放置腹腔引流管。

5. 术后处理

(1) 常规持续吸氧 6～8 小时。

(2) 酌情预防性给予抗生素。

(3) 根据引流量和治疗需求酌情择机拔除引流管。

# 第八节　腹腔镜阑尾切除术

1. 手术指征

(1) 怀疑阑尾炎的右下腹痛患者，特别是尚未生育的女性。

(2) 病态肥胖的阑尾炎患者。

(3) 需附加其他腹腔镜手术的慢性阑尾炎患者。

(4) 经常出差或要到医疗条件差的地方去工作的慢性阑尾炎患者。

(5) 诊断明确的急、慢性阑尾炎患者主动要求行腹腔镜手术者。

2. 术前准备

同开腹手术。

3. 麻醉方法、患者体位、仪器设置与手术人员站位

通常采用气管内插管全身麻醉。患者体位在造气腹时取平仰卧位，插入腹腔镜探查全腹后改为头低脚高的左倾位。监视器等仪器设备置于患者右膝水平，术者与扶镜手站在患者左侧，一助与器械护士站在患者右侧。

4. 手术方法

(1) 脐部常规造气腹(设定压力为 12mmHg)，插入套管与腹腔镜，探查全腹腔。

(2) 直视下置入操作套管，在左、右下腹部及下腹正中线上可置入 2～3 个穿刺套管。病情允许、术者技术娴熟时也可选用单孔腹腔镜手术。

(3) 顺结肠带找寻阑尾，如遇粘连，用电钩或电剪予以分离。

(4) 牵引起阑尾，在其根部"开窗"，结扎阑尾系膜及阑尾根部。阑尾残端用电灼法除黏膜。必要时放置腹腔引流。

(5)阑尾标本经 10mm 套管直接取出或装入标本袋后经脐部戳口取出。

(6)直视下拔除套管并确认各戳口无活动出血后解除气腹。缝合 1cm 以上戳口的筋膜,敷料贴拉合皮肤。

5.术后处理

(1)术后持续吸氧 6～8 小时。

(2)酌情预防性给予抗生素 1～3 天。

(3)术后 1～3 天酌情拔除腹腔引流管。

(王秋生　张一凡)